PRÉCIS

D'HISTOLOGIE HUMAINE

DU MÊME AUTEUR

DE LA PLURALITÉ DES RACES HUMAINES. In-8º. Paris, 1858.

PROGRAMME D'UNE GÉOGRAPHIE NOSOLOGIQUE. Broch. in-8º. Paris, 1859

EXCURSION AUX CARRIÈRES DE SAINT-ACHEUL (homme fossile). Broch. in-8º. Rouen, 1860.

DONGOLAH ET LA NUBIE. In-8º. Bruxelles, 1861.

PARIS. — IMP. SIMON RAÇON ET COMP., RUE D'ERFURTH, 1.

PRÉCIS

D'HISTOLOGIE

HUMAINE

D'APRÈS LES TRAVAUX DE L'ÉCOLE FRANÇAISE

PAR

GEORGES POUCHET

PARIS

VICTOR MASSON ET FILS

PLACE DE L'ÉCOLE DE MÉDECINE

1864

PRÉFACE

Il y aura bientôt deux siècles que Leeuwenhoek écrivait le premier mémoire sur l'anatomie microscopique, et cependant la France ne possède pas encore un seul traité original complet d'histologie humaine ou d'histologie générale. Certains esprits s'étaient même presque habitués à considérer l'anatomie de structure comme une partie de ce bagage nébuleux qui passe pour familier au génie allemand, et ne voyaient là qu'une sorte d'importation dont on allait jusqu'à contester l'utilité.

La France pourtant n'était pas tout à fait restée en arrière ; de nombreux mémoires sur l'anatomie générale avaient été publiés, mais épars dans les journaux, dans les revues, dans les recueils académiques. Tous ces travaux, dus principalement à un chercheur infatigable, avaient de plus le mérite de contenir, réunis, un corps de doctrine à peu près complet et vraiment national, M. Ch. Robin ne se donnant lui-

même que comme le continuateur des de Blainville et des
Bichat, les pères véritables de l'histologie française, qui
peut aussi revendiquer par les travaux de M. Cl. Bernard,
les plus importantes découvertes sur la physiologie propre
des éléments anatomiques.

L'histologie française n'attendait en réalité qu'une
tribune, quand un décret de M. Rouland, ministre, institua
la chaire d'histologie et releva enfin au pied de la statue
de Bichat l'enseignement de l'anatomie générale à un niveau
dont il n'aurait jamais dû descendre. Le choix même du
professeur fut une sorte de protestation contre l'envahissement des idées étrangères, et les Universités allemandes
auront désormais à compter avec l'École de Paris : c'est
l'avenir qui décidera entre leurs doctrines opposées.

Nul ne rend plus que nous justice à l'Allemagne, nous
l'avons vue de près ; nous savons combien elle a fait en
histologie. Les grands anatomistes dont elle est justement
fière, nous rappellent ces infatigables pionniers de la Re-
naissance qui ont ouvert la voie à l'esprit moderne par
une érudition sans bornes, par des recherches de détail
sans nombre.

Mais un vieux levain de moyen âge fermente encore de
l'autre côté du Rhin : cet état politique, cette faction qui
ose s'appeler féodale, ces corporations, ces jubilés où l'on
ne manque jamais d'étaler les costumes du temps de Maxi-
milien ou de Barberousse, cet art qui se fait gothique de
parti pris, tout montre que l'Allemagne vit encore dans
le passé. Elle est doctrinaire, métaphysicienne, théologique et les sciences naturelles, comme le reste, se sont
ressenties de l'influence des idées et des systèmes *a
priori*.

En France, toutes ces vieilleries passent chaque jour davantage à l'oubli. Ce qui est le point de départ là-bas, est le but chez nous. La science d'aujourd'hui applique ce mot profond de Montesquieu : « On ne fait pas les lois, on les trouve. » Elle cherche. Aux ailes d'Icare qui fondent en montant au soleil, elle préfère la lanterne du philosophe qui éclaire aux pieds et assure le chemin. Elle croit avoir mieux mérité en enregistrant un fait bien observé, qu'en risquant une explication de la machine du monde. Surtout elle se garde de l'absolu. Nous voyons mieux que nos devanciers avec des instruments plus parfaits et des observations plus nombreuses, mais nous savons que nos successeurs verront mieux que nous. On ne pose plus de bornes à la science de la Nature; chacun déblaye quelques pas de son éternel sentier, où l'ont replacée après des siècles d'erreur théologique les Bichat, les Étienne Geoffroy Saint-Hilaire, les Cl. Bernard, les Littré, les Renan [1] et les Robin.

Le livre que nous offrons aujourd'hui au public, est le résumé d'un cours professé à quelques-uns de nos condisciples de l'École de Rouen, pendant les vacances de 1862. Ce que nous venons de dire montre assez quel en est l'esprit général : nous nous sommes fait une règle de suivre presque exclusivement les données de la science française. Nous nous sommes borné au rôle d'abréviateur des travaux de MM. Ch. Robin, Cl. Bernard, Rouget, Béclard, Luys, Ollier, Verneuil, Davaine, Sappey, Sée, Vulpian, etc., etc. Nous avons cru qu'il suffisait de toujours citer les mémoires originaux où nous puisions. Nous avons

[1] Voy. la *Revue des Deux-Mondes* du 15 octobre 1863.

surtout fait de nombreux emprunts au Dictionnaire de Nysten, revu par MM. Littré et Ch. Robin.

Donc on ne trouvera dans les pages suivantes aucun fait nouveau. Nous avons même évité soigneusement toute question de doctrine toujours préjudiciable à la clarté. Dans un livre élémentaire rien n'est fâcheux comme le doute : il excite plus tard, mais il décourage au début. Nous n'avons discuté ni le *cancer*, ni les *tissus conjonctifs*, aujourd'hui à la mode en Allemagne. Il est bon seulement que le lecteur soit informé de ceci : tour à tour les idées reçues en deçà du Rhin sont répudiées au delà, et ce qui naît sur une rive, va souvent mûrir sur l'autre. La théorie des tissus conjonctifs, par exemple, n'est plus acceptée qu'en Allemagne après avoir été professée à Paris par de Blainville et appliquée à toute la série animale par un de ses élèves. A l'inverse, on verra que la croyance à la génération spontanée des éléments anatomiques dans les blastèmes, aujourd'hui adoptée en France seulement, est due à l'Allemand Schwann.

Afin de ne pas étendre ce volume, nous avons dû supposer chez l'élève, auquel il s'adresse particulièrement, certaines connaissances acquises : en premier lieu la théorie et le maniement du microscope ; puis l'anatomie descriptive du corps humain dans tous ses détails, tels qu'ils peuvent être étudiés à la loupe ; enfin la physiologie et la pathologie générale.

Nous avons cru devoir donner une certaine place à l'histologie morbide. Nous nous sommes toutefois borné, la plupart du temps, à des indications suffisantes pour montrer que sur ce terrain, l'opposition aux idées régnantes de l'Allemagne est encore plus radicale. Quant à l'importance de la recherche microscopique dans les maladies chirurgicales, ce n'est plus même une question ; le seul tort a été parfois de lui supposer un rôle prophétique qu'elle n'a pas et que ne lui ont jamais donnée les hommes qui en ont fait leur étude spéciale.

Une difficulté très-sérieuse était le choix d'une méthode pour une science qui ne compte jusqu'à ce jour que des monographies. Malgré les inconvénients du classement artificiel, nous avons préféré ce système plus pratique au début d'une science ; nous nous sommes imposé cette seule règle : toujours aller du simple au composé. — Nous renvoyons ceux de nos lecteurs qui voudraient se faire une idée d'une méthode vraiment rigoureuse en histologie, aux *Tableaux d'Anatomie* de M. Ch. Robin.

L'empressement que nous avons dû mettre à faire paraître ce volume destiné à répondre aux exigences d'un enseignement nouveau, sera notre excuse pour les imperfections nombreuses d'une tâche aussi ingrate et aussi difficile qu'un livre d'études. — La même raison nous a encore empêché, à notre grand regret, de multiplier les planches autant que nous l'aurions voulu. On verra que nous en avons emprunté un certain nombre aux *Éléments d'histologie* de M. Kœlliker, et deux ou trois au *Traité de pathologie* de M. Follin.

Souvent dans nos lectures, il nous était arrivé d'éprouver certaines hésitations dans la comparaison des mesures micrométriques, quand celles-ci étaient tour à tour exprimées en millièmes, en centièmes et en dixièmes de millimètre. Nous croyons avoir réalisé un véritable progrès en adoptant une unité de mesure invariable, le millième de millimètre 0,001 auquel nous rapportons toutes les quantités linéaires inférieures au millimètre. Nous écrivons 0,010 pour un centième, 0,100 pour un dixième de millimètre.

Peut-être nous reprochera-t-on d'avoir apporté une certaine affectation dans l'emploi du langage mathématique. Nous croyons fermement que les sciences naturelles n'ont qu'à gagner à un semblable procédé. Ce langage appuyé sur des définitions exactes, ne souffre point d'équivoques, il dit promptement et rigoureusement; l'exposé des faits, les descriptions, gagnent en clarté ce qu'elles perdent en élégance.

Une autre innovation beaucoup plus sérieuse et dont la responsabilité retombe sur nous toute entière, est la suivante : Les premiers micrographes avaient classé sous les noms génériques de *prismes*, de *fibres*, de *cellules*, etc., tous les éléments anatomiques qu'ils voyaient prismatiques, fibreux, celluleux, etc. Bientôt on sentit le besoin de scinder ces groupes trop larges, ce qui se fit en ajoutant aux anciens noms les déterminatifs appropriés : il y eut les *prismes denticulés* et les *prismes de l'émail*, les *fibres lamineuses* et les *fibres à noyau*, les *cellules épithéliales* et les *cellules nerveuses*, etc., etc. Plus tard encore, la science marchant toujours, il se trouva que les éléments ainsi réunis sous un même nom générique n'avaient absolument rien de commun : dès lors celui-ci perdit sa valeur, et les expressions *prismes de l'émail*, *fibres lamineuses*, *fibres à noyau*, etc., devinrent de véritables substantifs composés. Ce langage synthétique digne d'une science au berceau, mit une telle confusion dans la nomenclature histologique qu'il importait d'y remédier. Il importait de désigner nettement des choses nettement distinctes. Nous avons eu recours au trait d'union et nous écrivons *cellules-nerveuses, prismes-de-l'émail,* etc., en attendant qu'on remplace ces expressions complexes par des noms simples, comme on a déjà fait depuis quelques années les mots ostéoplastes, médullocelles, myélocytes, cytoblastions, etc...

Toute tentative du même genre eût été déplacée dans un livre élémentaire, mais nous appelons de tous nos vœux la continuation d'une telle réforme. L'histologie n'est par une science si vieille qu'on doive craindre de multiplier une synonymie dont beaucoup de termes sont appelés à tomber dans l'oubli avec les erreurs qu'ils auront consacrées.

GEORGES POUCHET.

Muséum de Rouen, 1ᵉʳ novembre 1865.

PRÉCIS
D'HISTOLOGIE HUMAINE

CHAPITRE PREMIER
GÉNÉRALITÉS

1. Définition. Histologie veut dire *Science des tissus*, c'est la définition exacte de cette branche nouvelle de l'anatomie normale et pathologique. Ses progrès ont été dus surtout, pendant ces dernières années, à la perfection apportée dans la construction des microscopes par les célèbres facteurs de l'Allemagne et de la France ; ensuite à l'emploi, tenté pour la première fois de nos jours, de réactifs très-variés avec lesquels on dissout ou l'on conserve, on rend transparent ou l'on rend opaque, selon les besoins, un certain nombre de parties organiques constituant l'économie animale.

Rien n'est plus simple que d'indiquer, par un exemple pris dans un monde plus grossier, la nature de la recherche histologique et la méthode applicable à celle-ci : Supposons que nous ayons sous les yeux un certain nombre de tissus, soit :

1° Une pièce de caoutchouc ;

2° Une mousseline de soie ;

3° Un velours de soie ;

4° Un feutre ;

5° Une broderie d'or et de laine sur canevas de lin.

Nous constaterons immédiatement que la pièce de caoutchouc

n'est pas un tissu à proprement parler, qu'elle n'a pas de structure véritable, que c'est une membrane *anhiste*, pour nous servir du terme correspondant au nom de la science qui nous occupe, — c'est-à-dire « homogène. »

Dans les autres tissus, nous découvrirons tout d'abord des différences à établir. La mousseline, par exemple, et le feutre offrent tous deux cette particularité, d'être formés d'une seule espèce d'éléments : des fils de soie d'une part, des poils de l'autre, ici agencés régulièrement, là mêlés, enchevêtrés d'une façon inextricable. Nous verrons que certains tissus animaux sont ainsi constitués par un seul ordre d'*éléments* : c'est le nom que nous donnerons au parties simples qui les composent.

Les mêmes éléments, — fils, poils, etc, — peuvent être différemment agencés et donner par là, naissance à des produits très-différents. La mousseline et le velours que nous avons pris pour exemples sont dans ce cas, tous deux faits de fils de soie.

Enfin, un nombre plus ou moins considérable d'éléments peuvent concourir à la structure d'un même tissu, comme dans une étoffe brochée, ou dans une tapisserie de laine et d'or sur canevas de fil de lin. Et là encore, la disposition réciproque des mêmes éléments pourra varier à l'infini.

Nous aurons donc à étudier en histologie les parties constituantes des différents tissus (ce serait dans nos exemples les fils de lin, les poils, les fils d'or, etc...) et l'arrangement de ces parties. Cette dernière étude devra naturellement être précédée de la première : nous voulons aller toujours du simple au composé, du connu à l'inconnu.

2. Éléments. Les parties constituantes dernières ou élémentaires du corps humain peuvent être divisées en deux classes.

Les unes sont indépendantes, dans certaines limites, de tout caractère morphologique, et se distinguent plutôt encore par leurs caractères chimiques. Nous trouvons dans ce groupe :

1° Toutes les matières amorphes de l'économie ;

2° Les granulations qui représentent en réalité un autre mode d'amorphisme ;

3° Les substances cristallisées, toujours distinctes, il est vrai, et quelquefois reconnaissables par leurs caractèes morphologiques, mais assez peu dépendantes de ceux-ci pour pouvoir les perdre sans cesser d'être elles-mêmes,

4° Certains agrégats de matière organique qui semblent se rattacher à cette classe, quoiqu'ils aient parfois une forme assez bien définie et non cristalline : ce sont les corps amyloïdes, les sympexions, etc.

Nous étudierons toutes ces substances sous le nom de *principes immédiats* qui leur est en général applicable.

Dans le second groupe de parties constituantes élémentaires du corps humain, nous trouvons :

1° Certaines matières creusées de cavités. — Celles-ci se distinguent au premier abord des substances amorphes, en ce que le microscope laisse découvrir à leur intérieur des lacunes de forme définie, qui ont permis de les classer selon les caractères physiques de ces cavités : tels sont l'os et le cartilage.

2° Enfin, la masse prédominante de l'économie est constituée par un assemblage de petits corps, visibles avec l'aide du microscope, ayant tous une forme déterminée, variant seulement d'une espèce à l'autre. Chacun d'eux est un *élément anatomique*. On peut les définir exactement : « De très-petits corps, « formés de matière organisée, libres ou contigus, présentant un « ensemble de caractères géométriques, physiques et chimiques « spéciaux, ainsi qu'une structure sans analogue avec celle des « corps bruts [1]. »

La forme des éléments anatomiques est des plus variables. Les uns ne sont qu'une masse de matière homogène plongée dans un liquide et n'ayant pour la caractériser que ses dimensions et la régularité de la surface de révolution qui en limite le contour; c'est le cas pour les éléments principaux du sang. Les autres sont, sous forme de lamelles, de bandelettes ou de prismes, comme les éléments du tissu dit cellulaire, ou comme certains éléments du cristallin; d'autres sont de véritables tubes; d'autres représentent une sorte de petite vessie que nous appellerons *vésicule*, avec une membrane d'enveloppe et un contenu distincts.

____

[1] Ch. Robin, *Dictionnaire de Nysten*, 1857, article *Élément*.

Beaucoup d'éléments anatomiques se présentent sous l'apparence d'une masse de substance plus ou moins granuleuse, de forme ordinairement régulière et toujours très-simple, à un ou deux centres, sphérique, polyédrique, ovoïde ou fusiforme. Au centre de figure de l'élément, on trouve ordinairement une accumulation de matière plus compacte, plus granuleuse, toujours sphérique ou ovoïde, appelée *noyau*. Les éléments ainsi constitués ont reçu en histologie animale le nom de *cellules*. Nous le conserverons, mais après en avoir bien déterminé le sens. Nous le réservons, comme on voit, à des *éléments homogènes dont le noyau occupe le centre et qui n'offrent ni paroi propre ni cavité;* nous donnons, au contraire, le nom de *vésicules* aux éléments anatomiques constitués comme les cellules végétales.

Les cellules ne sont pas les seuls éléments de l'organisme qui aient des noyaux : on rencontre ceux-ci dans les fibres, dans certaines matières amorphes, dans les parois de la plupart des éléments tubuleux. Ils offrent en général des réactions différentes de celles des éléments dont ils apparaissent comme le centre organique; ils sont moins attaquables par les agents chimiques.

A leur tour, les noyaux présentent souvent un point plus brillant ou plus obscur, qui semble jouer par rapport à eux le rôle qu'ils jouent par rapport aux éléments. Ce point prend le nom de *nucléole*.

Au reste, on ignore encore aujourd'hui la relation physiologique, très-importante sans aucun doute, qui unit le noyau au corps de l'élément. Les plus grandes variétés existent dans les rapports de ces deux termes; l'un et l'autre peuvent exister indépendants côte à côte : noyaux sans cellule ou *noyaux libres,* et cellules sans noyaux ; — certains éléments, qui ont des noyaux chez l'embryon, n'en ont plus pendant la vie extra-utérine ; — tantôt le noyau précède le corps de l'élément, qui semble se développer sur lui, tantôt il se montre assez tard au centre de l'élément déjà formé; — etc., etc.

Enfin on a peut-être embrassé sous cette désignation de noyau des choses très-différentes. Dans certains éléments, comme dans ceux du pus, par exemple, les noyaux qui n'apparaissent que sous l'influence des réactifs semblent moins être *mis à découvert* par une réaction chimique spéciale de la substance qui les enveloppe, que *produits* artificiellement par l'agent employé.

La force qui unit les éléments anatomiques les uns aux autres pour former le corps est la *cohésion*. Organiquement indépendants, ils adhèrent simplement par contact immédiat, à la manière de deux plaques de verre dépoli que l'on a fait glisser avec soin l'une sur l'autre. Invoquer l'intervention de matières agglutinantes spéciales est simplement reculer la difficulté, puisqu'il faudra expliquer l'adhérence de ces matières aux deux parties qu'elles sont supposées réunir.

L'adhérence de deux éléments anatomiques est quelquefois considérable, comme celle qui unit les éléments du tendon à la surface osseuse. L'extrémité du tendon est constituée par la terminaison d'une foule de fibres extrêmement déliées, qui viennent adhérer à l'os, suivant un angle plus ou moins grand. La surface d'insertion, considérée en général, est rugueuse, mais elle se décompose pour tous les éléments du tendon en autant de surfaces infiniment petites, que l'on peut considérer comme planes. Cette explication n'est pas même nécessaire, et il suffit que les surfaces de contact des deux organes soient *similairement conjuguées*, pour que l'on comprenne qu'elles adhèrent à la manière des surfaces planes.

3. **Théorie cellulaire.** La structure intime des plantes est d'une étude beaucoup plus facile que celle des animaux ; elle la précéda. Or, la plupart des tissus végétaux, le tissu tout entier des cryptogames, entre autres, est exclusivement constitué par des éléments anatomiques spéciaux que l'on a de tout temps appelés *cellules*. Ils offrent, sous le microscope, un contenu qui peut varier : des cristaux, des grains de fécule, des gaz, des liquides, etc., etc., le tout renfermé dans une sorte de vésicule à parois minces ordinairement. Celle-ci est originellement globuleuse, mais elle devient le plus souvent polyédrique, parce qu'il lui faut croître dans un espace limité, et se développer aux dépens des lacunes qui existeraient entre elle et les éléments

voisins, si tous avaient conservé la forme sphérique. On dit alors, en histologie végétale comme en histologie humaine, que ces cellules sont *polyédriques par pression réciproque*.

Or il est arrivé que certaines écoles scientifiques, et entre autres les écoles allemandes, dépassant assurément les données positives que fournissent les faits, ont obéi à leurs idées théoriques plus qu'à l'observation, et ont prétendu que tous les éléments anatomiques des animaux étaient, soit des cellules comparables à celles des végétaux, soit des dérivés de cellules; — en d'autres termes, que tous les éléments histologiques demeuraient vésiculeux, ou au moins l'avaient été pendant une certaine période de leur existence; que tous avaient ou avaient eu, à un moment donné, une paroi propre et un contenu.

Nous répétons qu'à notre sentiment, cette théorie est exagérée et n'est point le résultat de l'observation. Ainsi, nous avons vu qu'un certain nombre d'éléments, ceux précisément que nous appelons *cellules* chez les animaux, n'ont ni paroi propre ni contenu : nous croyons fermement qu'il est impossible d'y rien voir autre chose, — en regardant avec la plus minutieuse attention, — qu'une masse homogène du centre à la limite de l'élément, le noyau excepté.

Quoi qu'il en soit, la manière de voir que nous repoussons ici a reçu, de ceux mêmes qui la partageaient, le nom de *théorie* ou *doctrine cellulaire*. Pour nous, regardant ce nom de « cellule » comme impropre à désigner la plupart des éléments, nous rejetterons une dénomination qui pourrait donner, de l'ensemble des tissus organiques, tels que nous les concevons, une idée fausse. Il en sera de même des mots *physiologie cellulaire* (Leydig), *pathologie cellulaire* (Virchow) : nous dirons physiologie, pathologie des éléments ou *élémentaires*.

4. Étude des éléments. On procédera dans l'étude des éléments comme dans celle de tout autre corps. Elle résidera d'abord, pour être bien faite, dans la constatation des caractères offerts par l'objet soumis à l'attention de l'observateur. Ces caractères croissent en importance, comme les sciences qui les constatent croissent en certitude. Cet ordre est également celui dans lequel nous les rangerons.

Les premiers que nous aurons à étudier seront ceux d'ordre géométrique : le volume, la forme, etc.

Les seconds, ceux d'ordre physique : la consistance, la réfringence, qui nous fournira parfois de précieuses indications; la couleur, etc.

Les troisièmes, ceux d'ordre chimique. — Ceux-ci ont atteint dans ces derniers temps une importance énorme : nous les étudierons sous deux points de vue différents. D'abord, ils sont dans quelques cas caractéristiques, et peuvent seuls servir à distinguer certains éléments les uns des autres. Mais la connaissance de l'action spéciale de chaque réactif est surtout utile, afin de pouvoir agir individuellement sur un élément donné au milieu de plusieurs autres, soit qu'on veuille le faire disparaître pour rendre ceux-ci plus visibles, soit qu'on veuille opérer précisément le contraire.

Les principaux réactifs, ceux d'un emploi journalier dans les recherches histologiques, sont :

> la soude,
> l'acide acétique,
> l'acide azotique,
> l'acide chlorhydrique,
> l'acide chromique,
> la glycérine,
> l'alcool,
> l'éther.

Ces réactifs, et plusieurs autres que nous indiquerons en temps et lieu, s'emploient purs ou dilués, à froid ou chauffés.

Tous les éléments anatomiques du corps sont, proportionnellement à celui-ci, infiniment petits, et ils seraient tout à fait inaccessibles à nos sens sans le secours du microscope. Nous n'avons pas lieu de parler ici, d'une manière générale, d'un instrument qui n'est pas plus particulièrement applicable à l'anatomie qu'à toute autre science, comme la chimie, la zoologie et même l'astronomie, depuis qu'Ehrenberg a décrit des aérolithes microscopiques. Il est seulement vrai que les grands travaux des écoles anatomiques modernes ont contribué plus que toute autre chose à la vulgarisation d'un instrument qui a si largement étendu le champ de nos connaissances[1].

Nous nous bornerons à consigner ici quelques remarques sur l'application du microscope aux recherches anatomiques.

Nous engageons à se servir ordinairement, pour étudier les éléments, d'un grossissement de 250 à 300 diamètres : il sera le plus souvent suffisant. Il sera toujours bon, toutefois, de soumettre la préparation observée, sans la changer de place si cela est possible, à des grossissements de plus en plus forts, jusqu'au maximum. Pour les tissus, les trames organiques, il faudra, au contraire, toujours commencer par les plus faibles grossissements pour arriver successivement à celui de 250 à 300 diamètres, que nous appellerons *grossissement moyen*.

Il est utile aussi de varier plusieurs fois, pour chaque préparation, l'intensité de l'éclairage.

Il importe de ne point oublier que l'on ne voit jamais au microscope que la projection géométrique du corps observé ; c'est-à-dire que celui-ci, vu dans une seule position, ne donne jamais qu'une notion absolument insuffisante pour en déterminer la forme vraie. Il faudra toujours combiner l'observation de plusieurs éléments de la même espèce dans différentes positions. Si un seul s'offre aux regards, il sera nécessaire de le faire rouler dans le champ du microscope par un tour de main qui consiste à soumettre la préparation à de petites pressions exercées dans un sens déterminé.

Les éléments anatomiques seront le plus souvent examinés à la lumière transmise ; les tissus également. Les surfaces, les tissus injectés seront observés à la lumière incidente, mais toujours avec de faibles grossissements. Les préparations d'éléments, quelles qu'elles soient, seront plongées dans un liquide maintenu entre deux lames de verre. Nous donnerons à l'inférieure

---

[1] Nous ne saurions trop recommander les microscopes de MM. Nachet, dont la réputation est aujourd'hui européenne. — Leur microscope *petit modèle* avec deux oculaires et les deux objectifs 1 et 3, suffira, dans la plupart des cas, pour les études histologiques ordinaires. — Prix de l'instrument avec, 1° mouvement lent de précision, 2° éclairage oblique par le miroir, 3° lentille pour éclairage incident, 4° étui : 140 francs. — Pour les recherches les plus délicates, il sera bon d'ajouter l'objectif 5, prix : 30 francs.

le nom de *porte-objet* ; à la supérieure, le nom de *verre mince* ; au liquide, le nom de *véhicule*. Celui-ci peut ou doit même varier selon les cas. A propos de chaque élément ou de chaque tissu, nous indiquerons le véhicule le plus favorable, ainsi que la manière de procéder pour chaque préparation.

Quand on étudie des pièces soumises à l'action de certains liquides destinés à les conserver ou à les altérer, ce liquide devra être employé comme véhicule, à moins qu'il ne soit trop volatile.

Pour empêcher l'évaporation du véhicule, très-nuisible à une observation prolongée, on mettra de temps en temps sur le porte-objet, au contact des bords du verre mince, une goutte du même liquide. Il se répandra entre les deux glaces, par capillarité, et humectera toute la préparation.

Le même procédé sera employé quand on voudra surveiller toutes les phases d'une réaction. On déposera simplement une goutte du réactif au bord du verre mince, et l'on pourra suivre son action qui se communiquera de proche en proche, et souvent avec assez de lenteur, entre les deux glaces.

Il importe de bien savoir que l'usage du microscope, comme de tout instrument, ne s'acquiert qu'avec une *longue* pratique; qu'il faut s'en être servi longtemps pour connaître toutes les ressources qu'on en peut tirer, et que l'habitude seule apprend à chacun un nombre plus ou moins grand de tours de main spéciaux, qui ne peuvent point être décrits, parce qu'ils sont particuliers à l'observateur. Même pour les plus habiles, toute recherche microscopique sérieuse est longue, très-longue. Il faut recommencer parfois dix, quinze préparations avant d'en trouver une qui réponde au but que l'on poursuit. Une patience à toute épreuve est indispensable, comme dans le maniement de tout instrument de précision.

Enfin, il ne faut pas oublier que les aspects qui se présentent à nos yeux sous le microscope, — en raison de la fragilité des corps observés, en raison du concours de circonstances, tant de hasard que d'artifice, qui les place sous nos yeux, — sont essentiellement fugitifs. Tout chercheur qui voudra tirer et garder quelque fruit de ses observations, devra sans cesse avoir le crayon

à la main. Ainsi, il immobilisera pour toujours l'image imprévue, passagère, d'un fait anormal; il s'évitera de recommencer
vingt fois la même préparation, souvent longue et difficile, pour
les objets qu'il aura une fois vus, et dont il aura fixé le souvenir.

Nous reviendrons, d'ailleurs, à propos de chaque élément, sur
la manière de l'étudier, sur les procédés manuels et sur les
agents chimiques ordinairement mis en usage dans ce but.

5. **Physiologie des éléments.** Par les moyens que nous venons d'énumérer on n'étudie en réalité les éléments qu'à l'état
statique, comme on pourrait faire des corps bruts.

Mais les éléments anatomiques participent à la vie générale
de l'individu; ou plutôt chaque élément, vésicule, fibre, tube,
cellule, etc., jouit d'une vie propre, indépendante de celle de
ses voisins. Chaque élément anatomique est en réalité un organisme fonctionnant par soi et susceptible même, dans certaines
circonstances, de croître et de se multiplier dans un milieu qui
n'est pas tout à fait celui que lui a assigné la Nature. Les transplantations osseuses, les greffes animales sont autant d'exemples
frappants et de démonstrations de cette vie individuelle des différents éléments.

Aussi, Bichat, qui est allé en histologie aussi loin que le lui
ont permis ses moyens d'investigation, et qui, sans microscope,
a tracé des cadres où, plus tard, les micrographes ont pu classer
leurs obesrvations, Bichat a-t-il eu raison de dire que c'était à
ces particules invisibles que la vie appartenait en propre et que
la vie de l'ensemble n'était qu'une *résultante* de toutes ces existences séparées.

Les noms d'existence, de vie, comportent la notion de certaines manifestations qui sont particulières aux organismes vivants et de même aux éléments qui constituent ces organismes.

Quelques-unes de ces manifestations sont universelles, c'est-à-
dire appartiennent indistinctement à tous les éléments ; ce sont :

1° *La genèse* ou l'apparition dans le monde sensible ;

2° *La nutrition*, c'est-à-dire le caractère par excellence de
l'être organisé vivant ;

3° *La mort* qui n'est que la cessation du phénomène précédent.

La genèse des éléments anatomiques étant le point même par lequel sont opposées les écoles qui se disputent aujourd'hui le terrain en histologie, nous devons nous y arrêter un instant.

L'hypothèse, dans toute science, n'est qu'un moyen, c'est une base provisoire sur laquelle on ne bâtit que pour un temps. L'absolu est en dehors des sciences naturelles et accessible aux seules mathématiques. C'est pour nous garder également de ces deux extrémités, hypothèse, absolu, que nous avons défini simplement la genèse d'un élément, son *apparition dans le monde sensible*. Nous ne préjugeons ainsi rien au delà de ce qui frappe nos sens aidés des moyens de recherche dont le calcul ou l'expérience les ont armés.

Pour Schwann, « les éléments anatomiques, ou comme il « s'exprimait, les cellules, naissent à l'état libre au milieu d'un « liquide appelé *blastème*, dans lequel les atomes ou les molé- « cules constitutives de la cellule se réunissent, se groupent « ensemble, et la forment ainsi de toutes pièces. »

Le tort de Schwann fut d'ériger en thèse absolue des faits qu'il avait, sans aucun doute, très-bien observés, mais qui sont loin d'avoir le caractère d'universalité qu'il leur a prêté. Cette théorie, née en Allemagne, n'y soulève plus que le mépris, et c'est en France aujourd'hui qu'elle trouve un asile et des défenseurs. On l'a seulement réduite aux proportions voulues en ne l'envisageant plus comme générale, mais comme s'appliquant seulement à un certain nombre de faits particuliers. Schwann avait, comme on voit, formulé pour les éléments anatomiques la *genèse spontanée* (Syn. *génération spontanée, hétérogénie*, F. A. Pouchet ; — *genèse*, Ch. Robin).

C'est un mot dont on a eu très-grand tort, à notre avis, de s'effrayer, et que l'on nous semble avoir généralement mal compris. C'est un terme scientifique en effet, qu'il faut prendre comme tant d'autres, dans une acception proportionnelle à nos connaissances et à nos moyens de recherche, c'est un mot qui, comme les mots affinité, chaleur, etc., etc., ne mesure que notre ignorance.

Que nous voyions dans une matière peu dense et granuleuse, dans un blastème en un mot, se former un organisme : que cet organisme soit d'ailleurs un œuf, comme dans les observations de mon père, ou un élément anatomique, comme on peut le voir en étudiant le développement des tissus animaux, ce phénomène, ce groupement de granulations, ne devient accessible à nos sens que quand il est déjà puissamment avancé. A l'origine, il faut bien admettre qu'il a commencé par ne compter que deux particules attirées l'une vers l'autre, dont l'une a été annexée ou assimilée par l'autre. Il résulte de là que la première particule qui a annexé sa voisine, jouissait d'une force propre ; elle représentait donc déjà virtuellement l'élément anatomique ou l'animal qui sortira de ce groupement.

Or, l'étude de cette particule initiale nous échappe de la manière la plus absolue, et tout ce que nous pouvons observer, avec nos meilleurs instruments, n'est en réalité qu'une phase avancée d'un travail dont le commencement se perd pour nous, dans les ténèbres de l'activité moléculaire.

Si la vie a commencé sur notre planète sans y être apportée d'un autre corps céleste à travers les espaces, si l'on rejette l'intervention momentanée d'un dieu *ex machina*, il faut bien admettre, au commencement, la genèse spontanée pour le premier élément anatomique, et, avant celle-ci, un état d'activité spécial aux substances amorphes, qu'on pourrait appeler la *vie moléculaire*, — cette force précisément qui anime cette particule vivante initiale, qui va s'annexer et s'assimiler ses voisines pour former un organisme.

Nous admettrons donc, comme faisait Schwann, que certains éléments peuvent apparaître de toutes pièces dans un certain nombre de substances demi-molles, granuleuses, qui deviennent ainsi des *blastèmes*. Nous réservons aux phénomènes de cet ordre le nom de genèse spontanée.

Mais ce n'est pas le seul mode de propagation, que nous montrent les éléments anatomiques, et il nous reste à étudier ceux qui se manifestent dans l'élément formé lui-même, les seuls admis aujourd'hui par les écoles d'Allemagne. Nous les rangerons tous sous le nom général d'*endogénèse*.

La genèse par scission est un premier mode d'endogénèse et s'observe d'une manière très-nette sur les cellules du blastoderme et sur les cellules du cartilage. On voit l'élément sphérique, qui est le siége de ce phénomène, subir en son milieu un étranglement qui lui donne à peu près la forme d'un biscuit. Cet étranglement augmente de telle sorte, que l'ensemble présente bientôt l'aspect d'un huit en chiffres arabes. Puis l'isthme disparaît tout à fait, et la cellule se trouve finalement divisée en deux. Chaque nouvel élément peut de nouveau se fractionner à l'infini, en sorte que, en dernière analyse, un seul élément a, de cette façon, donné naissance à un grand nombre d'autres semblables, qui l'égalent ou le surpassent en dimensions.

Dans une seconde variété du même mode de multiplication, on voit, à l'intérieur d'un élément creux, naître un ou plusieurs éléments semblables à lui. Ceci s'observe dans les vésicules de la graisse et dans les éléments pathologiques dits du cancer.

Mais il paraît probable, en thèse générale, que beaucoup d'éléments qui apparaissent par genèse spontanée, sont, de plus, susceptibles de se segmenter ; en sorte que, dans la masse commune, un certain nombre reconnaissent une origine et le reste une autre. Nous pouvons donc formuler cette loi, qu'*en histologie des résultats identiques n'affirment jamais des procédés analogues.* Il ne suffira pas de connaître pour chaque élément un mode particulier de genèse, il faudra rechercher s'il n'en existe pas plusieurs pour chacun, comme nous voyons que cela est d'ailleurs le cas dans un grand nombre d'espèces animales.

Certains éléments anatomiques, surtout quand ils apparaissent par genèse spontanée, naissent avec les dimensions qu'ils garderont plus tard. D'autres croissent véritablement. Tous tirent du sang les matériaux nécessaires à leur nutrition ; mais il n'est pas indispensable pour cela, qu'ils soient au contact des vaisseaux où circule le fluide nourricier ; le plus grand nombre même n'y est point. Ceux qui touchent aux capillaires, empruntent à ceux-ci par endosmose à travers leurs parois, les molécules nutritives dont ils ont besoin. Ceux qui sont au loin, puisent dans les éléments voisins, qu'ils soient ou non de la même espèce, les moyens de subsister. Il en résulte que la plupart des éléments anatomiques sont le siége de deux mouvements moléculaires très-distincts : — l'un de nutrition, tout organique, — l'autre tout physique, de translation. Il est toute une classe de tissus, et des organes tout entiers, rejetés à une distance considérable du système vasculaire.

La propriété de naître, de se nourrir et de mourir est commune à tous les éléments anatomiques sans exception; mais il est d'autres manifestations vitales qui n'appartiennent en propre qu'à un certain nombre d'entre eux. Parmi ces éléments mieux doués, quelques-uns n'ont qu'une propriété de cet ordre, d'autres en ont plusieurs. Ces manifestations sont :

1° La *contractilité* ou la propriété qu'ont certains éléments anatomiques de déplacer simultanément dans l'espace chacun de leurs points : les mouvements en résultent;

2° La *sensibilité*;

3° La *motricité*, ou faculté, pour un élément, d'exciter la contractilité d'un autre placé dans sa sphère d'action. Ces deux dernières propriétés paraissent être l'apanage exclusif des nerfs;

4° Enfin la *pensée*, aussi inconnue dans son essence que les deux facultés précédentes et qui paraît avoir son siége dans certains éléments de la substance grise du cerveau.

La *mort* des éléments est tantôt consécutive à la mort de l'individu, tantôt elle précède celle-ci. Dans ce cas, l'élément peut être *résorbé*, c'est-à-dire qu'il disparaît, molécule à molécule, à l'intérieur même du corps; ou bien il est rejeté à l'extérieur, il est, comme on dit, *éliminé*.

Enfin les éléments, comme pour compléter leur ressemblance avec les animaux, ou au moins avec certains d'entre eux, peuvent subir des sortes de métamorphoses.

L'étude de tous les phénomènes que nous venons de passer en revue, doit porter le nom de *physiologie élémentaire*. C'est une science qui n'est pas encore née. Elle n'a été jusqu'à ce jour que pressentie. Leydig, en tête de son traité de physiologie, a pour la première fois employé le mot de *physiologie cellulaire*, mais il s'est plutôt appliqué à étudier les diverses fonctions des éléments chimiques de l'économie que celles de ses éléments anatomiques. MM. Béraud et Robin, dans leur *Manuel de physiologie*, ont consacré un chapitre à ce dernier sujet, sous le titre de *Physiologie des éléments anatomiques*. Enfin, nous avons pu, l'année dernière, entendre à Würzburg M. Kœlliker inaugurer son cours par quelques vues générales conçues dans le même sens.

Nous n'avons pas la prétention, dans ce précis, de nous étendre sur la physiologie des éléments. Celle-ci est d'abord fort peu connue. Nous nous bornerons à déduire, par le raisonnement des faits depuis longtemps acquis à la physiologie générale, la part qui peut être rapportée, avec une probabilité infinie, aux éléments mêmes.

6. **Pathologie des éléments.** Les éléments, qu'il faut toujours comparer aux animaux, — et qui ont d'ailleurs avec eux ce point de contact, qu'ils sont des organismes complets, — naissent comme eux, se développent comme eux et redescendent comme eux le cours de leur existence. Ils ont une vieillesse, une véritable caducité, qui offre même un caractère à peu près général pour tous : elle est ordinairement annoncée par le dépôt d'une certaine quantité de graisse dans l'intérieur de l'élément, sous forme de fines particules.

Avant la vieillesse, la vie de l'élément peut être, comme celle de l'animal, traversée par des phénomènes extra-physiologiques; l'élément peut souffrir, être malade. Il y a donc une *pathologie élémentaire* dont nous devrons dire quelques mots. De tous les phénomènes qu'elle nous présentera à étudier, le plus curieux est, sans contredit, l'histoire des poisons spéciaux à certains éléments. Car tel agent qui est sans action sur l'un, se montre redoutable à tel autre, comme s'il s'agissait d'espèces animales. C'est une des gloires de la physiologie française, d'avoir su ainsi localiser dans l'économie, l'action toxique de différentes substances sur différents éléments.

Il peut arriver que le défaut d'équilibre entre l'assimilation et la désassimilation, au lieu de produire l'état sénile que nous avons signalé, il y a un instant, ait d'autres conséquences. L'élément malade peut se trouver modifié et modifié de la façon la plus profonde.

Que l'on se figure deux éléments anatomiques et qu'on représente par a', a, a'' pour l'un, et b', b, b'' pour l'autre, trois états successifs ; soit pour le premier,

$$a' = \text{l'état naissant,}$$
$$a = \text{l'état parfait ;}$$
$$a'' = \text{l'état morbide.}$$

De même pour l'élément b. D'abord il arrivera presque constamment que a'' différera plus de a, que a ne diffère de a'. Mais il pourra encore se faire que a'', état morbide, diffère plus de a, état normal, que a ne diffère de b. En d'autres termes : *un élément malade peut être plus différent de l'élément sain, que cet élément sain lui-même ne l'est d'un autre élément.*

L'observation seule peut apprendre, dans ces circonstances, l'origine de l'élément altéré, en montrant la suite de transitions et de transformations qu'il a dû parcourir.

Ici deux écoles pathologiques sont en présence, comptant toutes deux en France les représentants les plus distingués. L'une, sans nier peut-être la proposition que nous venons de formuler après M. Ch. Robin, reconnaît un autre ordre d'éléments pathologiques qui, eux, ne se rattachent par rien aux éléments normaux : sorte de parasites nés au sein de l'économie qu'ils étreignent, développés au milieu des autres éléments, dont ils provoquent la destruction. Ces éléments, qui seraient véritablement nouveaux et sans relation avec les parties constituantes normales de l'économie, ont reçu des défenseurs de cette doctrine le nom de produits *hétéromorphes*. Ils formeraient en conséquence un groupe d'éléments à part, à ajouter à ceux que nous reconnaissons dans l'état sain, et M. Lebert aurait eu raison de les classer immédiatement avant les concrétions et les parasites dans son grand ouvrage d'anatomie pathologique.

Au contraire, pour les partisans de la doctrine opposée, aucun élément nouveau ne peut apparaître dans l'économie malade, qui ne s'y trouve à l'état sain ; tous les éléments, sans exception, des tissus décrits comme hétéromorphes, ne sont que des éléments normaux dont l'existence a échappé ou échappe encore à notre observation, en dehors des circonstances toutes particulières d'une prolifération pathologique; — ou bien, des éléments profondément altérés, modifiés, comme nous venons de le dire, au point d'être tout à fait méconnaissables.

Cette doctrine rejette donc les produits hétéromorphes et n'admet que des produits *homœomorphes*, avec des éléments plus ou moins reconnaissables. Nous nous rattachons complétement à cette manière de voir.

CHAPITRE II

PRINCIPES IMMÉDIATS

7. **Division.** Nous étudierons successivement sous ce titre (voy. n° 2) les éléments suivants :

1° Les substances amorphes de l'économie et en particulier l'hématosine;

2° Les cristaux-de-l'otoconie; et les cristaux de cholestérine et d'hæmatoïdine, les plus fréquents qu'il soit donné de rencontrer dans l'économie, à l'état pathologique;

3° Les granulations;

4° Les corps-amyloïdes;

5° Les sympexions.

I. — SUBSTANCES AMORPHES

8. **Caractères généraux.** Les substances amorphes[1] sont nombreuses dans l'économie. Elles présentent toutes les variétés de consistance : les unes sont molles et presque fluides, les autres résistantes, élastiques; d'autres encore offrent, quand on les déchire, des bords nets et anguleux comme un morceau de verre,

---

[1] Voy. Ch. Robin, *Dictionnaire de Nysten*, 1857, article *Amorphe*.

c'est le cas pour la capsule du cristallin. Quelques-unes sont d'une transparence et d'une homogénéité parfaites et absolues, comme le corps vitré. D'autres fois, et c'est le plus fréquent, elles contiennent une grande quantité de granulations moléculaires qui les rendent plus ou moins opaques. En dehors de l'abondance relative de ces granulations, que peut constater le microscope, c'est à la chimie qu'appartient seule l'étude et la classification des substances anhistes.

Disons seulement que tantôt elles constituent des organes tout entiers, que tantôt elles sont seulement interposées en plus ou moins grande abondance aux éléments figurés. Elles entrent pour une proportion considérable dans le tissu de la substance grise et de la moelle des os.

Les écoles d'Allemagne ont fait jouer à la substance amorphe interposée à certains éléments anatomiques, un rôle considérable sous le nom de *substance conjonctive.*

Pathologie. Les substances amorphes se rencontrent également, et en plus grande abondance encore, dans les tissus morbides, dans les tubercules, dans les tumeurs fibreuses, etc., etc. Elles y jouent un grand rôle au point de vue de la masse, de la consistance, de la couleur.

C'est à elles que certaines productions pathologiques doivent d'être tremblotantes comme de la gelée à peine prise : aussi les a-t-on appelées *colloïdes* avec raison. Mais le microscope démontre, comme nous le verrons plus tard, que les éléments figurés plongés dans cette masse tremblotante sont très-variables, et offrent une base de classification beaucoup plus nette et beaucoup plus précise que ne le peut faire une apparence extérieure vague et mal définie.

9. **Hématosine** [1]. Il convient de décrire à la suite des substances amorphes un principe immédiat qui se rencontre parfois à l'état normal et très-fréquemment à l'état pathologique dans l'économie. Nous voulons parler de l'hématosine. (Syn. *hæmatoïdine amorphe.*)

M. Chevreul a donné ce nom à la substance colorante du

---

[1] Voy. CH. ROBIN, *Dictionnaire de Nysten,* 1857; article *Hématosine.*

sang, qui entre pour une partie dans la constitution des éléments figurés de ce dernier, vulgairement appelés globules. Dans cet état de combinaison ou de dissolution, l'hématosine n'a pas à nous occuper ; nous dirons seulement qu'elle contient un équivalent de fer. — Mais elle peut se précipiter spontanément en dehors des éléments du sang. Alors elle s'offre au microscope sous l'apparence de masses plus ou moins petites, dont les moindres mesurent à peine 0,001, pendant que les plus volumineuses arrivent à 0,010 et même 0,015 de diamètre. Dans ces conditions, ces masses semblent avoir une certaine tendance à prendre l'état cristallin : quelques-unes laissent voir des arêtes vives ou des surfaces régulières. Toutes sont d'un rouge intense, sombre, peu transparent.

Les granulations d'hématosine se rencontrent à l'état normal dans la toile choroïdienne, dans les tubes uninipares et au voisinage des capillaires de l'encéphale chez l'homme qui arrive à la limite de la vieillesse.

L'hématosine amorphe existe partout où s'est produit, à une époque plus ou moins rapprochée, quelque épanchement à l'intérieur du corps : ainsi, dans les vieilles apoplexies, dans les kystes, dans les ecchymoses, etc. On commence par trouver l'hématosine mêlée aux éléments du sang qu'elle a abandonnés, sous forme de très-fines granulations ; plus tard seulement elle se réunit en masses plus volumineuses.

C'est dans les ecchymoses, dans les épanchements anciens, qu'il faudra rechercher l'hématosine, et qu'on la trouvera le plus facilement. Pour cela, on choisira les parties les plus foncées, on y taillera de très-minces tranches (cela est particulièrement facile dans les ecchymoses si fréquentes du talon), et on les portera sous le microscope avec de l'eau pour véhicule.

II. — CRISTAUX

10. Division. Les cristaux que l'on rencontre dans l'économie, peuvent être classés en deux groupes, selon qu'ils sont composés de substances minérales ou de substances organiques. A l'état sain, on ne trouve dans le corps humain qu'une seule espèce de cristaux, ceux de l'otoconie : ils appartiennent au premier groupe.

Les cristaux de substances organiques sont tous pathologiques, ainsi les cristaux de cholestérine et ceux d'hæmatoïdine qui, seuls, fixeront notre attention.

11. **Cristaux-de-l'otoconie.** Les cristaux-de-l'otoconie[1] sont constitués par du carbonate de chaux. Ils sont rhomboédriques, mais ils offrent cette particularité, assez fréquente dans les cristaux qui se forment au sein de l'organisme, de présenter

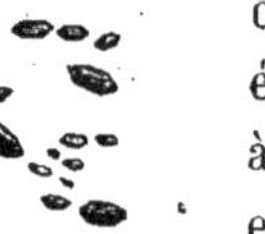

des surfaces un peu courbes et des arêtes émoussées. Ils sont un peu allongés et tendent à prendre la forme prismatique à six pans. Les extrémités sont terminées par des pyramides qui devraient être à six faces si le cristal était régulier, mais sur lesquelles on n'en voit guère

Fig. 1.— Grossissement de 250 diamètres. — Cristaux de l'otoconie.

que deux qui soient conservées.

Le volume de ces cristaux dépend des individus. Il varie entre 0,001 et 0,060 de long. Les plus gros ont 0,040 de large. Ils sont pâles, jaunâtres. Ils réfractent assez fortement la lumière et la polarisent. Quand on les traite par l'acide chlorhydrique, ils laissent une légère trame de substance organique.

Pour étudier les cristaux-de-l'otoconie, il faut choisir un très-jeune sujet : ils ne sont pas encore très-abondants, et on ne les observera que mieux : on enlèvera le labyrinthe membraneux ; on coupera un lambeau du vestibule, qu'on étendra sur le porte-objet dans une goutte d'eau ; on le recouvrira d'un verre mince, et on observera avec un grossissement assez fort.

12. **Cristaux de cholestérine**[2]. Ces cristaux sont toujours, dans les tissus, l'indice d'une modification pathologique quelconque. On peut les rencontrer sur presque tous les points de l'économie qui ont subi une altération sensible : dans les athéromes, dans les mélicéris, dans les tumeurs dites encéphaloïdes,

[1] Voy. Ch. Robin et F. Verdeil, *Traité de Chimie anatomique et physiologique*, t. II, p. 228.

[2] Voy. Ch. Robin et F. Verdeil, *Traité de Chimie anatomique et physiologique*, t. III, p. 51.

dans les anciens épanchements, dans les ramollissements cérébraux, dans les cataractes, dans les kystes, dans le liquide des hydrocèles, etc.

Les cristaux de cholestérine ont une forme tout à fait caractéristique. Ce sont des lamelles rhomboïdales ou rectangulaires. Ces tables sont extrêmement minces; leurs arêtes sont pâles, très-fines, déliées, régulières. On en trouve aussi dont les bords se sont rompus suivant une ligne onduleuse. Elles sont de grandeur très-variable, souvent imbriquées de manière à former des amas lamelleux, confus. Ceux-ci peuvent être visibles à l'œil nu et scintillent alors comme de petites

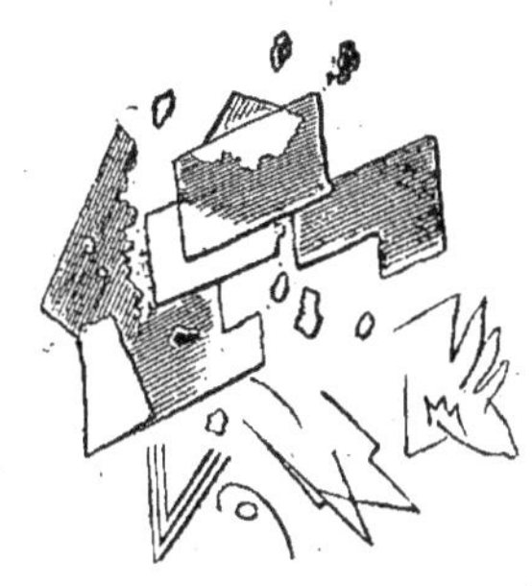

Fig. 2, d'après Lehmann. — Grossissement de 200 diamètres. — Cholestérine cristallisée en tables rhomboïdales.

paillettes quand ils sont en suspension dans un liquide.

Dans les humeurs fortement colorées, comme la bile, les cristaux de cholestérine peuvent s'imprégner de matière colorante, et se teindre ainsi par imbibition.

13. Cristaux d'hæmatoïdine. C'est ainsi que M. Virchow a nommé un certain nombre de cristaux bien définis, que l'on rencontre dans l'économie et dont la substance n'est qu'une modification de l'hématosine[1]. C'est un dérivé de celle-ci, dans lequel l'équivalent de fer (voy. n° 9) a disparu et a été remplacé par un équivalent d'eau. Seulement, le nouveau composé, sans rien perdre par ce changement de l'éclat de son coloris, est devenu essentiellement cristallisable.

Les cristaux d'hæmatoïdine sont des prismes obliques à base rhomboïdale; on les distingue immédiatement à leur couleur, qui varie entre le rouge-orange, le ponceau et le carmin.

L'eau, l'acide acétique, la glycérine, l'alcool, sont sans action sur eux; l'acide azotique les dissout; la potasse produit un très-curieux phénomène, elle les gonfle sans que ces cristaux perdent pour cela leur forme régulière.

[1] Voy. Ch. Robin et Mercier, *Mémoire sur l'Hæmatoïdine*, dans les *Mémoires de la Société de Biologie*, 1855, p. 115.

Si l'hématosine se rencontre fréquemment dans l'économie, il est loin d'en être de même des cristaux d'hæmatoïdine. Ils sont d'ailleurs toujours le symptôme de quelque altération pathologique plus ou moins avancée. M. Virchow à signalé un certain nombre de cas où ces cristaux étaient contenus à l'intérieur d'éléments que nous étudierons sous le nom de cellules-épithéliales.

Ce sera toujours aux environs des anciens épanchements qu'il faudra rechercher les cristaux d'hœmatoïdine. On procédera, du reste, comme pour les grains d'hématosine.

Parfois on rencontre dans des lésions profondes, dans de vieux kystes hydatiques, une substance rouge, qui peut être en grains ou en masses, même du diamètre d'une noisette, mais qui, le plus souvent, se présente à l'œil comme de la poussière de vermillon. Ce ne sont que des agrégats de cristaux d'hæmatoïdine.

III. — Granulations

14. Espèces. La plupart des substances organiques que l'on porte sous le microscope, — que ce soit quelqu'une des matières amorphes que nous avons signalées plus haut, ou que ce soit un élément figuré, — laissent voir dans leur intérieur un nombre infini de points ou de granulations, dont les plus petites ne sont guère accessibles à nos moyens de mensuration micrométrique, et dont les plus grosses atteignent rarement 0,003[1].

Elles sont tantôt rares et éparses; d'autres fois elles remplissent certains éléments qui en sont comme farcis; enfin elles peuvent, — trop répandues dans les tissus, — masquer toute trace de structure.

On doit distinguer dans l'économie cinq espèces différentes de granulations :

1° Les granulations azotées ou protéiques;

2° Les granulations-graisseuses;

---

[1] Voy. Ch. Robin, *Dictionnaire de Nysten*, 1857; article *Granulation*.

3° Les granulations-pigmentaires ;

4° Les granulations minérales ;

5° Les granulations d'hématosine, dont nous avons déjà parlé (voy. n° 9).

15. **Granulations azotées.** Les granulations azotées ou protéiques ont été ainsi désignées parce qu'elles offrent sous le microscope des réactions identiques à celles de la plupart des substances azotées. Elles sont en général grisâtres, peu réfringentes, très-petites.

L'acide acétique et l'ammoniac les dissolvent.

16. **Granulations-graisseuses.** On désigne sous ce nom, d'autres granulations ordinairement plus grandes que les précédentes, mesurant parfois jusqu'à 0,002 et même 0,003 de diamètre ; en général elles sont très-réfringentes, c'est-à-dire que les rayons lumineux sont fortement déviés par leurs bords et ne peuvent arriver à l'œil qu'à travers leur centre, quand elles sont assez grosses. Il en résulte que celui-ci apparaît comme jaunâtre, brillant, et bordé d'une ligne large et foncée. Cet aspect, très-nettement accusé dans d'autres éléments anatomiques plus volumineux, est l'indice certain des corps gras. Seuls ils possèdent une réfringence aussi considérable.

Ce caractère d'ordre physique a dû cependant céder le pas à un autre d'ordre chimique. En effet, un certain nombre de granulations dites graisseuses n'offrent pas au microscope l'aspect caractéristique que nous venons de signaler ; mais elles sont, comme les précédentes, et c'est là leur caractère fondamental, solubles dans l'éther et dans le chloroforme.

Pour éprouver la solubilité dans l'éther, on porte successivement sur la préparation débarrassée du verre mince un certain nombre de gouttes d'éther avec l'extrémité d'un agitateur, à mesure qu'elles s'évaporent. On peut aussi plonger la préparation, quand elle est cohérente, dans un tube contenant de l'éther, et mettre celui-ci à son tour dans de l'eau qu'on aura fait un peu chauffer et qu'on aura ensuite éloignée du foyer. L'éther entre en ébullition et nettoie la préparation de toute la graisse qu'elle peut contenir.

Les granulations-graisseuses se rencontrent à l'état normal dans un grand nombre d'humeurs, de tissus et d'éléments du corps humain.

La lymphe n'en montre que quelques-unes isolées et en très-petit nombre; le chyle blanc, au contraire, en contient des quantités prodigieuses et leur doit sa couleur. Le canal thoracique et la veine lymphatique versent donc à chaque instant dans le torrent veineux une proportion notable de ces granulations. Or, comme on ne les retrouve point en général dans le sang des piqûres faites à la périphérie du corps, il faut admettre que, dans l'état de santé, elles disparaissent rapidement, et que le poumon est, selon toute apparence, le lieu de leur combustion[1].

La présence des granulations-graisseuses à l'intérieur des éléments figurés sera le mode le plus fréquent d'altération sénile ou morbide, que nous aurons à signaler dans toute la Pathologie élémentaire. (Voy. n° 6.)

17. Granulations-pigmentaires. Ces granulations offrent des réactions qui les rapprochent un peu des granulations azotées. Seulement elles sont colorées en roux, en brun ou en noir, selon les régions. On les rencontre surtout, à l'état normal, dans la choroïde et dans la peau du nègre. Elles sont tantôt plongées dans une matière amorphe, tantôt renfermées à l'intérieur des éléments.

Ces granulations se déposent peu à peu sous forme de poudre noire dans l'eau où on a agité une membrane choroïde[2]. Elles se dissolvent à la longue dans l'eau bouillante, qui prend une teinte noire et qui, traitée par les acides, donne un précipité noir de *mélanine*. La mélanine est soluble dans l'ammoniac. Le chlore la pâlit un peu et la dissout en partie; elle est soluble à chaud dans la potasse pure. Enfin l'acide sulfurique concentré l'attaque.

L'action solaire paraît avoir sur la production des granulations-pigmentaires à l'intérieur de certains éléments anatomi-

---

[1] A. Koelliker, *Éléments d'Histologie humaine*, § 225 et 226.
[2] Voy. Ch. Robin, *Dictionnaire de Nysten*, 1857; article *Mélanine*.

ques une influence décisive, comme le montre l'étude des taches de rousseur, du hâle, etc., etc.

Elles ne sont pas rares dans les tissus pathologiques, où nous aurons à signaler leur présence.

18. **Granulations minérales.** Ces granulations sont généralement peu abondantes dans l'économie. Elles sont constituées le plus souvent par des carbonates terreux et en particulier par le carbonate de chaux. A l'état pathologique, au contraire, elles deviennent extrêmement communes. Alors elles forment même parfois des espèces de masses solides volumineuses. On les trouve au poumon dans les tubercules crétacés, dans le centre de beaucoup de tumeurs fibreuses, etc., etc.

Les poumons de certains sujets contiennent en abondance des granulations minérales d'une espèce particulière. C'est du charbon.

Enfin, il est d'autres granulations minérales ou métalliques, dont l'histoire appartient exclusivement à la pathologie. Nous voulons parler des particules d'argent, de minium, d'ocre, etc., qu'on peut rencontrer au milieu des tissus.

On trouve des parcelles d'argent dans la profondeur de la peau, chez les individus qui ont été longtemps soumis à l'action du nitrate d'argent; le minium, l'ocre, le charbon, peuvent y être volontairement portés par le tatouage, ou involontairement par quelque accident, comme les taches indélébiles que font les grains de poudre chassés par un coup de feu. Certaines combinaisons du fer semblent être dans le même cas et pouvoir subsister indéfiniment au fond du derme.

19. **Physiologie des granulations.** La physiologie des différentes sortes de granulations est tout entière à faire. Elle sera sans doute encore longtemps un *desideratum* de la science. Leur apparition ou leur abondance, dans une même substance amorphe ou dans un même élément, peuvent dépendre de l'état de santé ou de maladie, voire même de différents états physiologiques, tels que la digestion. Ce sont là autant de preuves plus que suffisantes, de l'importance extrême des fonctions qui leur sont dévolues dans nos organes, mais leur petite dimension, l'impossibilité de les isoler expérimentalement, dans l'état ac-

tuel de la science, ne permettront peut-être pas de longtemps de résoudre tant d'intéressants problèmes.

La plupart des granulations ne sont immobiles qu'en tant qu'elles sont maintenues dans un milieu d'une viscosité assez grande. Quand, au contraire, elles sont plongées dans un liquide dont la densité n'est pas beaucoup plus élevée que celle de l'eau, on les voit toutes, animées d'un mouvement particulier, observé pour la première fois par Brown, et qui porte le nom de *mouvement brownien*. Celui-ci étant commun, dans le monde physique, à toutes les particules minérales ou autres qui se trouvent dans les mêmes conditions, nous renvoyons le lecteur, pour son histoire, aux traités généraux de physique.

Il est toutefois utile de savoir distinguer le mouvement brownien des mouvements animaux de certains infusoires très-petits qui se trouvent parfois dans les liquides de l'économie, entre autres dans la salive. Pour cela, on choisit à observer un groupe de deux ou trois de ces particules microscopiques dont il reste à déterminer la nature. Si elles n'obéissent qu'au mouvement brownien, on verra bien ces points s'agiter, danser sur place, se rapprocher, s'éloigner pour se rapprocher encore ; mais le cercle d'action de leurs mouvements restera toujours éminemment restreint, et les particules constituant le groupe observé conserveront toujours, en définitive, leur position réciproque. Si ce sont des animaux que l'on tient en examen, ils pourront bien, pendant quelque temps, demeurer dans le voisinage l'un de l'autre, mais il y a toutes chances pour que l'on voie le groupe se diviser, et un au moins des individus qui le composaient, s'éloigner peu à peu dans une direction propre.

Le mouvement brownien peut, dans quelques cas, donner de précieux renseignements sur l'état physique de l'intérieur de certains éléments. Si les granulations qu'ils contiennent sont agitées, on devra soupçonner la présence d'un liquide inclus dont la science ne saurait peut-être pas constater autrement l'existence.

IV. — Sympexions [1]

20. Caractères généraux. Sympexion veut dire *concrétion*. On appelle ainsi de petits corps particuliers, solides, incolores, à bords pâles, c'est-à-dire par conséquent, peu réfrangibles, ne présentant à l'intérieur aucune trace d'organisation ou de structure, mais quelquefois seulement de petites granulations grises.

On trouve les sympexions (syn. *substance colloïde*, Ecker, Koelliker) dans différents organes de l'économie, soit à l'état normal comme dans la thyroïde, dans les vésicules séminales ; soit à l'état pathologique, dans la rate, dans les glandes lymphatiques, dans les kystes ovariques, etc., etc. Dans les vésicules séminales, on les rencontre parfois en quantité énorme. Ils peuvent aussi y atteindre une telle dimension, qu'ils deviennent visibles à l'œil nu. Ils apparaissent alors comme de petits grains de semoule tout à fait hyalins en suspension dans le liquide moins transparent des vésicules.

Ils sont arrondis, réguliers ou à contours sinueux comme dans la thyroïde, ou bien ils sont à facettes comme dans les glandes lymphatiques et dans la rate. Parfois, dans ce dernier organe, ils se touchent et se soudent aux points de contact, de manière à former des masses perforées et d'apparence aréolaire. Ils sont assez durs, mais friables. Quand on les comprime sous un verre mince, ils se laissent

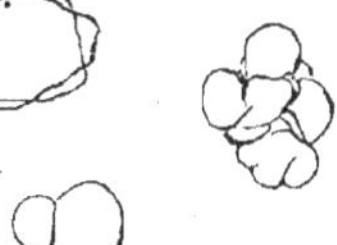

Fig. 3. — Grossissement de 250 diamètres. — Sympexions provenant du liquide des vésicules séminales.

d'abord un peu déprimer, puis ils se brisent en éclats.

Le caractère essentiel des sympexions est leur homogénéité, qui les distingue des corps dont l'étude va suivre et que nous appellerons amyloïdes.

La manière la plus simple d'observer les sympexions est de mettre sur le porte-objet une goutte du liquide des vésicules séminales que l'on ouvrira par la face inféro-postérieure. On peut également observer la pulpe raclée avec le tranchant d'un scal-

[1] Voy. Ch. Robin, *Dictionnaire de Nysten*, 1857; article *Sympexion*. — Koelliker, *Éléments d'Histologie humaine*, § 185.

pel à la surface d'une coupe de la glande thyroïde d'un adulte, en ayant soin de l'étendre d'eau. Il faudra choisir de préférence la glande d'une femme ayant eu des enfants.

V. — Corps-amyloïdes [1]

21. Nature. Immédiatement avant l'étude des éléments figurés se place naturellement celles de différents agrégats que l'on rencontre dans l'économie, et qui se rapprochent par leur structure intime et leurs propriétés, tant physiques que chimiques, de certains produits végétaux. Longtemps on a voulu, surtout au delà du Rhin, regarder ces corps comme absolument analogues à l'amidon ou à la cellulose. Il est vrai qu'ils sont souvent disposés en couches concentriques comme les grains de fécule; mais d'autre part, leurs réactions sont loin d'être aussi nettes que celles de l'amidon véritable, et si une teinte franchement bleue se présente quelquefois sous l'action de l'iode, c'est, au dire même des partisans de l'identité des deux produits, une sorte de rareté : « il faut être heureux dans le mélange, » comme dit quelque part M. Virchow [2]. Ajoutons de suite que, quand on brûle les plus grosses de ces concrétions, elles développent une odeur qui est celle des substances azotées aux réactions desquelles nous verrons qu'elles participent un peu.

On rencontre les corps-amyloïdes, à l'état normal, dans l'épendyme et dans la prostate ; mais comme, d'ailleurs, ils présentent, selon qu'ils reconnaissent l'une ou l'autre de ces deux origines, d'assez grandes différences, on peut les distinguer en deux variétés :

1° Corps-amyloïdes de l'épendyme ;

2° Concrétions prostatiques.

Le célèbre professeur de la Charité de Berlin fait jouer à la

---

[1] Voy. Ch. Rouget, *des Substances amyloïdes*, dans le *Journal de la Physiologie*, t. II, p. 83, janvier 1859. — Koelliker, *Éléments d'Histologie humaine*, § 122. — Virchow, *la Pathologie cellulaire*, leçons XIII et XVII. — Ch. Robin, *Dictionnaire de Nysten*, 1857, article *Cellulose*.

[2] *La Pathologie cellulaire*, leçon XVII.

substance de ces concrétions, qu'il appelle *amylacée*, un rôle capital dans la pathologie.

22. Corps-amyloïdes de l'épendyme. On trouve dans la substance même du cerveau au-dessous de l'épendyme, dans la cloison transparente et au-dessous de la bandelette cornée, de petits corps, à bords nets, larges de 0,015 à 0,030, incolores, homogènes ou striés circulairement, offrant avec les grains d'amidon ou de fécule de pomme de terre une analogie lointaine, car ils manquent de hile et ne se comportent pas tout à fait de même quand on les examine à la lumière polarisée : les branches de la croix noire qui se dessine s'élargissent à leur extrémité, s'épanouissent de manière à former une sorte de croix de Malte.

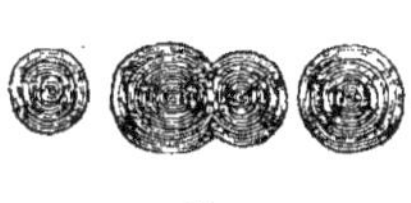

Fig. 4. — Grossissement de 350 diamètres. — Corps-amyloïdes de la substance cérébrale.

L'iode employé seul jaunit légèrement les corps-amyloïdes de l'épendyme, avec un faible reflet verdâtre ; l'acide sulfurique ajouté ensuite leur donne une teinte non pas bleue, mais brunâtre, un peu violacée. On obtient le même résultat quand la préparation a été soumise quelques jours à l'action de l'acide acétique avant de faire agir l'iode. La potasse ajoutée après que la réaction violacée a été produite, décolore ces corps et les dissout. La cholestérine, l'acide sulfurique ajoutés avant l'iode les gonflent et les dissolvent.

Pour observer les corps-amyloïdes de la substance cérébrale, il suffit de diluer dans une goutte d'eau, sur le porte-objet, une parcelle de cette substance prise aux endroits indiqués comme étant le siège habituel de ces concrétions. Il faudra seulement se garder de les confondre avec des gouttelettes sarcodiques, émanées des éléments nerveux, toujours abondantes dans les mêmes préparations, et offrant enfin toutes un double contour, ce qui peut aider encore à la confusion. — On arrive, même sans employer les réactions chimiques caractéristiques, à très-bien distinguer les unes des autres. Il suffit pour cela d'éloigner un peu l'objectif de la préparation, en sorte que celle-ci apparaisse toute trouble. Alors, pendant que les gouttelettes sarcodiques deviendront à peu près invisibles, on distinguera dans le champ du microscope des points très-brillants ; ce sont des corps-amyloïdes. Au reste, les grains de fécule ne se comportent pas autrement.

23. Concrétions prostatiques. Celles-ci sont en général beaucoup plus grosses et d'une observation beaucoup plus facile que les précédentes[1]. Elles mesurent jusqu'à 0,100 de diamètre et même plus. Elles offrent ordinairement une sorte de noyau, tantôt petit proportionnellement à la masse, tantôt très-gros, mais qui n'a d'ailleurs aucune analogie avec le hile des fécules. Les couches concentriques varient aussi beaucoup en nombre et en épaisseur.

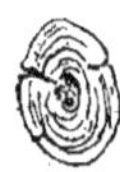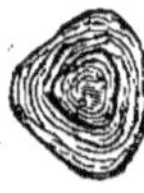

Fig. 5.— Grossissement de 250 diamètres. — Concrétions prostatiques. — L'une est légèrement fendillée par la compression.

Quand ces concrétions atteignent une certaine dimension, elles paraissent se colorer ; au moins les plus grosses sont-elles proportionnellement beaucoup plus foncées que les petites. Leur couleur est d'un brun jaunâtre. Le centre est toujours plus coloré que la périphérie.

Quand on les comprime entre deux lames de verre, elles s'écrasent, les couches stratifiées les plus extérieures éclatent et se distribuent en fragments ordinairement assez réguliers. C'est alors que l'on peut surtout observer que la substance du noyau est plus foncée que celle des couches qui l'enveloppent.

Les concrétions prostatiques sont quelquefois réunies par groupes de deux ou trois. Alors leur forme est légèrement modifiée, elles présentent dans ce cas, une ou deux surfaces planes de contact.

L'iodure de potassium ioduré, très-étendu, les colore en *jaune-verdâtre* ou en *vert*. Plus concentré, il leur donne une teinte brun-rouge-violet. — L'acide sulfurique les fait passer au violet ou au pourpre. Étendu d'eau, on obtient une teinte bleue, mais d'un bleu-indigo obscur, presque noir. — L'emploi simultané de l'iode et du chlorure de zinc leur donne une coloration vert-bleuâtre très-foncée (Rouget).

Il ne faut pas oublier que la couleur propre foncée des concrétions prostatiques masque souvent ou altère leur réaction.

---

[1] Voy. Ch. Robin, *Dictionnaire de Nysten*, 1857; article *Cellulose*.

Quelques-unes même ne paraissent pas changer d'aspect sous l'influence de l'iode seul.

Étudiées à la lumière polarisée, elles montrent d'ailleurs, comme les grains de fécule, une sorte de croix obscure, due selon toute apparence, à leur seule conformation en couches concentriques.

Pour préparer les corps-amyloïdes de la prostate, il suffira d'ouvrir l'urèthre d'un adulte au niveau de la glande. En comprimant celle-ci on fera suinter sur les parois du canal, aux environs du verumontanum, un liquide blanchâtre, laiteux, qui entraînera avec lui un certain nombre de petits points brunâtres, ceux-ci ne sont autres que les concrétions les plus grosses. Il suffira de mettre sur le porte-objet une goutte de ce liquide auquel on pourra ajouter de l'eau. — Pour étudier les couches successives et leur fractionnement, on exercera une légère compression avec la pointe d'un scalpel sur le verre mince. — Il sera bon d'examiner les plus volumineuses concrétions à un faible grossissement, et d'en rechercher ensuite de plus petites avec un grossissement plus fort. Celles-ci laissent en général mieux voir leur structure.

CHAPITRE III

HUMEURS

24. Définition. « On donne le nom d'humeurs à des parties « liquides ou demi-liquides formées par le mélange ou la disso- « lution réciproque des principes immédiats, tenant ordinaire- « ment des éléments anatomiques en suspension, et qui, réunis « aux tissus, composent certains systèmes [1]. »

L'étude des différentes humeurs que nous aurons à considérer

[1] B. Béraud et Ch. Robin, *Éléments de la Physiologie de l'homme*, t. 1, p. 46.

devra donc être précédée de celle des éléments qu'on y rencontre. Ce sont, avant tout, les *hématies* et les *leucocytes*.

1. — HÉMATIES [1]

25. Hématies normales. Le nom d'hématies (syn. *globules du sang, globules rouges*) a été donné par Gruithuisen aux éléments figurés que l'on trouve si abondamment dans le sang et qui paraissent en être l'élément fondamental.

La forme réelle des hématies, loin d'être globuleuse, est celle d'un disque à bords arrondis et à faces excavées. Leur grand diamètre excède un peu 0,007 ; leur épaisseur vers les bords est de 0,002 environ. Elles sont formées d'une substance homogène élastique, transparente, rosée. Celle-ci est chimiquement constituée par :

1° Une matière organique spéciale, la *globuline* ;

2° Des traces de matières grasses ;

3° Des sels ;

4° De l'hématosine (voy. n° 9) pour 10 ou 12 centièmes.

L'eau altère très-rapidement la forme des hématies ; il faudra donc la rejeter de la manière la plus absolue dans la préparation microscopique de ces éléments. Pour empêcher le sang de se dessécher sur le porte-objet, ce qui arrive assez vite, on ajoutera peu à peu, avec un agitateur, des gouttes de sérum sur les bords du verre mince : la capillarité le fera immédiatement pénétrer au-dessous. — Le mucus du vagin et des bronches, le liquide des kystes et des séreuses, l'urine quand elle est acide, sont sans action sur les hématies. — Le mieux, si l'on désire étudier longuement les mêmes globules sans qu'ils subissent de modification, est d'attendre une occasion favorable. Il se trouve, en effet, dans l'organisme, des humeurs interposées aux tissus normaux ou pathologiques, qui possèdent la propriété de préserver longtemps les hématies de toute altération, même au delà du terme de la vie. Le liquide qui imprègne certaines tumeurs fibreuses est dans ce cas.

---

[1] Voy. Ch. ROBIN, *Note sur quelques points de l'anatomie et de la physiologie des globules rouges du sang,* dans le *Journal de la Physiologie,* t. 1, p. 285.

Quoi qu'il en soit, les hématies, observées au microscope, présentent un aspect qui est bien la conséquence de leur forme, cela n'est pas douteux, mais qui est loin de la traduire simplement à nos sens. En d'autres termes, l'image perçue doit être analysée avant que l'esprit conçoive la forme de l'objet qui a produit cette image. C'est un des mille exemples en microscopie, qui prouvent qu'il ne suffit pas de regarder et de voir, mais qu'il faut savoir voir, qu'il faut toujours analyser la sensation reçue.

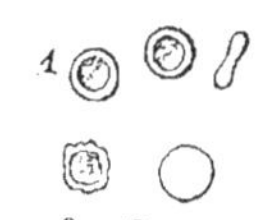

Fig. 6. — Grossissement de 350 diamètres. — Hématies. — 1. Deux hématies normales vues de face, une troisième près d'elles, est vue de profil. - 2. Trois hématies diversement altérées : l'une est à contours irréguliers; la seconde est devenue transparente et globuleuse; la troisième s'est remplie sur les bords de granulations.

Les hématies se présentent de face sous l'aspect de petits corps ronds à bords clairs et à centre jaune-rougeâtre. On voit déjà que c'est précisément le centre doublement excavé des hématies, la partie la plus mince, qui apparaît le plus colorée à la lumière transmise. — Que si un de ces courants qui se produisent entre les deux lames de verre, vient à entraîner une hématie et à la faire rouler sur elle-même, elle offre de profil un aspect tout particulier, elle ressemble à une sorte de bissac ou de biscuit avec deux renflements extrêmes séparés par un étranglement. Cette image, comme il est facile de le comprendre, ou même de s'en assurer en regardant par le travers une lentille biconcave, ne représente nullement la projection géométrique vraie de l'hématie; elle donne plutôt l'idée de sa coupe; elle est due aux qualités de réfringence de sa substance et aux particularités de réfraction de sa surface de révolution. C'est donc seulement en combinant, en analysant les différents aspects offerts par les hématies, qu'on peut en déduire leur forme véritable.

Les réactions chimiques sont peu importantes au point de vue anatomique : elles n'offrent d'intérêt qu'au point de vue physiologique. Il faut d'abord constater que, dans une masse donnée de sang, toutes les hématies ne réagissent pas de la même manière sous l'influence des mêmes agents, ce qui montre que toutes ne sont pas, — au moins dans le même moment et dans le même lieu, — identiquement constituées.

L'eau diminue leur grand diamètre en même temps que par

une sorte de compensation, les excavations disparaissent : les faces se bombent même, et l'élément représente à peu près une sphère dont le diamètre est plus petit que n'était le grand diamètre de l'élément normal.

Le suc intestinal et la bile dissolvent les hématies. — Le liquide du gros intestin les désagrége, en sorte qu'on les chercherait inutilement dans les selles qui résultent d'une hémorrhagie ayant eu son siége assez haut dans le canal intestinal.

Le suc gastrique les noircit et les désagrége. Le résultat de cette réaction est la substance même des méléna, où le sang a également perdu ses caractères morphologiques.

L'urine conserve les hématies intactes tant qu'elle est acide ; si, par une cause pathologique ou par la putréfaction, elle devient alcaline, elle réagit comme l'ammoniaque et les déforme.

Les sels, les acides, les bases altèrent de différentes manières les hématies, qu'il est d'ailleurs trop facile de soumettre à ces réactifs pour que nous nous en occupions ici.

L'oxyde de carbone a sur elles une action spéciale que nous étudierons plus loin.

26. Hématies embryonnaires. Les hématies apparaissent quand l'embryon ne mesure encore qu'un millimètre et demi de longueur, dans un organe transitoire, le *sinus terminalis*, mais alors ces éléments ne sont pas absolument semblables à ce qu'ils seront plus tard. On a appelé cette variété d'hématies, « hématies embryonnaires. »

Celles-ci ont à peu près la même forme que celles de l'adulte, mais elles sont beaucoup plus grandes : elles mesurent environ 0,010 à 0,015 de diamètre sur 0,003 à 0,004 d'épaisseur. On découvre de plus, dans leur intérieur, un ou même quelquefois deux noyaux inclus, sans qu'ils paraissent faire saillie à la surface de l'élément, même quand ils siégent dans la région centrale et doublement excavée de celui-ci. Ces noyaux sont sphériques, larges de 0,003 à 0,004 ; ils sont très-finement granuleux et sans nucléole, brillants, à contour net, insolubles dans l'acide acétique et dans l'eau. L'acide acétique rend leurs bords encore plus foncés ; l'eau, dissolvant lentement la substance de l'hématie, sera employée avec le plus grand avantage pour étudier le noyau, sur lequel elle n'a pas d'action.

Les hématies embryonnaires naissent par genèse spontanée au milieu du liquide qui remplit le *sinus terminalis* et qui est leur blastème naturel. Nous ferons, en passant, remarquer que ces éléments apparaissent dans un organe éminemment transitoire, peut-être avant même que le fluide qu'il contient, soit en rapport avec l'organe central de la circulation de l'embryon[1].

Vers le quatrième mois de la vie intra-utérine, les hématies embryonnaires ont fait place peu à peu aux hématies normales. Celles-ci, à leur tour, semblent se multiplier dans le sang par genèse spontanée, à mesure que l'individu grandit, après les pertes de sang, ou après certains états morbides qui en ont diminué le nombre. Cette genèse se fait, en tous cas, assez vite, mais nous ignorons si elle prend place dans l'ensemble du système circulatoire, ou seulement dans certains organes que le sang traverserait lentement, en même temps que ses éléments rouges s'y multiplieraient.

27. **Physiologie.** Les fonctions des hématies comporteraient, on le comprend, un long chapitre. Les physiologistes ont pu, en effet, s'assurer par l'expérience que ces éléments sont le siége exclusif d'un certain nombre des phénomènes de l'hématose. C'est ainsi qu'en passant dans les poumons, ou placées à l'extérieur dans les conditions favorables, les hématies peuvent se charger de 20 à 30 volumes d'oxygène, pendant que le sérum n'en dissout jamais qu'un volume.

L'intégrité de cette fonction des hématies dépend d'ailleurs de l'intégrité du milieu dans lequel elles sont plongées, et à travers lequel seulement elles reçoivent l'impression des gaz extérieurs. Si on altère ce milieu en le rendant plus dense, si, par exemple, le sérum se trouve pathologiquement ou expérimentalement chargé de sucre, les hématies ne peuvent plus dissoudre par son intermédiaire la même quantité d'oxygène. Elles se trouvent dans les mêmes circonstances que des animaux

---

[1] C'est au moins ce qui a lieu dans l'embryon de poulet où le *sinus terminalis* contient des hématies avant qu'il soit relié par aucun vaisseau perméable au *punctum saliens*.

plongés dans un air confiné, et l'économie souffre d'une fonction incomplète d'un de ses éléments, due à l'altération du milieu où cet élément est plongé.

L'oxyde de carbone est pour les hématies un poison violent: des quantités minimes de ce gaz, mises en contact avec elles, leur donnent une teinte vermeille beaucoup plus intense que l'oxygène; en même temps l'élément est tué sans que sa forme soit altérée, il paraît même devenu plus dense; il est pour jamais incapable de fonctionner et en particulier de dissoudre au conctact de l'oxygène la moindre partie de ce gaz.

28. Altérations. Aussitôt que les hématies sont entraînées au dehors du système circulatoire, elles subissent certaines altérations qu'il faut signaler.

Quand on porte sous le microscope une goutte de sang pur, on voit presque immédiatement les hématies se disposer en séries régulières, que l'on a comparées avec raison à des piles de monnaie dressées, ou renversées sur une table de telle sorte que chaque pièce ne soit en contact avec ses voisines que par une portion de sa surface. M. Ch. Robin attribue cet effet à ce que les hématies sorties du torrent circulatoire laissent exsuder une matière visqueuse et assez tenace d'une extrême transparence; et il arrive que, quand ces enduits visqueux de deux hématies voisines viennent au contact, les deux éléments sont attirés l'un vers l'autre, et leurs surfaces se conjuguent. Si alors on opère avec une pointe une légère pression sur le verre mince, celle-ci aura

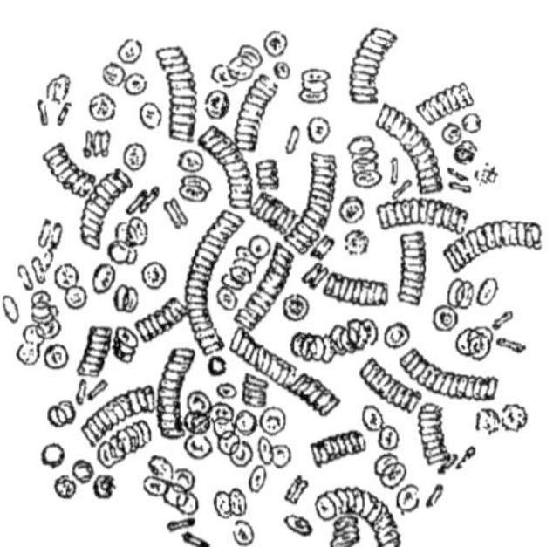

Fig. 7, d'après Lehmann. — Grossissement de 200 diamètres. — Goutte de sang pur déposée entre deux lames de verre, montrant les hématies disposées en piles.

pour résultat de tendre à séparer les hématies réunies. Elles glisseront d'abord l'une sur l'autre; puis, quand leurs bords seuls seront en contact, on pourra voir les hématies s'étirer et s'allonger un peu en fuseau, en sorte qu'avant de s'abandonner mutuellement elles s'écarteront l'une de l'autre d'une distance égale au quart ou à la moitié de leur diamètre. C'est alors que cette substance visqueuse devient visible sous forme d'un léger *tractus*, qu'on peut apercevoir en employant un éclairage peu intense [1].

Quand le sang est épanché à l'intérieur de nos organes, il subit également des modifications importantes et qui peuvent être de plusieurs sortes :

1° Quand le sang est versé dans l'intérieur d'un kyste ovarique, dans la cavité de l'utérus ou derrière l'hymen dans le cas de rétention de règles, etc., on voit parfois les hématies devenir régulièrement discoïdes, perdre les cavités de leurs faces et prendre une teinte plus foncée que leur couleur normale : elles sont rouge-brunâtre.

2° Mais le mode d'altération le plus fréquent est celui dans lequel elles se déforment en même temps qu'elles deviennent incolores, en perdant leur hématosine. Elles sont alors rapidement résorbées.

Il n'en est pas de même de l'hématosine qui s'est séparée de la globuline et qui persiste bien plus longtemps au milieu des tissus. Cette persistance s'explique d'ailleurs très-bien par ce fait que l'hématosine constitue, dans certains organes, une sorte d'élément normal de l'économie (voy. n° 9). — Pendant que l'hématie déformée et décolorée se résorbe, on voit souvent dans ses environs l'hématosine se déposer en fines granulations, ou même en gros grains.

Enfin elle peut, à son tour, faire place, comme nous l'avons dit, à des cristaux d'hématoïdine (voy. n° 13).

3° Un troisième mode d'altération des hématies est la production dans leur substance même d'un certain nombre de granulations. Celles-ci se rangent en général vers les contours de l'élément et quand elles sont assez nombreuses, elles le bordent en dedans comme ferait un chapelet. Ces granulations, quoique très-réfringentes, ne sont cependant pas constituées par une matière grasse : l'acide acétique, ainsi que l'acide sulfurique, la potasse et l'ammoniaque les dissolvent.

---

[1] Voy. Cn. Robin, *Note sur quelques points de l'anatomie et de la physiologie des globules rouges du sang;* dans le *Journal de la physiologie,* t. I, p. 283.

II. — Leucocytes

29. Description. MM. Littré et Ch. Robin ont donné le nom de leucocytes aux éléments anatomiques autrefois connus sous les différentes désignations de *globules blancs du sang, globules du pus, de la lymphe, du mucus, du colostrum*, etc., etc. Tous ces éléments, tant normaux que pathologiques, autrefois distingués, sont aujourd'hui assimilés par leurs caractères chimiques et doivent être décrits sous le même nom [1].

On distingue deux espèces de leucocytes :

1° Leucocytes à l'état parfait;

2° Leucocytes à l'état de noyau.

Les leucocytes à l'état parfait sont des vésicules sphériques, à contenu finement granuleux, mesurant 0,008 à 0,014 de diamètre, produisant parfois à l'état frais, des expansions sarcodiques qui les déforment. Ces éléments sont visqueux, en sorte qu'ils adhèrent soit l'un à l'autre, soit aux parois des cavités organiques qui les contiennent. Enfin ils offrent avec l'eau et avec l'acide acétique une réaction tout à fait caractéristique : ces agents font apparaître au voisinage de leur paroi un à quatre petits noyaux.

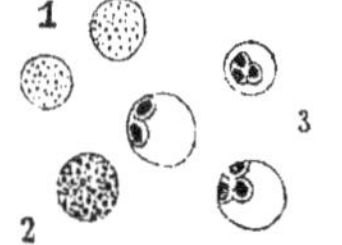

Fig. 8. — Grossissement de 300 diamètres. — Leucocytes. — 1. Leucocytes normaux. — 2. Leucocyte rempli de granulations graisseuses. — 3. Leucocytes traités par l'acide acétique et montrant 2 ou 3 noyaux.

Quelques minutes après la mort de l'individu, ou après l'extraction du pus frais, ou encore dans le sang et dans la lymphe qui ont stagné sur un point du système vasculaire, les leucocytes peuvent offrir une forme irrégulière; ils sont ovoïdes, presque polyédriques ou dentelés, ou bien ils sont hérissés çà et là d'expansions, de petits prolongements. C'est une propriété spéciale aux leucocytes, mais qui n'est que passagère, car, au bout de douze à vingt-quatre heures, ils ont repris leur forme sphérique (Ch. Robin).

Cette déformation peut même être étudiée sous le microscope

[1] Voy. Ch. Robin, *Sur quelques points de l'anatomie et de la physiologie des leucocytes;* dans le *Journal de la physiologie,* t. II, p. 41.

et attentivement suivie [1]. D'un point de la circonférence du leucocyte on voit s'élever très-lentement une expansion plus transparente que la masse de l'élément, qui devient ainsi ovalaire, ou quadrilatère, ou irrégulier, suivant la forme de cette expansion. Bientôt après il s'en montre sur un autre point une nouvelle qui modifie encore l'apparence du leucocyte, soit que la première disparaisse en rentrant dans la masse, soit qu'elle persiste. En sorte que l'élément se trouve ainsi dans un état incessant d'évolution, qui se manifeste tant que le leucocyte est vivant et qui s'est, selon toute apparence, manifesté pendant sa vie entière.

Quand on observe la circulation dans de très-petites artérioles chez les animaux, on voit très-distinctement les hématies entraînées courir au milieu de la lumière des vaisseaux, pendant que les leucocytes rampent beaucoup plus lentement sur leurs parois. Ce phénomène doit être attribué, selon toute apparence, à cette viscosité particulière que nous venons de signaler. Dans les lymphatiques on trouve, quand on en fait écouler le contenu au dehors, de petits grumaux blancs qui ne sont que des leucocytes agrégés par la même cause.

Les leucocytes s'agglomèrent de même dans les caillots sanguins, tant dans l'économie même, après la mort, que dans le produit des saignées. Ils y forment çà et là de petits grumeaux, dispersés ou réunis en plus ou moins grand nombre, à la limite qui sépare le cruor de la partie purement fibreuse et blanche du caillot. Dans la *leucocythémie*, ces dépôts de leucocytes prennent une extension considérable et quand ils sont appliqués contre la paroi de l'endocarde du côté droit, où ils sont le plus fréquents, on a pu les prendre à tort pour des suppurations de cette membrane.

Les leucocytes à l'état de noyau sont beaucoup plus rares, ce sont eux que l'on a appelés *globulins*, ils sont assez régulièrement sphériques, de taille variable, n'ont pas de nucléole et sont légèrement contractés et recourbés par l'action de l'acide acétique.

---

[1] Voy. Davaine, *Recherches sur les globules blancs du sang;* dans les *Mémoires de la Société de biologie.* 1850, p. 103.

On rencontre les leucocytes sur beaucoup de points de l'économie, mais partout en petit nombre, et comme éléments accessoires de certains tissus. On les trouve mêlés aux globules rouges du sang et dans la plupart des liquides organiques : dans la lymphe, le chyle, le mucus, la synovie; dans le liquide de l'amnios, dans l'humeur vitrée; à la surface de toutes les muqueuses, dans les conduits excréteurs de diverses glandes, enfin dans une foule de cas pathologiques. Presque partout où un tissu souffre, ils apparaissent; ils existent dans l'épithelioma, dans le tubercule anatomique, dans certaines tumeurs de la racine des dents. Disons enfin qu'on peut même les voir à l'intérieur d'autres éléments anatomiques, où ils sont l'indice d'un état pathologique analogue, selon toute vraisemblance, à celui qui, dans les tissus, donne naissance aux abcès.

En raison même de l'individualité propre à chaque élément anatomique, les leucocytes, pour être plongés dans un sérum virulent, n'en prennent point les qualités. Qu'ils proviennent d'un abcès farcineux, d'une blennorrhagie, ils restent semblables à eux-mêmes et ne partagent en rien les propriétés infectieuses du blastème où ils sont nés.

Les réactions chimiques des leucocytes, qui méritent d'être signalées, sont aussi importantes que peu nombreuses. Elles sont caractéristiques et servent à distinguer ces éléments d'un certain nombre d'autres, qui en diffèrent peu ou point par les caractères extérieurs.

L'eau et l'acide acétique agissent de même, mais avec une intensité différente, et quelquefois l'eau est impuissante à provoquer la réaction caractéristique, qui se montre aussitôt que l'on emploie l'acide. Ces réactifs ont la propriété de faire disparaître les légères granulations de l'intérieur du leucocyte, ils le gonflent un peu, en le rendant parfaitement sphérique et transparent; en même temps, on voit se former au voisinage de la périphérie deux, trois ou quatre petits noyaux, à contours foncés, très-réfrangibles et ordinairement un peu ovales. — Dans le cas où le leucocyte contient des granulations-graisseuses abondantes, la réaction peut être masquée par elles. — M. Virchow croit avoir remarqué que la moyenne du nombre des noyaux produits par l'acide acétique peut varier chez le même individu, dans la même journée, d'une heure à l'autre.

Nous avons déjà fait pressentir que ces noyaux n'étaient peut-être pas entièrement comparables à ceux que l'on trouve dans un grand nombre d'autres éléments (voy. n° 2).

30. **Genèse.** De tous les éléments anatomiques, les leucocytes sont un de ceux dont le développement est le plus rapide, et celui dont nous pouvons le plus facilement, à notre gré même, provoquer la naissance. Toute plaie, tout tissu mis à nu devient immédiatement le siége d'une production considérable de leucocytes, en sorte que rien n'est plus facile que de suivre leur genèse sur la moindre écorchure. Il suffit de porter de moment en moment sous le microscope l'exsuda qui se produit à la surface du tissu dénudé. — Ce liquide est d'abord transparent ou n'offre que des hématies. — Après une heure on trouve des granulations moléculaires extrêmement fines. — Puis bientôt, quelquefois au bout d'un quart d'heure seulement, on voit apparaître de petits corps mesurant 0,003 à 0,004 de diamètre, tantôt sans granulations, d'autres fois finement granuleux : ce sont des leucocytes. Ces éléments sont donc plus petits au moment de leur genèse et se développent ensuite. Dès cette époque ils laissent apercevoir dans leur intérieur, par l'action de l'acide acétique, de petits noyaux en nombre variable, et proportionnés au diamètre du jeune élément.

Les leucocytes offrent, comme on voit, d'une manière particulièrement nette, ce mode d'apparition dans le monde sensible que nous désignons sous le nom de genèse spontanée. Un certain nombre de particules se sont réunies et ont formé en se combinant organiquement, un ensemble qui n'a que des rapports de succession avec ces particules ; un ensemble qui est un être vraiment nouveau, et qui va croître, souffrir, mourir. Ce qui vient bien à l'appui de cette manière de voir, c'est que l'agrégat primitif paraît être susceptible d'enfermer, dans certains cas, entre ses parties, d'autres parcelles de substances étrangères, telles que de la graisse, du charbon, que l'on retrouve ensuite dans l'intérieur de l'élément formé.

Mais ce qui caractérise surtout la genèse des leucocytes c'est, comme nous l'avons dit, l'éminente facilité de production des conditions nécessaires à cette naissance. — Ils se montrent dans la plupart des liquides de l'économie. — On les trouve dans les lymphatiques du testicule et du pied, au-dessous des premières glandes lymphatiques. — Dans le système sanguin, ils apparaissent après les hématies et semblent n'avoir avec celles-ci d'autre rapport que de naître quelquefois en plus grande abondance dans le sérum, pendant que le nombre des hématies diminue. D'autre part, ils existent dans le sang, avant que le système lymphatique soit constitué, en sorte qu'ils n'en émanent pas, au moins à l'origine.

Mais la condition la plus généralement favorable à la naissance en abondance des leucocytes, est cet état primitif de l'inflammation, dans lequel un blastème nouveau, épanché des vaisseaux capillaires, a gonflé l'organe. Cependant ce n'est pas comme dérivés de ce blastème même qu'ils doivent être considérés. Il semble plutôt exact de dire qu'ils paraissent *parce que la nutrition du tissu est altérée.* Ce sont là des termes très-généraux sans doute, mais qui n'ont pas du moins l'inconvénient d'inclure une idée fausse, ce qui a lieu, au contraire, quand on dit que les leucocytes sont le *produit* de l'inflammation d'un organe.

Le mot inflammation entraîne une idée de chaleur, de tension, qui ne sauraient exister là où ne se trouvent pas de vaisseaux, or nous voyons souvent, au milieu d'organes complétement dépourvus de capillaires, apparaître des accumulations de leucocytes, de petits abcès en un mot, dont les éléments sont nés à 6 ou 8 millimètres des dernières ramifications du système sanguin. C'est le cas des abcès de la cornée. Ceux-ci doivent être simplement interprétés comme résultant d'une altération de nutrition de l'organe, laquelle, à son tour, nous devons le reconnaître, dépend le plus souvent d'une véritable inflammation des tissus vasculaires voisins, où la cornée puise les éléments nécessaires à sa nutrition.

31. **Altérations.** Les leucocytes, qui jouent un si grand rôle dans la pathologie générale, offrent une pathologie propre, dont il faut aussi dire quelques mots.

Nous rappellerons d'abord, comme nous l'avons vu, que l'on peut découvrir à l'intérieur du leucocyte des substances étrangères à lui, et qui se sont trouvées englobées par l'agrégat primitif qui l'a formé. Dans le colostrum, les leucocytes renferment souvent quelque particule graisseuse du lait ; dans les leucocytes nés à la surface de la conjonctive, on trouve également des granulations-graisseuses : elles proviennent de la sécrétion des glandes de Meïbomius. D'autres fois ce sont de fines poussières de charbon que l'on découvre dans les leucocytes, à la surface des muqueuses bronchiques et pharyngiennes.

Quand les leucocytes du torrent sanguin ou du cours lymphatique se trouvent dans de telles circonstances qu'au lieu de cheminer à travers l'économie, ils restent en place, on peut les voir frappés de deux sortes d'altération ; ils s'hypertrophient d'une part, et de l'autre ils se remplissent de granulations-graisseuses.

L'hypertrophie des leucocytes s'observe partout à peu près où stationnent les humeurs qui les tiennent en suspension : dans les tumeurs érectiles, dans les dilatations variqueuses des lymphatiques ou des veines, dans les culs-de-sacs mammaires pleins de colostrum, dans les sinus pleins de mucus ; mais surtout quand les leucocytes nés au milieu même de la trame d'un tissu, sont par conséquent condamnés à une immobilité absolue, comme dans les ramollissements cérébraux, dans beaucoup de tumeurs épithéliales, dans la pneumonie suppurée, etc., etc.

Dans la plupart de ces cas, la présence des granulations-graisseuses vient compliquer l'hypertrophie ; on peut, en cherchant, trouver une foule de transitions entre l'état normal et ce leucocyte alors profondément altéré, qu'on ne saurait assurément reconnaître, si l'on n'avait observé toutes les phases intermédiaires. Généralement les leucocytes devenus granuleux ont presque doublé de volume. Ce sont les *corps granuleux* ou *corpuscules de l'inflammation* d'un certain nombre d'auteurs. Le noyau ou les noyaux peuvent, suivant M. Ch. Robin, être devenus visibles dans ces circonstances.

Cet état paraît être le signe que le leucocyte est avancé en âge et touche à sa fin. Celle-ci, dans ce cas, a lieu par dissociation de toutes ces granulations, et on peut la provoquer sous l'œil même de l'observateur, en comprimant entre deux glaces les éléments arrivés à ce degré d'altération.

III. — HUMEURS

32. Sang. Le sang contient seulement deux sortes d'éléments figurés, à l'état normal :

1° Des hématies ;

2° Des leucocytes.

Nous avons vu que le sang du cœur droit contenait en outre des granulations-graisseuses versées dans le torrent circulatoire par le canal thoracique et la veine lymphatique (voy. n° 16).

Ces granulations, qui n'existent pas normalement dans le sang de la périphérie, peuvent y apparaître en grand nombre dans certaines circonstances pathologiques et peut-être physiologiques[1]. On les trouve très-fréquemment chez les femmes enceintes après l'ingestion d'une quantité notable de lait ou d'eau-de-vie, et chez les individus soumis à la diète. Dans un cas d'alcoolisme chronique, observé par le M. docteur Duménil, nous avons trouvé le sang du réseau vasculaire périphérique, à la dernière période de la vie, renfermant, en même temps que des leucocytes en léger excès, un nombre considérable de granulations. Elles étaient libres ou même réunies en petits groupes[2].

Dans la *leucocythémie*, le nombre des leucocytes augmente considérablement en proportion des hématies. Après la mort, le sang veineux offre aussi de petits cristaux losangiques[3].

Enfin, dans l'intoxication paludéenne très-avancée, on observe, d'après Frerichs, des granulations-pigmentaires très-nombreuses et parfois très-grosses dans le sang extrait de l'économie par une piqûre.

33. Lymphe. La lymphe normale, examinée sur un sujet vivant affecté de fistule lymphatique, par MM. Gubler et

---

[1] Voy. A. KŒLLIKER, *Éléments d'histologie humaine*, § 225 et 226.

[2] Voy. L. DUMÉNIL et GEORGES POUCHET, dans la *Gazette hebdomadaire*, 1862, p. 23,

[3] Voy. CH. ROBIN, *Dictionnaire de Nysten*, 1857, article *Leucocythémie*.

Quévenne[1], a offert à ces observateurs les éléments suivants :

1° Des hématies plus petites que celles du sang ;

2° Des leucocytes ;

3° Des granulations moléculaires de nature grasse.

34. **Chyle**. Le chyle contient des leucocytes à l'état de noyau (voy. n° 28) et une proportion considérable de granulations graisseuses, qui fait de cette humeur une véritable émulsion.

35. **Pus**. Quand on soumet le pus à l'examen microscopique, on trouve en suspension dans le sérum liquide :

1° Des leucocytes granuleux ou non ;

2° Des hématies ;

3° Des gouttelettes huileuses ;

4° Des granulations moléculaires plus ou moins abondantes.

Nous avons vu déjà que les qualités infectieuses ou toxiques du pus étaient totalement indépendantes des éléments anatomiques tenus en suspension par lui.

36. **Humeur vitrée**. L'humeur vitrée constitue dans l'économie une substance particulière. Quand on l'examine sous le microscope, elle présente un aspect finement strié. Cette apparence est surtout visible lorsque, par le repos, elle a laissé écouler un liquide très-ténu qui la pénètre. On trouve aussi des leucocytes dans l'humeur vitrée chez le fœtus. On peut en retrouver chez les sujets jeunes et même chez l'adulte.

Mise en contact des corps poreux, on la voit subir une sorte de coagulation, perdre une certaine quantité d'eau et devenir comme fibroïde. — Dans quelques conditions morbides, elle passe à l'état de fluidité offert par l'eau.

L'humeur vitrée est entourée par la *membrane hyaloïde*. Celle-ci est épaisse de 0,002 au plus, très-transparente, à déchirure assez nette ; elle se plisse très-facilement. Cette membrane est absolument homogène, anhiste. Elle est seulement striée au voisinage de la capsule du cristallin, contre laquelle elle est directement appliquée.

---

[1] Voy. DESJARDINS, GUBLER et QUÉVENNE, *Mémoire sur un cas de dilatation variqueuse du réseau lymphatique superficiel du derme;* dans les *Mémoires de la Société de biologie,* 1854, p. 25.

37. Fibrine coagulée[1]. Il convient de décrire à la suite des humeurs, les caractères physiques des dépôts de fibrine quels qu'ils soient, c'est-à-dire : les caillots du vivant aussi bien que ceux qui se produisent après la mort ; les flocons fibrineux, qui flottent dans le pus des séreuses enflammées ; enfin toutes les productions pathologiques désignées sous le nom de fausses membranes, qu'elles soient molles et friables comme celles de la péritonite, ou denses comme dans la diphthérite.

Dans tous ces cas, la fibrine déposée s'offre au microscope en très-minces fibrilles généralement flexueuses, entre-croisées, plus ou moins adhérentes l'une à l'autre et parsemées dans leurs interstices de fines granulations. Ces fibrilles mesurent un demi-millième de millimètre de diamètre au plus.

L'eau ne les attaque pas ; l'acide acétique et les acides minéraux étendus les ramollissent, les rendent diffluentes, les dissolvent : l'état fibrillaire du caillot disparaît et sa substance devient homogène, transparente.

Cet aspect fibrillaire est général, la trame vue au microscope varie seulement de transparence selon l'écartement des fibrilles, et celui-ci est en raison même de la quantité de fibrine contenue dans le liquide qui a fourni le précipité, et des conditions dans lesquelles s'est opéré celui-ci.

Les fibrilles enlacent tous les éléments anatomiques que tient en suspension le liquide où elles se forment. On peut même assister au phénomène, en examinant sous le microscope une goutte de sang ou de chyle qui se coagule. Chaque élément se trouve enfermé dans une maille du réseau qui se produit ; mais il n'est pas rare de rencontrer, surtout dans les caillots de la mort, les hématies agglomérées d'un côté et les leucocytes de l'autre.

La fibrine coagulée peut aussi se présenter à l'état de granulations moléculaires très-fines, grisâtres. Elles offrent alors les mêmes réactions que les fibrilles. Elles ne manquent jamais, même dans les caillots ordinaires. On les voit toujours augmenter de quantité, à mesure que ceux-ci deviennent plus anciens.

Les concrétions fibrineuses de l'économie, quelles qu'elles

[1] Voy. Ch. Robin et F. Verdeil, *Traité de chimie anatomique et physiologique*, t. III, p. 258.

soient, ne présentent jamais de traces véritables d'organisation, vaisseaux, nerfs, etc., à aucune époque de leur existence.

On peut trouver au centre des caillots très-anciens un liquide blanchâtre contenant :

1° Une quantité considérable de très-fines granulations solubles dans l'acide acétique ;

2° Des leucocytes ;

3° Des hématies altérées.

C'est ce liquide qui a été parfois regardé comme du pus : on voit qu'il en diffère totalement[1].

CHAPITRE IV

ÉLÉMENTS

38. **Division**. Parmi les éléments qui entrent dans la composition du corps humain, les uns sont essentiellement et spécialement affectés à certains systèmes, tels que ceux de la contraction volontaire, de l'innervation ; d'autres sont beaucoup plus généralement répandus, en dehors des systèmes particuliers et bien définis qu'ils forment, ils entrent pour une proportion considérable dans presque tous les autres. C'est de ces éléments que nous nous occuperons d'abord, rejetant l'étude des premiers en tête de l'histoire des systèmes qu'ils composent essentiellement.

Les éléments que nous allons passer en revue sont :

1° Les vésicules-adipeuses ;

2° Les éléments embryoplastiques, auxquels nous joindrons l'étude des cellules-de-la-corde-dorsale ;

3° Les fibres-lamineuses ;

4° Les cytoblastions ;

[1] Voy. Charcot, *Cas de tumeurs fibrineuses multiples contenant une matière puriforme;* dans les *Mémoires de la Société de biologie*, 1851; p. 189.

5° Les élastiques ;

6° Les fibres-cellules ;

7° Les capillaires.

Le caractère particulier de ces éléments sera donc une distribution à peu près uniforme à travers toute l'économie.

I. — VÉSICULES-ADIPEUSES

39. Caractères. Les vésicules-adipeuses sont de tous les éléments du corps ceux qui se rapprochent le plus par leur structure des cellules végétales. C'est dire qu'elles s'éloignent considérablement des éléments auxquels nous avons réservé le même nom en histologie animale (voy. n° 2). Elles ont, en effet, une enveloppe et un contenu différents de nature, et tels qu'avec les réactifs que nous donne la chimie, on peut agir à volonté sur l'un ou sur l'autre.

Les vésicules-adipeuses qui forment la masse principale de la graisse, se rencontrent dans la plupart des organes du corps humain, tantôt en agglomérations visibles, tantôt isolément disséminées au milieu des tissus, en sorte qu'on ne peut les voir à l'œil nu et qu'il faut, pour les découvrir, l'emploi du microscope. Chez le fœtus, on les trouve déjà à la paume de la main et à la plante du pied dès le soixantième ou le soixante-cinquième jour de la vie intra-utérine. Dans la moelle des os, elles n'apparaissent guère qu'au huitième mois de la gestation, ou même deux mois seulement après la naissance.

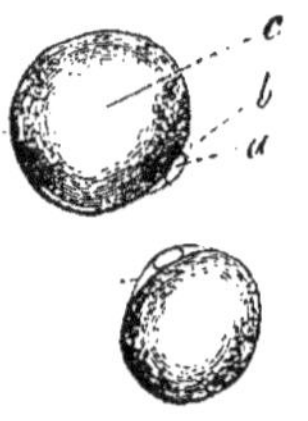

Fig. 9, d'après Kœlliker. — Grossissement de 350 diamètres. — Vésicules-adipeuses. — b Paroi laissant voir a le noyau ; c contenu gras.

Les vésicules-adipeuses ont un diamètre qui peut varier entre 0,050 et 0,100, ou même 0,150 dans le sein des femmes obèses. Quand elles sont libres, elles sont régulièrement ovoïdes ou sphériques, limitées par une zone extrêmement foncée qui annonce la présence d'une substance très-réfringente. Le centre, au contraire, est jaunâtre ou rougeâtre dans les sujets amaigris. Toujours il est brillant. Quand ces vésicules sont réunies, elles deviennent polyédriques par pression réciproque, mais elles recouvrent leur forme normale avec la plus grande facilité.

Elles sont essentiellement constituées par une membrane extrêmement mince, mesurant moins de 0,001 d'épaisseur, très-homogène, très-transparente, azotée. Celle-ci laisse voir parfois, en un point de sa surface, une sorte d'épaississement où est logé un petit noyau très-clair.

Cette membrane renferme, à l'état normal, un liquide ou même deux :

1° L'un est séreux, peu réfrangible, incolore, coagulable par l'alcool, qui le rend finement granuleux ;

2° L'autre a tous les caractères des corps gras : c'est un mélange d'oléine, de margarine et de stéarine, entièrement fluide à la température du corps.

Quand ces deux liquides coexistent, c'est le premier qui remplit immédiatement la cavité. Il peut alors tenir en suspension :

1° Des gouttelettes du liquide gras ;

2° D'autres vésicules-adipeuses constituées comme la vésicule mère et seulement plus petites.

Les vésicules-adipeuses sont un des éléments les plus faciles à observer, surtout quand elles ne sont pas trop abondantes, parce qu'alors la manœuvre a pour résultat d'en détruire un certain nombre, et qu'il n'est pas toujours facile, sans un peu d'habitude, de distinguer les éléments eux-mêmes des gouttes d'huile qui s'en échappent quand l'enveloppe est déchirée. Celle-ci n'est pas toujours visible, et les éléments, remplis de graisse, offrent les mêmes bords foncés, les mêmes contours réguliers que les gouttes nageant dans le véhicule.

Les préparations les plus heureuses, les plus intéressantes et les plus profitables seront celles qui laisseront voir des vésicules à l'intérieur desquelles se trouvent, soit plusieurs gouttelettes d'huile, soit d'autres vésicules, pouvant, à leur tour, renfermer un certain nombre de toutes petites gouttelettes en suspension dans le liquide séreux qui les emplit.

L'acide acétique dissout les enveloppes des vésicules et laisse le contenu se disséminer.

Pour étudier l'enveloppe, le procédé est tout différent. Il faudra traiter une parcelle de graisse par l'alcool et par l'éther à 25°, qui dissoudront les corps gras sans attaquer les enveloppes des vésicules. Pour cela, on mettra le petit lambeau dans une capsule à moitié pleine du réactif; on la portera sur du sable chaud ou de l'eau chaude; on laissera bouillir, et l'on disposera la préparation sur le porte-objet, après l'avoir lavée à l'eau. — On trouve alors les parois des vésicules plissées sur elles-mêmes et comme recoquillées.

40. **Physiologie.** Quand les vésicules-adipeuses naissent pendant la vie fœtale à la plante du pied ou à la paume de la main, voici ce que l'on observe : on voit des granulations foncées, qui sont assurément constituées par un liquide gras très-divisé, se réunir peu à peu et former, en dernière analyse, des gouttelettes de 0,030 de diamètre. Celles-ci s'enveloppent alors d'une membrane azotée extrêmement fine, qui deviendra la paroi même de la vésicule[1]. Cette paroi, née après le contenu, grandit et peut sécréter à son intérieur, comme nous l'avons vu, un nouveau liquide. — Quand il y a endogénèse, le contenu gras de la vésicule mère, qui était homogène, se divise au sein du liquide séreux, et chacune de ces gouttelettes de nouvelle formation se revêt à son tour d'une enveloppe. Elles deviennent ensuite libres par la mort et la dissolution de la vésicule mère.

41. **Altérations.** L'altération la plus fréquente que présentent les vésicules-adipeuses est un changement que l'âge apporte en elles, mais qui peut aussi bien être le résultat d'une émaciation profonde. Par la vieillesse ou par l'amaigrissement, leur contenu diminue et disparaît. Les phénomènes de cette élimination se succèdent précisément dans l'ordre inverse des phénomènes qui ont signalé la naissance de l'élément ; c'est-à-dire que la goutte d'huile qui remplissait toute la vésicule ne diminue pas simplement jusqu'à disparaître : elle se divise d'abord, se subdivise en gouttelettes de plus en plus petites, qui ne constituent bientôt plus que des granulations. Ce sont ces granulations qui s'éliminent directement.

L'enveloppe, débarrassée de son contenu, revient sur elle-même, se ride, se recoquille, comme on peut le voir dans ces

---

[1] Ch. ROBIN, *Dictionnaire de Nysten*, 1857, article *Adipeux*.

traînées rougeâtres que l'on trouve à la face interne du derme des sujets profondément émaciés, et qui ne sont que de la graisse atrophiée. L'enveloppe ne laisse pas que d'être encore très-reconnaissable, et offre en même temps un caractère constant; c'est la présence dans son épaisseur de ce noyau pâle, ovoïde, sans granulations, qui ne se montre dans les vésicules-adipeuses ordinaires que comme une exception assez rare.

Ces enveloppes sont probablement résorbées à la longue.

Les corps gras contenus à l'intérieur des vésicules-adipeuses n'empruntent à leur présence au sein de l'organisme aucune propriété particulière. C'est un simple mélange, qui se comporte dans les tissus, comme il ferait au dehors. Après la mort, quand la température du corps s'abaisse, la margarine se sépare de la stéarine et de l'oléine, et se précipite dans chaque vésicule en très-fines aiguilles qui affectent la forme de petites houppes hémisphériques, fixées sur les parois mêmes de la gouttelette. Si l'on chauffe un instant la préparation à la flamme d'une lampe à alcool, les houppes disparaissent et les vésicules prennent leur limpidité. Il arrive même souvent alors qu'un certain nombre de celles-ci sont détruites : le mélange se répand entre les deux lames de verre, et, quand il se refroidit, de

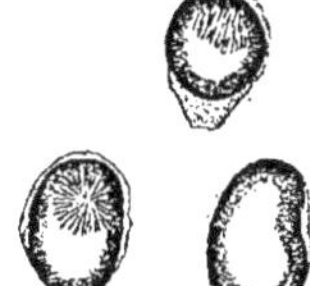

Fig. 10. — Grossissement de 250 diamètres.—Vésicules-adipeuses laissant assez bien voir leur paroi propre.— A l'intérieur de deux d'entre el'es la margarine s'est précipitée en houppes. — L'une de ces houppes est vue de profil.

petites houppes semblables se déposent sur le porte-objet et sur le verre mince. Observées ainsi de haut, elles laissent voir les aiguilles de margarine comme des rayons partant tous d'un centre commun. Ces houppes mesurent environ 0,020 de diamètre, et par conséquent, les aiguilles qui les forment, 0,010 de long; leur épaisseur n'est guère appréciable.

II. — Éléments embryoplastiques

42. Variétés. Les éléments embryoplastiques (syn. *noyaux* et *cellules du tissu cellulaire;* — *globules* et *corpuscules du tissu cellulaire;* — *globules, noyaux* et *cellules ovoïdes, fibro-plasti-*

ques) sont importants entre tous dans l'histoire du développement de l'économie [1].

Ils sont de deux sortes :

1° Éléments de la variété noyau, ou noyaux-embryoplastiques;

2° Éléments de la variété cellule, ou cellules-embryoplastiques. Celles-ci sont toujours très-rares par rapport aux noyaux, et ne leur sont pas même mélangées, là où on les rencontre, dans la proportion d'un centième.

Les noyaux-embryoplastiques sont de petits corps dont la longueur varie entre 0,007 et 0,010, et la largeur entre 0,005 et 0,006. Ils sont ovoïdes ou très-rarement sphériques, à bords nets ou très-finement denticulés. Leur diamètre transversal varie peu pendant que leur longueur atteint quelquefois 0,018. La plupart n'ont

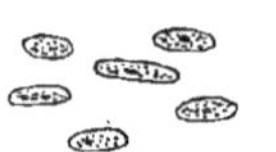

Fig. 11. — Grossissement de 400 diamètres. — Noyaux - embryoplastiques.

pas de nucléole, quelques-uns en ont un, et les plus allongés en présentent deux, comme s'ils étaient en cours de segmentation (voy. n° 5). Tous offrent dans leur intérieur quelques fines granulations moléculaires.

L'eau est sans action sur les noyaux-embryoplastiques. L'acide acétique rend leurs bords encore plus nets, mais ne les dissout pas.

On trouve, mélangés aux noyaux-embryoplastiques libres, d'autres noyaux entièrement pareils, mais entourés d'une couche de substance homogène plus transparente : c'est-à-dire des cellules. Celles-ci sont ordinairement ovoïdes, rarement sphériques, et mesurent 0,018 de long sur 0,012 de large. Le corps de l'élément est uniformément granuleux, ce qui lui donne une apparence grisâtre. On y voit aussi parfois, mais rarement, quelques granulations-graisseuses. L'acide acétique dissout les premières et rend la substance homogène.

Chez l'adulte, les noyaux-embryoplastiques se rencontrent dans les points les plus divers de l'économie, toujours mélangés à d'autres éléments : dans les tissus lamineux, fibreux, musculaires, etc.; on les trouve en très-grande abondance dans la trame

---

[1] Voy. Ch. Robin, *Dictionnaire de Nysten*, 1857, article *Embryoplastique.*

de la muqueuse utérine. Ils manquent dans les centres nerveux, dans les os et dans les cartilages.

43. **Physiologie**. Les noyaux-embryoplastiques paraissent naître par genèse spontanée au milieu du blastème qui résulte de la liquéfaction des cellules-embryonnaires. Plus tard, ils naissent sans doute par le même procédé au milieu des organes où nous les rencontrons.

Certains noyaux plus allongés que les autres, munis de deux nucléoles, et dont nous venons de parler, semblent indiquer que ces éléments peuvent se multiplier par scission.

En tous cas, il faut noter que la prolifération des noyaux-embryoplastiques est toujours très-rapide, ainsi que le démontre l'accroissement de l'embryon à une époque où il est composé presque exclusivement par eux, c'est-à-dire pendant la période où il croît de trois millimètres à trente-trois. Dans certaines tumeurs, nous retrouverons la même rapidité de genèse et de multiplication.

De tous les éléments du corps humain, les noyaux-embryoplastiques sont peut-être ceux dont les fonctions sont les plus variées. Ils ont, en tout cas, une importance énorme. D'abord, ils sont les éléments véritablement initiaux de l'organisme. Puis, on les voit plus tard servir de point de départ au développement d'autres éléments anatomiques très-divers. Dans ce cas, l'élément nouveau prend naissance sur un noyau-embryoplastique à peu près à la manière d'un calcul qui se forme sur un corps étranger introduit dans la vessie. Tantôt le noyau continue à subsister au milieu de l'élément qui s'est ainsi greffé sur lui, tantôt il s'atrophie, et l'étude seule des diverses phases du développement de cet élément peut enseigner la part qu'y a prise à l'origine le noyau-embryoplastique.

Nous connaissons un autre mode de terminaison ou de mort des noyaux-embryoplastiques. Si l'embryon vient à périr à cette époque, où il est à peu près uniquement formé par eux, ils se *liquéfient*.

44. **Étude**. Si l'on peut disposer d'un embryon, dont la longueur n'excède pas encore trente millimètres, il suffira, pour observer les noyaux-embryoplastiques, de porter sous le micro-

scope une parcelle du tissu qui le constitue. Celui-ci s'écrasera facilement et laissera voir les noyaux libres. Il sera bon d'étendre la préparation avec un peu d'eau aiguisée d'acide acétique. On trouvera éparses quelques cellules.

Chez l'adulte, à l'exception de certaines tumeurs dont nous reparlerons, on ne retrouve nulle part ces éléments en masse compacte. Ils sont seulement interposés à d'autres, et c'est là qu'il faut les chercher et les mettre en lumière à l'aide des réactifs. L'acide acétique, qui est sur eux sans action, sera d'un utile secours : il rend transparentes la plupart des trames organiques où on les rencontre. — Il sera bon tout d'abord de ne point choisir la muqueuse utérine, où ils sont abondants, cela est vrai, mais où il faut craindre la confusion avec d'autres éléments anatomiques assez semblables à eux.

Une mince lamelle du tissu dit cellulaire conviendra beaucoup mieux au commencement. On la prendra là où il est le moins dense et sur des sujets le plus jeunes possible. Celui qui avoisine les reins est particulièrement favorable. On en placera un léger lambeau sur le porte-objet, dans une goutte d'eau faiblement acidulée, qu'on laissera agir quelques minutes, et que l'on pourra même renouveler deux ou trois fois à mesure qu'elle s'évaporera. En examinant alors la préparation, on démêlera, au milieu de quelques autres éléments restés encore visibles, de petits corps ovoïdes, répondant à la description que nous avons donnée des noyaux-embryoplastiques, et qui offriront en général ceci de particulier, qu'ils se présenteront toujours en certain nombre avec leurs grands axes parallèles.

45. Cellules-de-la-corde-dorsale. Nous plaçons ici, pour n'y pas revenir, l'étude d'éléments particuliers qui apparaissent chez l'embryon à peu près à la même époque que les noyaux-embryoplastiques, mais qui n'ont pas d'ailleurs avec eux d'autres rapports que la contemporanéité. Ce sont les cellules-de-la-corde-dorsale.

On les voit naître par genèse spontanée, au niveau de la ligne primitive de l'embryon, quand celui-ci ne mesure que 2 millimètres de long. Elles sont, dès le principe, séparées du blastème où vont apparaître les noyaux-embryoplastiques, par une gaîne parfaitement homogène et hyaline, née comme les cellules mêmes par genèse spontanée.

Les cellules-de-la-corde-dorsale sont régulièrement polyédriques par pression réciproque. Celles qui sont en contact avec la gaîne ont une face légèrement arrondie. Elles mesurent de 0,015 à 0,020; elles sont finement et uniformément granuleuses, transparentes. Elles ont un noyau sphérique du quart du volume de la cellule environ.

Au contact de l'eau, elles se gonflent et doublent de diamètre; le noyau et la cellule deviennent homogènes, limpides, transparents : les granulations ont disparu. Quand il y a un nucléole, seul il n'est pas dissous par l'eau.

Les cellules-de-la-corde-dorsale, une fois nées, se segmentent rapidement.

Sur des embryons de 7 centimètres de long on retrouve encore la gaîne, et les cellules plongées à son intérieur dans un liquide gélatineux. Celui-ci augmente peu à peu et finit par remplir la cavité des disques intervertébraux quand la membrane hyaline qui l'enfermait a tout à fait disparu.

Au cinquième mois on peut encore retrouver dans ce liquide gélatineux de petits amas arrondis ou allongés de cellules-de-la-corde-dorsale, qui ont persisté, seulement elles sont devenues sphériques, ovoïdes, et elles offrent une cavité qu'occupe un liquide jaune ou rosâtre. L'eau les déforme en même temps qu'elle dissout ou élimine ce liquide[1].

III. — Fibres-lamineuses

46. **Caractères.** Les fibres-lamineuses sont des éléments filiformes, un peu aplatis, minces et hyalins. On les trouve dans le tissu dit cellulaire et dans tous les tissus qui s'en rapprochent : tendons, aponévroses, séreuses, etc.

Ces fibres sont lisses, peu élastiques et presque toujours réunies en faisceaux plus ou moins considérables. Leur longueur est inconnue et paraît variable. Leur largeur moyenne est de

[1] Ch. Robin. *Leçons*, 1859.

0,001. Elle est plus petite dans les tendons et dans les aponévroses d'insertion ; elle atteint 0,002 dans les séreuses et dans la dure-mère. Ces fibres réfractent faiblement la lumière, et cependant masquent les noyaux-embryoplastiques qui sont toujours mêlés à elles. L'analyse chimique les montre composées de *géliné* unie à quelques acides gras et à de l'urée.

Les réactions des fibres - lamineuses sont importantes et d'une application fréquente. L'eau les gonfle légèrement, les écarte un peu et les rend un peu plus transparentes. L'influence bien connue de l'eau sur les pièces anatomiques n'est que l'expression générale de son action individuelle sur chaque fibre.

La glycérine, les alcalis et surtout l'acide acétique donnent aux faisceaux de fibres-lamineuses un aspect gélatineux : les lignes de contact disparaissent complétement, l'ensemble devient transparent et laisse voir désormais les différents éléments que pouvaient

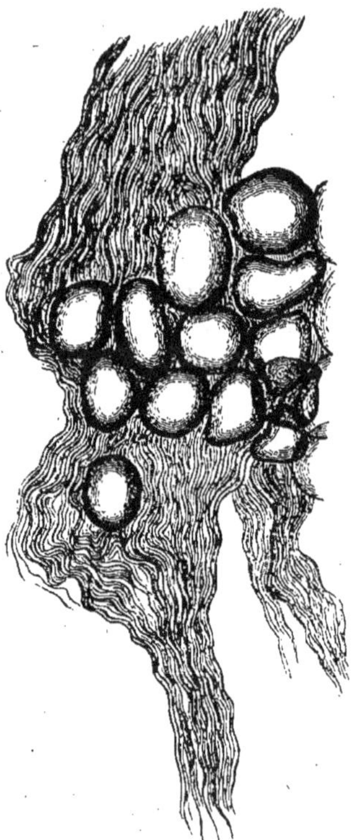

Fig. 12, d'après Kœlliker. — Grossissement de 350 diamètres. — Fibres-lamineuses réunies en faisceau et mêlées à un certain nombre de vésicules-adipeuses.

dissimuler les stries. On comprend dès lors que ces agents, et surtout l'acide acétique, soient le réactif usuel dans l'étude des tissus composés de fibres-lamineuses, puisqu'ils font disparaître à l'instant, du champ du microscope, un élément que l'on a tout d'abord reconnu, et qui masque en général tous les autres.

Il suffira, pour voir des fibres-lamineuses, de porter sous le microscope, avec l'eau pour véhicule, un très-petit fragment du tissu dit cellulaire, enlevé dans quelque partie de l'économie que ce soit. On pourra choisir le tissu sous-cutané ou sous-péritonéal.

On aura soin de lacérer le lambeau avec des aiguilles et de n'employer qu'un grossissement moyen de 200 à 250 diamètres environ.

47. Pathologie. Si les fibres-lamineuses jouent, comme nous le verrons, un grand rôle dans la pathologie générale, ce qu'on connaît de leur pathologie propre se réduit à fort peu de choses. Quelquefois dans certaines tumeurs, très-rarement chez l'individu sain, on les trouve ramifiées. Mais ce n'est là, sans doute, qu'une variété. Une véritable altération pathologique paraît consister dans la présence au milieu de l'élément d'une très-fine traînée de granulations azotées ou même de granulations-graisseuses extrêmement petites.

48. Corps-fusiformes [1]. Les fibres-lamineuses se forment autour de noyaux-embryoplastiques comme centres d'évolution (voy. n° 43). Aux deux pôles du noyau se déposent deux petits cônes très-allongés d'une substance organique homogène, transparente. L'ensemble prend alors l'apparence d'un fuseau très-étiré ; il mesure environ 0,100 de long ou plus, pendant que le petit axe du noyau représente la plus grande largeur du nouvel élément, c'est-à-dire que celle-ci égale 0,006.

Cet élément, très-commun dans l'économie normale et surtout dans les productions pathologiques, a reçu le nom de corps-fusiforme (syn. *Corps fibro-plastique, cellule plasmatique*).

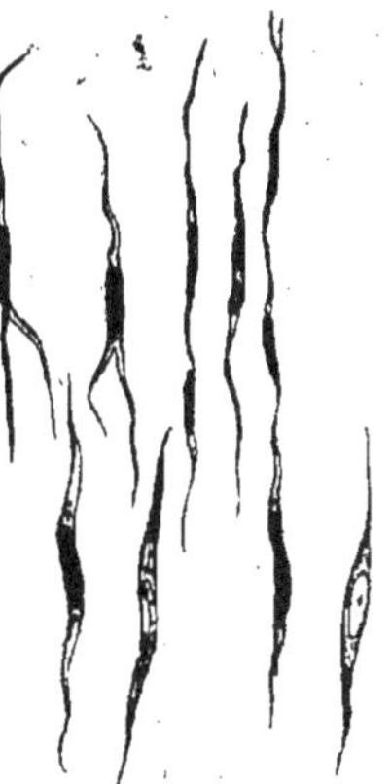

Fig. 15, d'après Kœlliker. — Grossissement de 350 diamètres. — Corps-fusiformes de diverses apparences.

La substance des corps-fusiformes donne tout naturellement lieu aux mêmes réactions que celle des fibres-lamineuses. — Au point de vue morphologique, ils offrent peu de variété par cela même qu'ils sont un état jeune. Le corps de l'élément embrasse en général les contours du noyau, il les dépasse quelquefois de 0,001 ou 0,002. D'autres fois le corps de l'élément ne semble constitué que par une sorte de filament accolé à un noyau. Cette apparence se rencontre dans la rate.

[1] Voy. Ch. ROBIN, *Dictionnaire de Nysten*, 1857, article *Lamineux*.

Quoi qu'il en soit, le noyau-embryoplastique a désormais perdu son individualité : il va disparaître, — s'il n'est déjà résorbé, comme cela est quelquefois le cas, — pendant que le corps-fusiforme poursuivra son développement.

Les extrémités du corps-fusiforme sont tantôt minces et allongées, tantôt très-courtes et larges. Assez souvent chaque extrémité est bifurquée, et chacune des branches de bifurcation, encore divisée en un plus grand nombre de prolongements effilés, parallèles ou divergents. Chacun de ces prolongements, en se développant, donne naissance à une fibre-lamineuse, pendant que le corps - fusiforme et le noyau - embryoplastique disparaissent.

Les différentes phases de cette genèse des fibres-lamineuses peuvent être très-bien étudiées et suivies chez l'embryon vers le troisième mois. On choisira de préférence, pour cette recherche, le tissu sous-jacent au derme et celui qui entoure les reins, au-dessous du péritoine. — Chez l'adulte, on trouvera très-facilement les corps-fusiformes de la rate en grattant avec le tranchant d'un scalpel une coupe de cet organe, surtout au voisinage de la périphérie. — Beaucoup de productions pathologiques en offrent un grand nombre. Quelques-unes en sont presque exclusivement composées.

49. **Corps-fibro-plastiques.** Les variétés, les bifurcations que nous venons de signaler dans les corps-fusiformes mènent insensiblement à une autre forme élémentaire, très-voisine sans aucun doute, et dont il importe de placer ici l'étude. Nous voulons parler des *cellules étoilées* auxquelles M. Virchow fait jouer un si grand rôle dans l'histoire des tissus dits conjonctifs. Nous croyons mieux faire en donnant à ces éléments le nom de corps-fibro-plastiques. Ils peuvent se rencontrer partout où l'on trouve des corps-fusiformes. Ils sont toutefois moins abondants, et c'est surtout dans certaines productions pathologiques qu'il faut les rechercher.

Les corps-fibro-plastiques se présentent sous des aspects très-variés. Quand leur apparence générale s'éloigne le plus des corps-fusiformes, elle figure à peu près un polygone dont tous les côtés seraient arrondis, à concavité tournée en dehors, et dont tous les angles se prolongeraient en minces filaments. L'ensemble de la figure offerte au microscope par ces éléments anatomiques est toujours irrégulier, et traduit dans leur forme réelle une irrégularité encore plus grande. Au centre on voit ordinairement un noyau semblable à celui des corps-fusiformes.

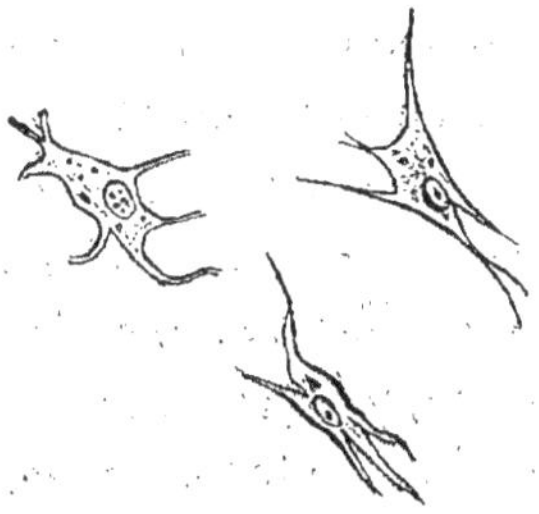

Les corps-fibro-plastiques mesurent en général 0,050 à 0,060 de diamètre.

Les prolongements des angles sont extrêmement fins et leur épaisseur ne doit pas être estimée à 0,001 : ce sont des fibres-lamineuses en

Fig. 14. — Grossissement de 250 diamètres. — Corps-fibro-plastiques provenant de la substance colloïde d'une tumeur qui avait détruit en partie le tibia. — La pièce avait été conservée plusieurs jours dans l'acide chromique étendu.

évolution comme les extrémités des corps-fusiformes. L'observation en est toutefois difficile. Il faut se montrer surtout méfiant des connexions apparentes que les prolongements d'un corps-fibro-plastique peuvent présenter avec ceux d'un autre ; en apportant une attention plus grande, on verra que ces rapports, auxquels les écoles allemandes ont donné une importance considérable, ne sont le plus souvent qu'apparents.

Quelquefois le noyau est comme effacé et peu visible ; il n'occupe pas toujours le centre de figure de l'élément comprimé entre les deux lames de verre : çà et là dans le corps, aussi bien que dans le noyau, on aperçoit quelques granulations peu réfringentes qui paraissent azotées. La substance même du corps est très-finement à peine granuleuse.

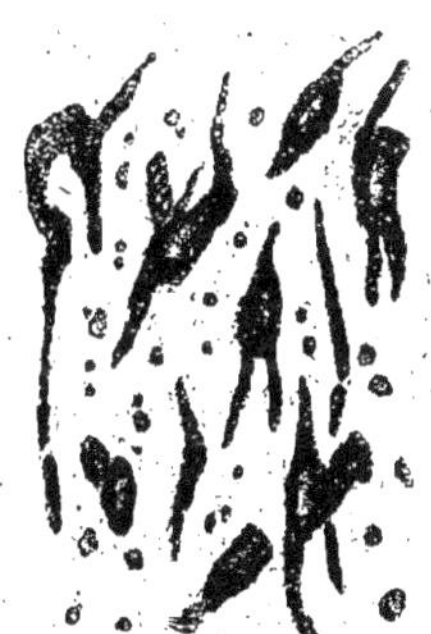

Fig. 15. — Grossissement de 250 diamètres. — Corps - fibro - plastiques remplis de granulations-pigmentaires, tels qu'on les trouve dans la piemère de certains sujets. — Entre eux sont épars dans le tissu même des groupes de granulations semblables.

Les corps-fibro-plastiques peuvent contenir des granulations-pigmentaires répandues dans toute leur masse, à l'exception du noyau. Ils se distinguent alors très-nettement au milieu des tissus, où ils apparaissent comme injectés de matière colorante. Ceci se voit d'une manière constante dans la *lamina fusca* de la choroïde, et, sur certains sujets, dans la pie-mère du chiasma et de la moelle rachidienne, surtout au voisinage du bulbe.

En dehors des corps-fibro-plastiques de la choroïde, ainsi injectés de pigment, et qu'on ne saurait prendre pour type, il faudra, en général, attendre que le hasard apporte ces éléments dans le champ du microscope, presque toujours mélangés à des corps-fusiformes. Les pièces conservées dans l'eau étendue de dix ou quinze parties d'acide chromique pour cent, sont très-favorables à cette recherche.

IV. — Cytoblastions

50. Caractères. Le nom de cytoblastions a été donné par M. Ch. Robin à des éléments anatomiques que l'on rencontre, quoique peu abondamment, dans diverses parties de l'économie, et qui offrent des caractères spéciaux[1]. On les distingue d'abord, comme les éléments embryoplastiques, en deux variétés :

1° La variété noyau libre ;

2° La variété cellule.

Les cytoblastions de la *variété noyau libre* sont toujours plus nombreux que les cellules. Ils sont sphériques, rarement un peu ovoïdes. Ils mesurent de 0,004 à 0,006 de diamètre. La périphérie est nettement accentuée ; le centre est généralement un peu obscur, finement granuleux, avec quatre ou cinq granulations plus grosses à contour vague. Il n'y a point de nucléole.

L'eau n'attaque pas ces noyaux ; l'acide acétique les fait devenir un peu plus petits et un peu plus foncés. La potasse et la soude les gonflent et les rendent très-transparents.

Dans la *variété cellule*, le noyau est central et entièrement environné par le corps de l'élément. Celui-ci est toujours très-petit. Son diamètre est d'environ 0,008. Il est très-transparent, avec des granulations moléculaires très-fines.

---

[1] Voy. Ch. Robin, *Dictionnaire de Nysten*, 1857, article *Cytoblastion*. —Verneuil, *Note sur la structure du molluscum;* dans les *Mémoires de la Société de biologie,* 1854, p. 177.

L'eau ne modifie pas le corps de l'élément. L'acide acétique le pâlit sans le détruire.

A l'état normal, les cytoblastions se trouvent dans la trame du derme, des muqueuses, des séreuses, de la cornée, du poumon, du rein. On ne les a vus, ni dans les muscles ni dans le périoste. Dans aucun cas le nombre des cytoblastions ne l'emporte sur celui des autres éléments d'un tissu.

51. **Pathologie.** La pathologie propre des cytoblastions paraît offrir peu de variété. Les noyaux ne s'hypertrophient pas dans les tumeurs, ce qui pourrait presque les distinguer d'autres éléments assez semblables à eux par les caractères physiques, mais où ce genre d'altération est, au contraire, fréquent. On ne découvre jamais de granulations-graisseuses dans les cytoblastions de la variété noyau, ou de la variété cellule.

Le rôle des cytoblastions dans la pathologie générale semble, au contraire, considérable. D'après MM. Ch. Robin et Verneuil, on les trouve constamment dans les fongosités des articulations malades, des plaques muqueuses, des vieux exutoires; dans les condylômes et dans le molluscum; dans les chancres indurés ou non, dans les gommes syphilitiques, dans beaucoup de tumeurs fibro-plastiques et de tumeurs épithéliales; dans les granulations grises ou tubercules miliaires de la pie-mère, du poumon et du rein; dans les végétations des muqueuses, enfin dans les chalazions, dans les kératômes, etc.

V. — ÉLASTIQUES

52. **Variétés.** Les élastiques sont un des éléments du corps humain qui offrent les plus grandes variétés d'un point à l'autre de l'économie. Toutefois, avec des caractères morphologiques très-indécis, elles montrent une telle analogie dans leurs propriétés physiques et dans leurs réactions chimiques, qu'on ne peut en méconnaître l'identité[1].

On doit définir d'une manière générale les élastiques : des fibres ou lamelles légèrement jaunâtres, à contours foncés, résis-

[1] Voy. Marc Sée, *Anatomie et physiologie du tissu élastique.* Paris, 1860.— Ch. Robin, *Dictionnaire de Nysten*, 1857, article *Élastique*.

tant à l'action des bases et des acides ainsi que du suc gastrique. Elles offrent encore comme caractère commun de garder leurs propriétés physiques intactes, même après un séjour prolongé dans l'alcool : elles n'y perdent rien de leur élasticité primitive.

On distingue trois variétés d'élastiques que l'on peut étudier séparément, mais entre lesquelles trouvent place une foule de transitions. On nomme ces variétés types :

1° Fibres-dartoïques ;

2° Élastiques-ordinaires ;

3° Élastiques-lamelleuses.

1° *Fibres-dartoïques.* Les fibres-dartoïques (syn. *fibres de noyau*) sont les plus étroites : leur diamètre est quelquefois inférieur à 0,001 et n'excède jamais 0,004 ou 0,005 au plus. Elles sont flexueuses, ondulées, souvent ramifiées, quelquefois anastomosées. |Les fragments que l'on aperçoit, comme dans les autres variétés d'ailleurs, sont toujours coupés carrément.

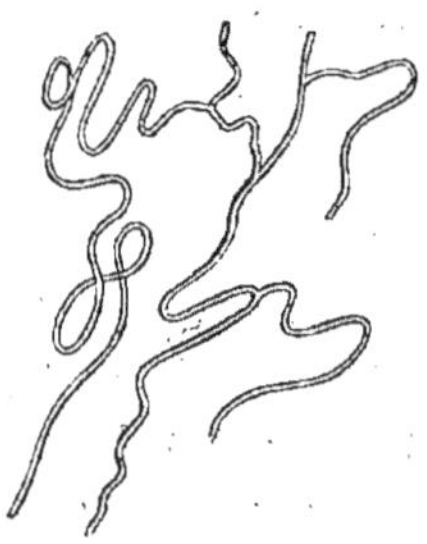

Fig. 16. — Grossissement de 250 diamètres.—Fibres-dartoïques.

On les trouve dans la peau, dans les ligaments, dans les aponévroses, dans les muscles lisses, etc., etc.

2° *Élastiques-ordinaires.* Elles se présentent communément sous la forme rubanée ; elles sont larges de 0,005 à 0,008. Elles se ramifient souvent et s'anastomosent. Elles donnent ainsi naissance à un réseau extrêmement élégant sous le microscope, quand on l'a dégagé, par l'ébullition dans la soude, de tous les éléments qui encombrent ses mailles. Les élastiques-ordinaires sont très-résistantes et en même temps cassantes. C'est d'ailleurs un caractère commun aux trois variétés. Les bouts sectionnés se replient légèrement sur eux-mêmes.

On rencontre les élastiques-ordinaires dans les ligaments jaunes, dans la peau et dans les muqueuses, dans le ligament suspenseur de la verge, dans les ligaments des phalanges, dans les parois des vaisseaux. Selon la place où on les considère, elles présentent de grandes différences. Ainsi les anastomoses sont plus ou moins fréquentes, en sorte que les mailles peuvent avoir vingt ou trente fois la largeur des élastiques, comme dans la peau, ou seulement une fois, comme dans le ligament suspenseur.

Dans les artères leurs bords sont irréguliers, comme dentelés.

3° *Élastiques-lamelleuses.* Outre les caractères communs à toutes les élastiques, celles-ci offrent cette particularité d'être encore plus larges que les précédentes. Elles sont de plus, tellement anastomosées qu'elles ont perdu en apparence le caractère d'élément anatomique pour revêtir celui d'une substance amorphe, membraneuse et percée d'orifices. Cet ensemble porte le nom de *membrane fenêtrée.* Cette variété se rencontre dans les parois des vaisseaux.

Étude. L'étude des élastiques est facile et présente même un certain intérêt; une préparation d'abord insignifiante, convenablement traitée, offre tout à coup à l'œil de l'observateur une série d'arabesques, parfois de la plus grande élé

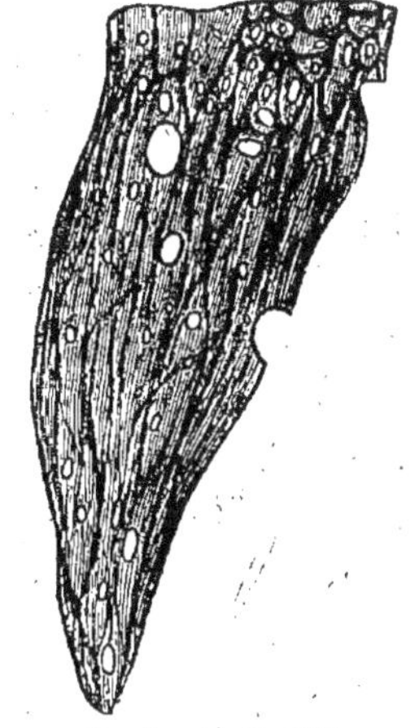

Fig. 17, d'après Kœlliker. — Grossissement de 300 diamètres. — Membrane fenêtrée provenant de l'artère poplitée de l'homme.

gance. — On met à profit la réaction négative des élastiques avec les bases ou avec l'acide acétique. Une seule goutte de ces agents, portée sur une parcelle de tissu prise en lieu convenable, laisse voir aussitôt les ondulations harmonieuses des élastiques les plus déliées. On peut encore, quand elles sont rares dans un tissu, faire bouillir celui-ci avec de la soude caustique. Il se dissoudra tout entier, à l'exception d'un léger flocon jaunâtre, si ténu parfois qu'il importe de ne le point perdre de vue dans le liquide agité et un peu troublé par l'ébullition. Ce flocon est tout ce que le fragment soumis à ce traitement contenait d'élastiques.

53. **Physiologie.** Le rôle physiologique des élastiques est tout passif. Leur fonction consiste simplement à revenir à leur état moléculaire primitif quand celui-ci a été troublé par quelque cause étrangère, la contraction d'un muscle, l'impulsion d'un liquide, etc., etc.

On peut facilement observer la genèse des élastiques dans les parois de l'aorte chez l'embryon[1]. A l'époque où celles-ci sont, comme l'organisme tout entier (voy. n° 43), constituées seulement par des noyaux-embryoplastiques plongés dans une matière amorphe peu granuleuse, mais très-tendre, on voit ces noyaux devenir le centre d'évolution de nouveaux éléments qui, à leur tour, se transforment en élastiques.

Les nouveaux éléments sont formés par une certaine quantité de substance homogène déposée autour du noyau, très-granuleuse et très-distincte, par conséquent, de la matière amorphe ambiante qui l'est peu. Ils sont anguleux, et leur aspect général se rapproche d'abord assez de celui des corps-fusiformes. Des angles de l'élément, qui s'allongent, procèdent les élastiques, dont le mode de genèse, on le voit, rappelle un peu celui des fibres-lamineuses (voy. n° 48). Enfin le noyau disparaît bientôt, annonçant ainsi que les élastiques vivent dès lors par elles-mêmes.

Cette résorption du noyau arrive plus vite que pour les corps-fusiformes; mais à toutes les époques le corps du nouvel élément, cette masse de substance déposée autour du noyau et qui doit devenir des élastiques, offre des caractères chimiques identiques aux leurs, et qui les distinguent très-bien des corps-fusiformes solubles dans la soude et dans l'acide acétique.

54. **Pathologie.** Les élastiques sont extrêmement fragiles : un coup, une ligature fortement appliquée peuvent les couper net; et les solutions de continuité, une fois produites, ne se réparent que très-difficilement, tant en vertu des qualités nutritives inhérentes à ces éléments, qu'en raison de l'éloignement ordinaire des fragments, qui est une conséquence même de leurs propriétés physiques.

Les élastiques sont rares dans les tumeurs.

Quand il pousse autour d'elles des tissus de nouvelle formation, soit par suite d'un procès pathologique spécial, comme dans certaines maladies de la mamelle, soit par suite des lois mêmes du développement normal, comme dans les artères ombilicales, on retrouve encore longtemps après, les élastiques presque intactes

---

[1] Ch. Robin. Leçons, 1859.

au milieu des tissus nouveaux qui les ont seulement étreintes et resserrées.

VI. — Fibres-cellules

55. Caractères. Les fibres-cellules (syn. *Cellules-fibres, fibres musculaires de la vie organique, fibres musculaires lisses* ou *rubanées, fibres musculaires fusiformes, cellules contractiles, fibro-cellules*) sont des éléments qui diffèrent essentiellement de ceux que nous avons étudiés jusqu'ici, en ce qu'ils accomplissent une fonction qui n'existe pas, ou qui est au moins extrêmement obscure dans les éléments dont l'étude a précédé. C'est la *contractilité*, en vertu de laquelle les molécules constituant une fibre-cellule peuvent, à un instant donné, se rapprocher suivant une direction, en même temps qu'elles s'écartent suivant une autre.

On définirait ainsi les fibres-cellules : des corps aplatis, fusiformes, avec un noyau central, et doués de contractilité. Leurs dimensions varient entre des limites très-étendues. Elles sont, en général, larges de 0,006, mais elles vont jusqu'à mesurer 0,012 dans les utérus gravides; leur longueur commune est de 0,050, mais elle atteint 0,300 dans la vessie et 0,500 dans l'utérus, surtout vers la face externe.

La substance des fibres-cellules est molle, peu réfrangible, transparente, très-peu granuleuse, à granulations grises. A l'état physiologique, vers le troisième mois de la grossesse, on rencontre dans les fibres-cellules de la face interne de l'uterus, un certain nombre de granulations-graisseuses.

Souvent les fibres-cellules, au lieu d'être régulièrement effilées et fusiformes, comme c'est la règle, présentent, soit vers leurs extrémités, soit dans leur milieu, des renflements, des sortes de nodosités plus foncées.

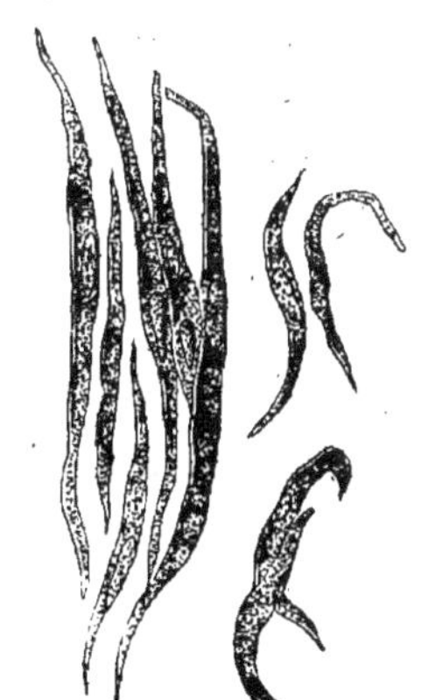

Fig. 18, d'après Ch Robin. — Grossissement de 500 diamètres. — Fibres-cellules de diverses longueurs; quelques-unes adhèrent ensemble par contact immédiat; d'autres n'ont pas de noyau.

Ceci est surtout fréquent à l'œsophage, à l'intestin grêle, et à l'utérus. Il y a, d'ailleurs, sous ce rapport des variations d'un sujet à un autre.

Le noyau est remarquable par sa longueur comparée en général à son peu de largeur. Ceci permet de distinguer assez facilement les fibres-cellules des corps-fusiformes. Ce noyau est, dans la plupart des cas, presque linéaire, mesurant à peine 0,002 de diamètre, il peut aussi être un peu recourbé en S, surtout après l'addition d'acide acétique.

On trouve les fibres-cellules sur un grand nombre de points de l'économie : dans toute la longueur du tube digestif, dans les bronches, dans la plupart des glandes, dans les parois de la vésicule biliaire, dans la rate, dans les organes urinaires, dans les organes génitaux, dans le système vasculaire, dans l'œil, dans la peau, dans les corps dits fibreux de l'utérus, etc., etc. Elles sont le plus ordinairement réunies en faisceaux par contact immédiat; ces faisceaux peuvent d'ailleurs être plus ou moins larges. Ce sont eux qui constituent les muscles lisses et qu'on appelait autrefois *fibres musculaires* de l'intestin.

L'acide acétique attaque les fibres-cellules un peu moins que les fibres-lamineuses; il augmente leur transparence déjà très-grande et fait disparaître les lignes de contact en donnant à l'ensemble un aspect gélatiniforme; le noyau qui n'est pas attaqué, devient ainsi plus visible.

On peut se proposer, dans l'étude des tissus, ou de constater simplement la présence d'un muscle lisse et le nombre des éléments qui le composent, ou bien on désire étudier et voir les fibres-cellules elles-mêmes. Le procédé de recherche variera dans les deux cas. S'il faut seulement constater la présence des fibres-cellules, comme elles ont, ainsi que nous l'avons dit, des noyaux très-reconnaissables, le plus simple est de rechercher ceux-ci avec l'acide acétique. On les trouvera d'ordinaire sous forme de petits bâtonnets à contour net, un peu onduleux, toujours réunis en certain nombre, et parallèles.

Pour isoler les faisceaux de fibres-cellules des tissus ambiants, M. Reichert propose l'usage de l'eau régale étendue de quatre parties d'eau distillée. On a conseillé encore de se servir d'une eau légèrement alcoolisée, dans laquelle on laisse la préparation macérer quelque temps. L'acide chlorhydrique ou l'acide nitrique étendus de quatre-vingt-dix ou de cent parties d'eau s'emploient de même.

Pour étudier les fibres-cellules en elles-mêmes, il faut les désagréger, ce qui est toujours une opération difficile. Le réactif à employer sera l'acide nitrique du commerce étendu de dix fois son poids d'eau. On pourra choisir soit une vessie d'enfant, très-propre à cette étude, soit les capillaires de l'encéphale isolés comme nous le dirons en faisant leur histoire. Sous l'influence du réactif, les lignes de juxtaposition des fibres-cellules deviennent en général plus sensibles qu'à l'état frais. On ne reconnaît même que la limite des éléments, car le noyau est devenu invisible ou difficile à voir pendant que le corps de l'élément est plus foncé et plus granuleux. En observant de fins vaisseaux, il n'est pas rare que quelque fibre-cellule se détache et que l'on puisse l'étudier isolément dans le liquide employé comme véhicule.

56. Physiologie. On suit le développement des fibres-cellules dans les parois de l'intestin ou de la vessie plus facilement qu'ailleurs. Ces parois, pendant un temps, il est vrai, très-court de la vie embryonnaire, sont constituées par des noyaux plus étroits que les noyaux-embryoplastiques et analogues à ceux des fibres-cellules. Ils sont parallèlement disposés et plongés dans une matière amorphe finement granuleuse. Quand l'embryon a 10 millimètres de longueur environ, on voit se développer sur ces noyaux comme centres d'évolution, les fibres-cellules à la manière des corps-fusiformes (voyez n° 48), seulement elles sont plus larges, plus pâles. Quand l'embryon a 14 à 20 millimètres, le noyau devient plus allongé et encore plus étroit. En même temps se produisent ces nodosités, ces renflements plus opaques qui sont si communs dans les fibres-cellules.

La *contractilité* des fibres-cellules offre une modalité spéciale et toute différente de la même propriété dans les éléments des muscles volontaires. La contraction, quel que soit d'ailleurs l'agent qui l'ait produite, est toujours lente et se continue après que l'excitant a cessé d'agir. Elle se communique en même temps de proche en proche, d'une fibre-cellule à l'autre, même très-loin de celle qui a été directement excitée.

Cette contractilité est sous la dépendance immédiate du grand sympathique, c'est-à-dire de nerfs, qui sont ordinairement incapables de transmettre une excitation volontaire. S'ils viennent à être coupés, les fibres-cellules perdent pour un temps la faculté de se contracter, et cette lésion fonctionnelle se traduit d'une manière sensible à l'extérieur par l'hyperémie de la partie : la quantité de sang répandue dans les dernières branches de l'arbre vasculaire dépendant directement, comme nous le verrons, de l'activité des fibres-cellules qui embrassent les petits vaisseaux, et qui laissent passage, selon leur état plus ou moins grand de contraction, à des quantités variables de liquide [1].

Il suit de là que la rougeur que certains sentiments factices (tels que la pudeur, l'amour) font monter au visage de l'homme *civilisé*, ne doit pas être autrement interprétée qu'une paralysie momentanée des fibres-cellules des parois des vaisseaux de la face. — La peur, au contraire, tous les sentiments qui provoquent la pâleur ou qui font dresser les cheveux sur la tête, agissent en sens inverse et déterminent, sans doute par l'intermédiaire du grand sympathique, une contraction énergique de certains systèmes de fibres-cellules. L'inégalité du pouls de deux artères similaires dans quelques névralgies, ses caractères dans la péritonite, la lividité et les sueurs froides qui précèdent le vomissement, l'effilement du nez, les profondes altérations du faciès dans certaines maladies, la pâleur de la mort, sont autant de manifestations diverses de l'énergie des fibres-cellules.

Parmi les agents extérieurs, le froid semble influer sur elles et provoquer directement leur contraction, qui se traduit dans ce cas par la *chair de poule*. L'atropine a une action toute contraire et les paralyse sans qu'on sache encore si c'est par l'intermédiaire du système nerveux.

---

[1] Voy. Cl. Bernard, *Expériences sur la section du grand sympathique au cou-*

VII. — CAPILLAIRES

57. Caractères. Les capillaires[1] ne sont ni des veines ni des artères. Bichat l'avait pressenti et avait consacré un chapitre spécial au *système capillaire* distingué par lui des systèmes veineux et artériels. Les veines et les artères sont des *organes*; les capillaires constituent des éléments anatomiques distincts aussi bien par leur structure que par leurs fonctions.

M. Ch. Robin décrit sous ce nom trois variétés de vaisseaux, qui sont, d'ailleurs, continues l'une à l'autre, en sorte qu'un capillaire de la première variété, à mesure qu'il se rapproche du système veineux ou du système artériel, passe à la seconde variété et encore plus insensiblement de la seconde à la troisième. — Mais la première variété seule est un véritable élément anatomique. Les deux suivantes sont constituées par l'addition à cet élément d'un ou de plusieurs autres, tels que des fibres-cellules et des fibres-lamineuses. Leurs parois ne sont donc plus simples et élémentaires : ce sont des tissus, des membranes, et pas même parmi les moins complexes de l'économie : leur étude doit donc être rejetée plus loin après les considérations générales sur les tissus.

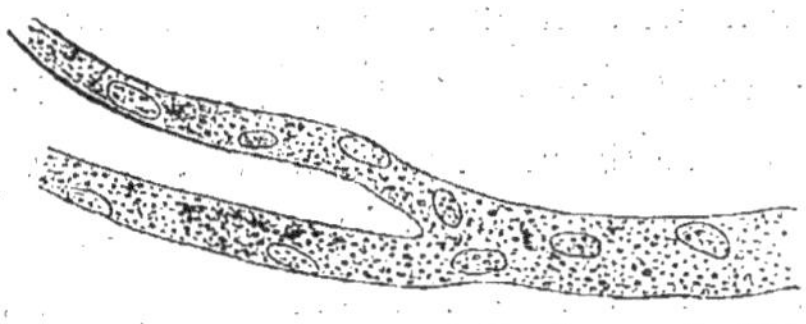

Les capillaires proprement dits que nous étudierons seuls ici,

Fig. 19. — Grossissement de 350 diamètres. — Capillaire.

sont des tubes larges de 0,003 à 0,007, transparents, droits ou flexueux, anastomosés, incolores, à bords nets. Leur paroi, qui devient de moins en moins mince à mesure que le conduit s'élargit, mesure 0,001 à 0,002 d'épaisseur ; elle est simple, formée d'une substance homogène, sans fibres ni stries, mais tenace, en

[1] Voy. Ch. Robin, *Recherches sur quelques particularités de la structure des capillaires de l'encéphale*, dans le *Journal de la physiologie*, t. II, p. 537. Octobre 1859. — Marey, *Recherches sur la circulation du sang*. Paris, 1859. Thèse. — Michel, *Du microscope, de ses applications*, etc., etc.; dans les *Mémoires de l'Académie de médecine*, 1857, p. 241.

sorte que l'étude n'en est pas difficile. Elle contient de place en place, dans sa substance même, des noyaux ovoïdes à grand diamètre toujours dirigé parallèlement à l'axe du vaisseau : ceci est important à noter. Ces noyaux paraissent occuper, tantôt l'épaisseur même de la paroi distendue à leur niveau pour les contenir, tantôt ils semblent faire un peu saillie, soit en dedans, soit en dehors.

Dans l'évaluation du diamètre des capillaires, nous avons fait entrer l'épaisseur de la paroi deux fois répétée. Admettant que celle-ci ne mesure jamais que 0,001, il restera pour diamètre de la lumière des plus gros capillaires 0,005. Cette quantité est inférieure à celle qui exprime le diamètre des éléments du sang (voy. n° 25). Il suit donc de là que les hématies ne peuvent traverser la plupart des capillaires sans se déformer légèrement. Au delà, elles reprennent leur apparence première en raison de leur élasticité propre.

La potasse et la soude, ainsi que l'acide acétique dilués pâlissent la paroi des capillaires. L'acide nitrique du commerce, étendu de dix fois son poids d'eau, la durcit et en facilite généralement l'étude.

La préparation des capillaires n'offre aucune difficulté. Voici comment l'on procède : il faut prendre quelque organe dont le tissu se prête à une dilacération facile et dont la consistance soit peu considérable. Les muscles, le cerveau surtout, sont propres à ces sortes de préparations, et les cerveaux d'enfant encore mieux. On cherche dans la substance grise fraîche quelque artériole ou quelque veinule qu'on reconnaît gorgée de sang rouge. On l'enlève, et avec elle tout le tissu ambiant que l'on presse légèrement entre deux lames de verre. On reprend alors avec des pinces très-fines le vaisseau que l'on retrouve encore à sa teinte rouge, et qui entraîne avec lui une petite masse floconneuse ; on agite le tout dans l'eau ; les parcelles de substance cérébrale, qui adhéraient encore, se dissocient, et il ne reste au bout de la pince que le vaisseau et ses ramifications. On laisse le petit arbre vasculaire s'épanouir dans une goutte d'eau sur le porte-objet ; on favorise même cet épanouissement par quelques secousses habilement ménagées, et l'on couvre d'un verre mince ;

en suivant les ramifications du principal vaisseau, on arrive aux capillaires que l'on reconnaît à leurs caractères. Si la glycérine est employée comme véhicule, on pourra conserver la préparation plusieurs jours.

58. **Physiologie.** Il n'est pas certain que la paroi des capillaires soit contractile. Selon toute apparence, les capillaires, comme plusieurs autres éléments, comme les élastiques par exemple, ne jouent dans le mécanisme général de l'économie qu'un rôle absolument passif. Ils contiennent le sang, résistent à son expansion, mais n'agissent pas sur lui. — De même, la forme, la grandeur des mailles qu'ils font, n'ont aucune influence directe sur la nutrition des tissus, pas plus que sur la nature de la sécrétion des glandes.

Mais à travers leurs parois, comme à travers toute membrane vivante, le sang réagit à son tour sur tous les éléments anatomiques ambiants, et de là même le rôle des capillaires, tout passif qu'il est, devient immense dans l'économie. Ils sont le siége de tous les phénomènes chimiques et physiques de l'hématose, pendant que les autres parties du système circulatoire ne sont que des organes de *transport* destinés à faire circuler le sang dans les différents milieux où il doit se réparer ou réparer les tissus.

59. **Pathologie.** Le phénomène pathologique appelé *inflammation*, n'ayant ni pour siége unique, ni pour siége visible à l'origine, les capillaires, nous en renvoyons l'étude après celle des artérioles et des veinules.

Constatons seulement que l'un des résultats de l'inflammation est de rendre la paroi des capillaires friable et irrégulière. D'après MM. Nasse et Kœlliker, ces vaisseaux se dilatent plus ou moins uniformément dans une certaine longueur. D'autres fois, plus rarement, ces dilatations sont peu étendues, sphériques : elles ressemblent à de petits anévrismes dont le diamètre excéderait de quatre à cinq fois celui du vaisseau normal. Ceux-ci, rapprochés sur un seul capillaire, peuvent même lui donner une apparence moniliforme.

Enfin, il importe de signaler que, dans certaines circonstances morbides, il paraît exister, entre la paroi des capillaires et le liquide qui circule dans leur intérieur, une relation telle que l'altération de celui-ci entraîne une modification profonde dans les qualités physiques de celle-là. C'est ainsi que, dans certaines maladies dites du sang, les capillaires deviennent friables et se rompent avec une facilité extraordinaire : il y a diathèse hémorrhagique. Or, il est évident que la raison déterminante de ces hémorrhagies réside dans les capillaires seuls : c'est parce que leurs parois modifiées se rompent, que le sang s'échappe, et non parce que la constitution de celui-ci a changé. Ce changement dans les qualités du sang est peut-être toujours la cause *originelle* de la maladie de l'élément, mais il ne saurait, en aucun cas, être la cause *immédiate* d'une rupture vasculaire.

CHAPITRE V

TISSUS

I. — GÉNÉRALITÉS

60. Tissus constituants et tissus produits. Les tissus[1] doivent être définis : « Les parties solides du corps, formées par la réunion d'éléments anatomiques enchevêtrés ou simplement juxtaposés. »

De Blainville a établi dans les tissus une distinction qui est aussi capitale au point de vue anatomique qu'au point de vue physiologique. Nous devons la reproduire ici, parce que cette division est naturelle et traduit, comme il faut dès lors s'y attendre, des différences essentielles jusque dans la structure des tissus considérés.

Le résultat de la *nutrition*, telle qu'elle est définie en physiologie générale, est d'aboutir à la formation de deux ordres de matières organiques très-différentes : celles qui sont *absorbées*, celles qui sont exhalées ou *séparées*.

---

[1] Voy. DE BLAINVILLE, *Cours de physiologie générale et comparée*. Paris, 1829. — COMTE, *Cours de philosophie positive, Biologie*. — CH. ROBIN, *Du microscope et des injections*. Paris, 1849. Préface.

On voit que ces deux classes de substances se distinguent immédiatement : les secondes dépendent des premières ; les premières seules constituent en réalité l'individu vivant, puisque les secondes, produites par lui au dehors de lui, ne font pour ainsi dire plus partie de lui-même. En d'autres termes, tout être vivant est essentiellement composé par les premières ; on imagine facilement un animal chez lequel les secondes seraient sécrétées à la surface de l'économie à l'état liquide ou gazeux, et n'existeraient pas au point de vue morphologique, c'est-à-dire sous forme d'éléments anatomiques.

De Blainville a depuis longtemps désigné en France, sous le nom de *tissus constituants* ou *fondamentaux*, les tissus qui rentrent dans la première catégorie, et, sous celui de *tissus produits* ou *de perfectionnement*, ceux de la seconde variété.

1° *Tissus constituants*. Leur caractère est d'être nécessaires, puisque ce sont eux qui constituent véritablement l'organisme, fonctionnant dans le milieu où il est placé.

Ils sont nécessaires sur chaque point de cet organisme, parce que c'est à eux que la vie appartient surtout en propre.

Chaque tissu de cette espèce étant nécessaire sur un même point, il en résultera un mélange, une intrication infinie des différents tissus de cette classe. C'est un tissu constituant qui assurera la forme de l'être et qui soutiendra dans une trame continue toutes les parties qui le composent ; — c'est un tissu constituant divisé en un nombre infini de groupes épars dans tout le corps, qui lui donnera la motilité nécessaire pour changer de milieu ; — c'est un tissu constituant qui reliera par ses éléments continus d'un bout de l'économie à l'autre, toutes les parties de celle-ci au centre commun ; — etc., etc. ; — enfin, au milieu de ce lacis, de cette mêlée, viendra encore circuler le sang, qui doit être absolument rapproché des tissus constituants et qui se comporte comme eux.

Les éléments de ces tissus naissent par genèse spontanée au milieu du blastème résultant de la liquéfaction des feuillets internes du blastoderme[1].

---

[1] Ch. Robin, *Du microscope et des injections*, p. 25 ; *Tableaux d'anatomie*. 1859.

2° *Tissus produits*. Ceux-ci n'ont pas le même caractère d'universalité que les précédents ; ils n'entrent pas dans la formule nécessaire de tout animal vivant. Il faut les regarder comme une sorte de luxe organique dont sont privés maints animaux inférieurs. De là est venu ce nom qu'on leur a souvent donné de *produits de perfectionnement*.

Les tissus produits ne sont pas continus à travers tout l'organisme ; ils n'existent parfois que sur des points très-limités, où ils semblent une sorte de sécrétion des tissus constituants placés au-dessous d'eux. Ils ne sont point vasculaires, ils ne sont pas sensibles, et parfois on dirait de véritables substances mortes, repoussées à la limite de l'organisme. Il n'en est rien cependant, et, malgré cette apparence, ils sont très-vivants et possèdent même à un haut degré les propriétés végétatives de toute substance organique. La mort de ces tissus est toujours suivie de leur expulsion dans un délai assez rapproché.

Les éléments qui entrent dans la composition des tissus produits sont remarquables par ce fait, qu'ils subissent en général les métamorphoses les plus accentuées, si bien qu'il serait impossible de ne pas les méconnaître aux différentes phases de leur évolution, si celle-ci n'avait été directement observée[1].

Ils peuvent aussi naître par genèse spontanée ; mais le premier tissu produit que l'on rencontre dans l'économie, le revêtement épithélial du fœtus, dérive par simple métamorphose, de la couche la plus externe des cellules-embryonnaires, c'est-à-dire du feuillet séreux. Lui seul persiste pendant que les deux feuillets internes se liquéfient pour donner naissance au blastème, où apparaîtront, par genèse spontanée, les éléments des tissus constituants.

Les tissus produits forment chez l'homme les parties suivantes de l'économie :

1° Le système épidermique et épithélial ;

2° Les poils ;

3° Les ongles ;

4° Les dents ;

[1] Ch. Robin, *Mémoire sur le développement des spermatozoïdes, des cellules et des éléments anatomiques des tissus végétaux et animaux;* journal l'*Institut,* n° 759, du 19 juillet 1848, vol. XVI, p. 214.

5° L'appareil cristallinien.

61. Éléments fondamentaux et accessoires. Le nombre des éléments composant un tissu peut varier. Certains tissus, entre autres presque tous ceux qui méritent le nom de produits, n'offrent qu'une seule espèce d'éléments figurés ; ceci est rare pour les tissus constituants.

Presque toujours il arrive que quelqu'un des éléments composant un tissu l'emporte de beaucoup en nombre, ou au moins en masse, sur tous les autres. Cet élément est alors appelé *fondamental*, les autres sont dits *accessoires* [1].

Quelques éléments sont toujours fondamentaux ; ce sont en général ceux des tissus constituants. La substance essentielle des os, les fibrilles contractiles des muscles, etc..., sont fondamentales partout où on les rencontre.

D'autres éléments sont fondamentaux dans un tissu, accessoires dans un autre. Les fibres-lamineuses, élément fondamental du tissu lamineux se rencontrent comme élément accessoire dans beaucoup d'autres tissus ; — les élastiques, élément fondamental des ligaments jaunes, sont accessoires dans le tissu lamineux et dans d'autres régions de l'économie.

Certains éléments forment chez l'embryon des tissus dont ils sont l'élément fondamental et quelquefois même l'élément figuré unique, comme les noyaux-embryoplastiques ; — puis à un âge un peu plus avancé, déjà pendant la vie fœtale, cet élément ne se retrouve plus que d'une manière accessoire dans un certain nombre de tissus.

Dans le tissu de quelques organes, on rencontre, à côté des éléments fondamentaux qui le constituent essentiellement, d'autres tissus, avec tous leurs caractères, interposés à ces éléments et jouant là, en réalité, le rôle d'éléments accessoires. Le tissu lamineux qui forme le périmysium est un élément accessoire du tissu musculaire.

La vascularité n'est pas une qualité générale des tissus. Un certain nombre d'entre eux et les produits en particulier, se nour-

---

[1] Dans l'énumération des éléments composant un même tissu, nous désignerons l'élément fondamental par les initiales *E. F.*, et les éléments accessoires par *E. A.*

rissent en empruntant à leurs voisins les matériaux nécessaires à la révolution nutritive dont chacun est incessamment le siége. On voit qu'il en est, sous ce rapport, des tissus comme des éléments (voy. n° 5). Il faudrait toutefois se garder de juger de l'activité nutritive d'un tissu par sa vascularité plus ou moins grande. Ces deux données ne sont nullement corrélatives.

62. Propriétés des tissus. Les tissus jouissent d'un certain nombre de propriétés, qu'il nous faudra étudier pour chacun : les unes sont d'ordre chimique ou physique ; les autres, beaucoup plus importantes pour nous, sont d'ordre purement organique.

Au premier groupe se rapportent : la consistance, — la ténacité, — l'extensibilité, — la rétractilité, — l'élasticité, — l'hygrométricité. — Toutes ces propriétés varient extrêmement d'un tissu à un autre : c'est ainsi que l'élasticité, très-grande pour les ligaments jaunes, est à peu près nulle pour les os. La ténacité des tendons fait un contraste complet avec la friabilité de la substance médullaire des os longs.

Les propriétés d'ordre organique sont :

> La nutrition ;
> Le développement ;
> La régénération ;
> La contractilité ;
> L'innervation.

Tous les tissus ne possèdent pas toutes ces propriétés : la *nutrition*, le *développement* sont seuls généraux.

Beaucoup de tissus une fois détruits ne sont pas susceptibles de *régénération ;* tel est le cas pour les muscles, pour les parenchymes, etc. : quand ils ont été détruits une fois, on ne voit jamais un tissu de nouvelle formation et semblable à eux, prendre naissance ; c'est un autre tissu qui vient combler la lacune et rétablir la continuité du système. C'est, le plus souvent, un tissu analogue aux ligaments.

La *contractilité,* au moins la contractilité sensible, ne se rencontre que là où nous trouverons des éléments contractiles. Or, ils sont seulement au nombre de deux : les fibres-cellules et les éléments anatomiques des muscles volontaires.

L'*innervation* est beaucoup plus répandue, en raison même du double rôle des nerfs, moteurs et sensitifs.

On peut dire en général que les fonctions d'un tissu sont la résultante des fonctions des divers éléments qui entrent dans sa composition. Si le tissu ne renferme qu'un seul élément, il fonctionne alors comme cet élément avec une intensité proportionnelle à sa masse propre. — Mais presque tous les tissus sont formés de plusieurs éléments, dont chacun fonctionne partout et toujours par lui-même, indépendamment de ses voisins ; et la fonction du tissu, qui était un *total*, une *somme*, dans le cas que nous avons d'abord supposé, devient ici une *résultante* de toutes ces énergies élémentaires multiples et diverses.

Le développement des tissus diffère de celui des éléments. Ceux-ci, qu'ils croissent ou qu'ils se métamorphosent, subissent toujours un changement moléculaire complet. Les tissus, au contraire, croissent simplement parce que de nouveaux éléments viennent s'ajouter à ceux qui existent déjà. Il y a, non évolution d'un tout homogène, mais addition incessante de parties nouvelles. Tel tendon d'un enfant compte un nombre donné de fibres, ces fibres ont le même diamètre que celles de l'adulte, elles sont seulement moins nombreuses.

63. **Étude des tissus.** L'étude d'un tissu comporte, comme nous l'avons dit dans le commencement (voy. n° 1), l'étude des éléments constituant le tissu, et l'étude de la disposition de ces éléments.

Il faudra d'abord rechercher les éléments qui se laissent apercevoir dans le véhicule le plus ordinairement employé, l'eau. Puis on traitera le tissu par différentes liqueurs, en laissant toujours à celles-ci le temps d'agir. Les plus usuelles sont la soude et l'acide acétique plus ou moins dilués. Au reste, le choix de ces réactifs sera presque toujours indiqué à l'avance par ce qu'on aura vu déjà, par la nature même des éléments que l'on aura distingués au premier examen, et que l'on voudra rendre plus visibles ou éliminer.

On pourra se proposer, dans d'autres cas, d'agir en vue spéciale d'un élément dont on devine l'existence, ou que l'on recherche : il faudra alors soumettre le tissu à la réaction habituellement employée, et connue d'avance, pour l'étude de cet élément.

Souvent on reconnaîtra un élément et même sa direction à son noyau rendu seul visible par les réactifs. C'est le cas pour les fibres-cellules (voy. n° 55).

La coupe d'un tissu donnera le plus ordinairement, mais non toujours, d'excellentes notions sur la disposition réciproque des éléments qui le composent. Ces coupes devront être dirigées en différents sens, et il restera à l'observateur à combiner les apparences ainsi obtenues.

On pourra les faire avec le couteau à double lame de Valentin, mais dans la plupart des cas un rasoir entretenu en très-bon état suffira. Les *bords* de ces coupes offrent presque toujours toutes les conditions de ténuité et de transparence désirables. Tantôt elles seront pratiquées sur le tissu frais, mais le plus souvent sur des organes durcis par un moyen artificiel. L'alcool, la solution de sublimé, l'acide chromique, l'acide azotique seront employés selon les cas. Il sera seulement bon de faire détremper quelque temps la pièce dans l'eau avant de travailler sur elle, quand les liquides qui l'imprègnent, pourraient attaquer trop vite le fil de l'instrument tranchant.

Pour certains tissus les meilleures coupes seront celles que l'on aura pratiquées sur des pièces desséchées à une douce température et mieux encore à un air vif. Elles devront être examinées, en général, dans des véhicules spéciaux tels que l'essence de térébenthine, le vernis, l'huile, etc., etc. Mais ce sont là autant de détails pratiques que l'habitude peut seule apprendre.

Enfin la vascularité des tissus devra être étudiée par les injections. Notre intention n'est pas de nous étendre sur ce sujet plus que sur l'emploi du microscope. Les injections, comme ce dernier instrument, ne sont qu'un moyen. Nous renvoyons le lecteur au traité *ex professo* écrit sur cette matière par M. Ch. Robin [1], nous bornant à rappeller seulement ici quelques principes généraux sur un procédé de recherche qui est pour l'histologiste un auxiliaire puissant :

---

[1] *Du Microscope et des injections.* Paris, 1849. In-8°.

Il ne faut employer que des couleurs fines et des matières débarrassées avec le plus grand soin de toute impureté, qui pourrait obstruer les canules;

Ces matières devront avoir à peu près la consistance de la crème, au moment où on les injecte;

Les couleurs que l'on doit avoir toujours prêtes pour les injecter, dès qu'on a besoin de le faire, sont les suivantes :

1° Vermillon;

2° Bleu de Prusse étendu de cinq parties de blanc d'argent;

3° Jaune de chrome n° 2, étendu de blanc;

4° Blanc d'argent;

Le bleu doit servir pour les artères; le jaune pour les veines; le rouge pour les veines portes ou les conduits excréteurs; le blanc pour les conduits hépatiques, urinifères, etc;

En été, les injections réussissent le mieux vingt-quatre ou quarante-huit heures après la mort; en hiver trois jours après;

Enfin chacun se crée par le tâtonnement un mode opératoire spécial : l'habitude et la pratique sont les grands maîtres.

Il n'est pas rare qu'en portant un fragment de tissu sous le microscope on le trouve, quand il est très-frais, naturellement injecté par les hématies, et de telle sorte qu'on distingue parfaitement les capillaires dans tous leurs détails. C'est assurément là le mode d'injection le plus propice, et il ne faudra jamais négliger l'étude de semblables préparations quand elles se rencontreront sous le microscope.

64. Tissus morbides. A côté des tissus sains viennent se ranger les tissus morbides. Mais la notion de tissu morbide n'entraîne pas celle d'éléments morbides. En d'autres termes, un tissu pathologique peut ne renfermer que des éléments tout à fait semblables à ceux des tissus sains, seulement ils seront dans des proportions nouvelles, ou bien ils seront autrement agencés.

On peut dire que le plus souvent les tissus morbides sont dus à une trop grande production, à la *naissance en trop* ou *hypergénèse* d'un élément accessoire, dans un tissu donné. Il en résulte que l'élément fondamental est masqué et devient de son côté, accessoire : alors le tissu revêt des propriétés tout à fait nouvelles qui ne sont que l'expression du changement opéré dans sa constitution.

L'hypergénèse peut porter sur un ou sur plusieurs éléments du même tissu. Si elle se manifeste sur l'élément fondamental, il y a simple *hypertrophie* de l'organe.

L'atrophie et la disparition d'un ou de plusieurs éléments dans un organe produisent également un véritable tissu morbide. Si ces lésions portent sur un élément important, elles ont pour conséquence l'*atrophie* de l'organe.

Quelquefois, dans un tissu, un élément s'atrophie pendant qu'un autre subit l'hypergénèse. Le résultat varie alors comme l'intensité relative des deux altérations élémentaires : l'organe peut ne pas changer de volume, s'hypertrophier ou s'atrophier.

D'autres fois encore des éléments en tout semblables à ceux que l'on trouve chez l'homme sain, naissent en un point de l'économie où d'ordinaire on ne les rencontre pas, et produisent là un véritable tissu morbide. Comme celui-ci se manifeste en dehors de ses rapports normaux, comme il y a *erreur de lieu*, on a désigné ces sortes de production sous le nom d'*hétérotopiques*.

L'erreur de lieu peut s'accompagner en plus d'une *erreur de temps*. On voit, par exemple, chez l'homme, — dans des circonstances bien déterminées, comme pour le cal des fractures, ou dans des circonstances tout à fait inconnues, comme pour certaines tumeurs dites encéphaloïdes, — on voit se produire des tissus, morbides chez l'adulte, mais qu'on retrouve à l'état normal chez l'embryon ou chez le fœtus.

D'autres apparences pathologiques sont dues à ce fait que certains tissus peuvent, sous des influences inconnues, revenir à l'état embryonnaire. Ce ne sont donc, à véritablement parler, ni des produits morbides, ni des produits nouveaux ; il y a simple retour du tissu vers son passé ou vers son origine. Et il est même probable qu'à mesure que l'histologie embryonnaire fera des progrès, on verra s'augmenter le nombre des anomalies qu'il faut ranger dans ce groupe de lésions.

Nous n'avons parlé jusqu'ici que des tissus morbides constitués par des éléments normaux. Une autre grande classe comprend ceux où quelque élément d'un tissu, ou même tous les éléments de ce tissu sont véritablement malades et altérés par eux-mêmes.

Nous avons indiqué, plus haut (voy. n° 6) le vaste champ que pouvaient parcourir ces altérations élémentaires. Celle du tissu sera, dans ce cas, toujours corrélative à celle de ses éléments. Si, par exemple, il y a hypertrophie de l'élément fondamental, toutes choses restant égales d'ailleurs, il y aura hypertrophie de l'organe; si l'élément fondamental s'emplit de granulations-graisseuses, le tissu sera blanc, opaque, etc.

Nous nous retrouvons ici en présence de ces deux écoles anatomo-pathologiques radicalement opposées, dont nous avons déjà dit un mot (voy. n° 6). Les notions d'hétéromorphisme et d'homœomorphisme s'appliqueront aux tissus dans la même mesure qu'aux éléments, et nous pouvons dire dès à présent, que les *produits*, chez lesquels nous avons signalé la métamorphose comme un phénomène presque ordinaire du développement (voy. n° 60), donneront naissance à la plupart des tissus regardés comme hétéromorphes.

Un mot enfin sur quelques désignations habituellement données à certains tissus pathologiques. La médecine depuis longtemps est envahie par les adjectifs *squirrheux, encéphaloïde, colloïde* (voy. n° 8), etc., et par les substantifs qu'on en a fait tout naturellement découler. Toutes ces désignations affirment une période de l'histoire de la science où les caractères des tissus n'étaient rapportés qu'à l'impression qu'ils font sur nos sens désarmés. Si le tissu était lardacé, criait sous le scalpel, c'était *du squirrhe*; s'il rappelait par quelque point la substance cérébrale, par sa teinte grisâtre, rosée ou blanchâtre, par son peu de consistance, etc., c'était *un encéphaloïde*. Adjectifs excellents, substantifs déplorables : nous pouvons garder les uns, nous devons irrévocablement bannir les autres.

Le microscope a montré, en effet, que deux soi-disant encéphaloïdes donnés peuvent offrir dans leur constitution élémentaire une telle différence, qu'il est impossible de les ranger dans la même classe, quelle que soit d'ailleurs l'apparente similitude des deux lésions, et même leur ressemblance clinique.

Les mots de *squirrhe*, d'*encéphaloïde* n'expriment donc rien de particulier pour l'anatomiste. Nous ne parlerons pas de la pathologie où l'abus des mêmes noms a porté la même confusion. Que si l'on se borne à dire qu'un tissu est encéphaloïde, squirrheux, etc., ces qualifications auront leur raison d'être. Mais cela signifie seulement que le tissu dont on parle, rappelle un peu, par son apparence extérieure, la substance de l'encéphale, ou bien qu'elle est dure et résistante à la manière de certains téguments animaux. Nous continuerons d'employer ces mots, mais nous les dépouillons dès à présent de toute valeur spécifique, nous ne leur laissons que leur signification absolue, ils n'exprimeront qu'une manière d'être physique d'un tissu, sans plus préjuger de sa constitution intime que de sa malignité ou de sa récidivité.

Ces notions de *malignité* et de *récidivité* n'ont, on le comprend, qu'une valeur toute clinique ; elles ne représentent rien à l'esprit de l'anatomiste ; elles rentrent pour lui dans l'idée générale qu'il peut chercher à se faire de l'origine de tout tissu pathologique.

Nous venons de voir que la production d'un tissu pathologique au sein de l'organisme reposait tout entière, ou sur une genèse élémentaire anormale, ou sur une modification d'un genre ou d'un autre subie par un ou par plusieurs des éléments composant un tissu.

Maintenant, en général, nous ignorons de la manière la plus absolue l'origine première, étiologique si l'on veut, de cette genèse ou de cette lésion élémentaires. Ne la connaissant pas, nous ne devons jamais nous proclamer en droit de la regarder comme localisée dans le temps ou dans l'espace. En d'autres termes et pour nous servir des expressions de M. Ch. Robin, ne connaissant pas la cause qui a déterminé l'altération primitive d'un élément, « on ne sait pas davantage pourquoi cette altération « ne se reproduirait pas sur place ou ailleurs, tant qu'il reste « dans l'économie des éléments de même espèce. »

Tout élément, tout organisme né dans les conditions normales ne porte en lui qu'une cause d'altération ; celle-ci est fatale, c'est la nécessité de finir, la *vieillesse*. Toute autre modification, toute maladie véritable dépend du milieu ambiant conçu dans

son idée la plus large, pour l'animal aussi bien que pour les éléments qui le constituent.

Or on peut imaginer, pour les éléments anatomiques, plusieurs modes d'influences morbifiques du milieu où ils sont
plongés, et qui régleront précisément les conditions de malignité ou de récidivité de la maladie :

1er *mode*. L'influence est localisée dans l'espace : l'affection est, comme l'on dit, locale. — En enlever le siége, c'est
anéantir jusqu'à la possibilité d'une récidive.

2e *mode*. L'influence est localisée dans le temps : elle donne
naissance à un tissu morbide et cesse d'exister. Celui-ci n'a dès
lors aucune raison pour reparaître, il peut seulement continuer
de se développer par endogénèse de ses propres éléments. —
Ce tissu enlevé, l'économie sera affranchie ; on ne comprend pas
la récidive sans retour de la cause.

3e *mode*. L'influence est générale et permanente. Il est évident
que dans ce cas, le tissu morbide pourra se montrer *simultanément* (généralisation) ou *successivement* (récidive) sur tous les
points de l'économie où existent les éléments soumis à cette influence. — La maladie ne s'éteindra qu'avec l'organisme qu'elle
tue.

4e *mode*. L'influence se propage de proche en proche, dans
une zone plus ou moins étendue, autour d'un tissu morbide exis-
tant déjà ; c'est une sorte de contagion qui semble se faire par
les liquides qui imprègnent les tissus ambiants. Mais cette
aire qui n'est encore qu'infectée, où la maladie n'est encore
qu'à l'état d'incubation, il nous sera impossible, avec tous nos
moyens de recherche, d'en tracer les limites au milieu des tissus
indemnes. Dans ces conditions, le tissu morbide peut d'abord *se
développer* par endogénèse de ses propres éléments ; mais de
plus, il peut se *propager* par l'apparition de la même lésion autour de lui, dans ce milieu déjà contaminé. — Enlevé complétement en apparence, le mal récidivera au voisinage, dans l'aire
même d'infection, qu'aura naturellement respectée le bistouri,
puisque le microscope lui-même ne saurait la reconnaître.

Ce que l'on a appelé l'envahissement d'un tissu sain par un
tissu morbide, n'est souvent qu'une *substitution*, dont le méca-

nisme paraît être assez simple. Le tissu morbide, doué d'une force d'expansion presque toujours puissante, parti d'un point, se propage de proche en proche : il écarte, il distend, puis il comprime les éléments des tissus voisins, qui finissent par s'atrophier. — Cette atrophie marche avec une rapidité qui est en raison directe de l'activité du mouvement moléculaire nutritif de cet élément, c'est-à-dire que plus l'élément se renouvelle vite, plus vite il disparaît. Les exostoses *refoulent* les tissus mous, parce que le mouvement moléculaire de ceux-ci est moins rapide que celui de la substance osseuse. Les tumeurs médullaires *atrophient* les os par la raison inverse.

Quelquefois il y a *envahissement* véritable. Étant donné un tissu morbide plus ou moins bien limité, on voit apparaître çà et là au milieu des tissus environnant la masse principale, des éléments semblables à ceux qui la composent, on les voit naître ainsi jusque dans l'intérieur de certains éléments anatomiques creux qui n'ont point encore été attaqués dans la continuité de leur paroi : c'est une véritable hétérotopie élémentaire. Mais cet isolement d'éléments ainsi séparés de leurs congénères n'est qu'apparent. Le lien organique qui les relie, est le blastème même qui les produit, ce liquide contaminé qui imprègne le tissu dans une zone plus ou moins étendue autour du corps de la tumeur. — On voit que ces faits d'envahissement véritable rentrent toujours dans le quatrième mode d'influence dont nous avons parlé.

Étude. Dans l'étude des tissus morbides, il sera toujours important de procéder des parties ambiantes saines à celles qui sont le moins malades, et de celles-ci aux parties le plus affectées. Il faudra soumettre à l'observation une série de préparations microscopiques de la périphérie au centre du tissu pathologique. En commençant par observer le point le plus malade, on y découvrirait souvent des éléments anatomiques dont l'origine et la nature seraient une véritable énigme pour quiconque n'aurait pas pris soin de suivre dans les différentes régions de la tumeur, l'histoire de leurs modifications successives.

II. — Vaisseaux capillaires

65. Division. Nous rangeons sous ce nom les capillaires de la deuxième et de la troisième variété de M. Ch. Robin. Les parois de ces conduits ne sont plus simples comme celles des capillaires proprement dits (voy. n° 57) ; c'est un véritable tissu, composé comme toutes les membranes, d'éléments offrant une disposition spéciale et caractéristique.

Si nous en plaçons ici l'étude, en tête de celle des tissus les plus simples, au lieu de la rejeter avec l'histoire des autres parois vasculaires, c'est qu'ils échappent à la vue et qu'on les rencontre à chaque instant dans le champ du microscope, où il faut savoir les reconnaître.

Nous reproduirons la distinction de M. Ch. Robin, et nous admettrons deux variétés de vaisseaux capillaires[1]. Quant à ceux des centres nerveux, ils devront être décrits à part.

66. Vaisseaux capillaires de la première variété. Ce sont des conduits larges de 0,030 à 0,070 et pourvus d'une double paroi (syn. *Capillaires de la deuxième variété*, Ch. Robin).

En suivant ou en remontant le cours du sang dans un capillaire proprement dit, on peut voir que la paroi propre de celui-ci, à noyaux disposés longitudinalement, ne constitue bientôt plus à elle seule tout le vaisseau. Elle se couvre peu à peu d'une couche de fibres-cellules appliquées contre elle dans une direction perpendiculaire à son axe. Ces fibres-cellules l'embrassent et l'étreignent, comme une bague fendue et trop petite qui n'entoure pas le doigt tout entier ; elles se montrent d'abord un peu espacées sur la paroi propre, puis bientôt elles se rapprochent et forment une véritable couche continue.

67. Vaisseaux capillaires de la deuxième variété (syn. *Capillaires de la troisième variété*, Ch. Robin). Ils font suite aux vaisseaux capillaires de la première variété, comme ceux de la première font suite aux capillaires proprement dits.

Ils sont larges de 0,060 à 0,150. Ils commencent à devenir

---

[1] Voy. Ch. Robin, *Recherches sur quelques particularités de la structure des capillaires;* dans le *Journal de la physiologie*, 1859, p. 537.

visibles à l'œil nu, et se distinguent, par conséquent, en *arté-rioles* et en *veinules*, selon le système vers lequel ils se dirigent.

On peut les envisager comme des vaisseaux de la variété précédente recouverts, en dehors des fibres-cellules, d'une seconde couche. Celle-ci a une épaisseur variable entre 0,010 et 0,070; elle est uniquement formée de fibres-lamineuses, dirigées dans le sens de l'axe du vaisseau, parallèles, onduleuses.

68. **Étude.** Le mode de préparation que nous avons indiqué pour les capillaires proprement dits sera naturellement celui des vaisseaux capillaires (voy. n° 57).

Les fibres-lamineuses seront reconnues directement au microscope : l'acide acétique y fera apparaître quelques noyaux-embryoplastiques. Quant à la couche contractile, l'acide nitrique du commerce, étendu de dix fois son poids d'eau, étant à la fois le réactif habituel des fibres-cellules, et possédant de plus la propriété de durcir la paroi des capillaires, ce sera lui qu'on emploiera naturellement.

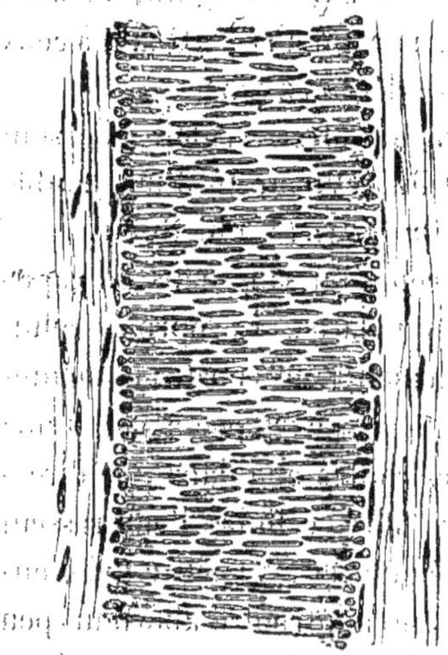

Toutefois, quand on voudra seulement constater la présence et la quantité relative, — d'ailleurs très-variable, — de ces fibres-cellules, il sera plus simple de recourir directement à l'acide acétique et de rechercher les noyaux. Ils ne seront pas attaqués, pendant que tout le tissu ambiant deviendra plus transparent; leur peu de largeur, leur direction perpendiculaire les distingueront, de la manière la plus nette, des noyaux-embryoplastiques qui pourront apparaître en même temps dans la couche de fibres-lamineuses des vaisseaux de la seconde variété. Ceux-ci seront plus larges et disposés dans le sens de la longueur du conduit. Sur les vaisseaux de la première variété au con-

Fig. 20. — Grossissement de 200 diamètres. — Vaisseau capillaire de la deuxième variété traité par l'acide acétique. On aperçoit quelques noyaux-embryoplastiques devenus visibles dans la couche lamineuse, et tous les noyaux des fibres-cellules.

fraire, là où la couche de fibres-cellules sera peu abondante, on pourra, au-dessous de leurs noyaux, en apercevoir quelques autres perpendiculaires à eux, plus larges, plus arrondis, moins réguliers. Ce seront les noyaux de la paroi propre.

69. **Pathologie.** Les vaisseaux capillaires étant le siége primitivement visible de toute inflammation, c'est ici que nous devons dire un mot de ce phénomène morbide [1].

L'inflammation nous est inconnue dans son essence même ; le microscope ne peut suivre que les effets de la cause modificatrice sur les éléments anatomiques, et en particulier sur les rameaux les plus déliés du système vasculaire, qui sont les premiers lésés, qui sont peut-être les seuls primitivement atteints. Il est possible que les autres éléments ne souffrent que consécutivement, parce que leur nutrition est modifiée comme la circulation qui y pourvoit d'habitude.

On remarque d'abord, sur une partie qui s'enflamme, un resserrement des artérioles et des véinules en ce point ; les capillaires intermédiaires ne prennent encore aucune part apparente au phénomène ; puis bientôt ils se remplissent, ils se dilatent, la circulation se ralentit, elle oscille : il y a *congestion*. Dans une seconde période, la stase est complète, les capillaires sont gorgés outre mesure, distendus par des hématies accumulées ; enfin, de proche en proche, cet état revient gagner les artérioles et les veinules, qui sont à leur tour modifiées de la même manière.

Tel est le phénomène général et fondamental de l'inflammation, qui est le même partout, quant à l'élément qui en est le siége. Les autres conditions, qui apportent dans l'inflammation de si grandes variétés d'un point à un autre, dépendent toutes de la nature même du tissu où sont plongés les éléments dont nous venons d'indiquer brièvement les altérations.

Dans les *nævi*, les vaisseaux capillaires sont contournés sur eux-mêmes [2]. Au microscope, on constate qu'ils sont dilatés ;

[1] Voy. Ch. ROBIN, *Note sur les causes de l'indépendance de la bronchite par rapport à la pneumonie;* dans les *Mémoires de la société de biologie*, 1858, p. 93.

[2] Ch. ROBIN, *Mémoire sur l'anatomie des tumeurs érectiles;* dans les *Mémoires de la société de biologie*, 1853, p. 173. — LABOULBÈNE, *Sur le Nævus*, Paris, 1854, Thèse.

tantôt, c'est d'une manière uniforme; tantôt ces dilatations sont locales, très-tranchées, circulaires ou bien latérales. Elles peuvent doubler le diamètre du vaisseau capillaire. Leurs parois sont toujours amincies; souvent elles sont parsemées de petites granulations-graisseuses jaunâtres, généralement isolées.

70. Vaisseaux capillaires des centres nerveux. En 1853, M. Ch. Robin a signalé une particularité remarquable, qui ne s'est rencontrée jusqu'ici que dans les vaisseaux capillaires de la substance blanche et de la substance grise des centres céphalo-rachidiens [1].

Ces vaisseaux, même ceux de la seconde variété, présentent en dehors des tuniques qui les constituent partout une membrane d'enveloppe, une sorte d'étui lâche au milieu duquel ils flottent librement. Celle-ci offre des bords onduleux et comme gaufrés; elle est distante de 0,010 à 0,030 des parois du vaisseau qu'elle contient; elle s'en rapproche toutefois au voisinage des capillaires les plus fins, et se rattache à eux suivant un angle assez aigu et formant ainsi un cul-de-sac.

Cette gaîne est épaisse de 0,001 à 0,002, et composée d'une substance homogène, à peine striée; elle est sans noyaux, sans granulations et insensible à l'action de l'acide acétique.

L'espace compris entre elle et le vaisseau que l'on aperçoit très-bien par transparence, contient un liquide incolore dans lequel on peut rencontrer :

1° Des granulations moléculaires;

2° De petits corps libres, sphériques, larges de 0,005 en moyenne, finement granuleux, sans nucléole, à contour net, assez foncé, insolubles dans l'acide acétique, et ayant une certaine analogie avec les globulins (voy. n° 29).

Chez les sujets qui ont dépassé l'âge viril, c'est-à-dire qui ont atteint quarante ou quarante-cinq ans, on trouve en même temps que ces granulations et ces globulins :

3° Une grande quantité de granulations d'hématosine, et

---

[1] Voy. SECOND. *Le Système capillaire sanguin.* Paris, 1853, in-4°. — CH. ROBIN. *Recherches sur quelques particularités de la structure des capillaires de l'encéphale;* dans le *Journal de la Physiologie*, t. II, p. 537, octobre 1859.

même de grains très-gros, pouvant mesurer jusqu'à 0,020 de diamètre ;

4° Des granulations-graisseuses ;

5° Des gouttes d'huile larges de 0,010 au plus.

Il faut toutefois noter que ces trois derniers éléments peuvent se rencontrer, soit flottant dans la cavité, soit déposés dans la paroi même des vaisseaux capillaires de la deuxième variété à la limite de la couche de fibres-cellules, et de la couche lamineuse dont ils paraissent surtout dépendre.

On emploiera, pour étudier la tunique adventice des vaisseaux capillaires des centres nerveux, les mêmes moyens de recherche que pour les capillaires (voy. n° 57). L'acide acétique, qui est sans action aussi bien sur la substance de cette tunique que sur les noyaux qu'elle contient, servira à rendre le reste de la préparation plus transparent. Par des pressions ménagées, faites avec la pointe d'une aiguille sur le verre mince, on s'assurera que les différents éléments contenus entre la paroi adventice et le vaisseau capillaire sont libres et mobiles dans cette cavité.

Après avoir hésité longtemps sur la nature de cette tunique, M. Ch. Robin s'est rattaché à l'idée que l'espace compris entre elle et le vaisseau devait être interprété comme l'origine du système lymphatique des centres céphalo-rachidiens [1].

III. — Tissu embryoplastique

71. Caractères. Dans le court espace de temps pendant lequel l'embryon croît de trois millimètres de long à trente, il est constitué par une masse d'aspect gélatiniforme, blanc-grisâtre, très-peu consistante : ce tissu a reçu le nom de « tissu embryoplastique » (syn. *Tissu muqueux*).

Il est, en effet, uniquement formé à l'origine par les noyaux qui viennent d'apparaître par genèse spontanée dans le blastème provenant de la liquéfaction des cellules-embryonnaires (voy n° 43). On trouve mélangées à ces éléments des cellules-

[1] Les vaisseaux sanguins flottant au centre d'un vaisseau lymphatique ne sont pas, au reste, sans analogue dans le règne animal, et ce fait peut être assez facilement observé sur le mesentère de certains batraciens.

embryoplastiques en petit nombre ; enfin la masse est parcourue par quelques rares vaisseaux dont les parois ne sont pas d'ailleurs autrement constituées.

Un peu plus tard, c'est encore le même tissu, seulement légèrement modifié, qui forme le prolongement caudal et les moignons du fœtus. Les éléments fondamentaux et accessoires (voy. n° 61) du tissu embryoplastique sont alors les suivants :

1° (*E. F.*) Des noyaux-embryoplastiques et quelques cellules;

2° (*E. A.*) Une matière amorphe finement granuleuse ;

3°　　—　Des corps-fusiformes;

4°　　—　Quelques fibres-lamineuses;

5°　　—　Des capillaires.

Les éléments figurés sont presque contigus, seulement séparés et réunis par la matière amorphe en quantité variable. Ils n'ont donc point d'intrication spéciale. — Les mailles que forment les anastomoses des capillaires sont assez larges.

Le tissu embryoplastique est, de tous, celui qui se développe le plus vite, comme en fait foi la croissance rapide des parties de l'embryon qui en sont composées. Il est d'ailleurs transitoire, et les noyaux qui en forment l'élément fondamental, se trouvent bientôt disséminés au milieu des tissus dont les éléments naissent sur eux comme centres d'évolution (voy. n°ˢ 48 et 56).

72. Pathologie. Les noyaux-embryoplastiques, qui sont partout accessoires chez l'adulte, sont très-souvent atteints d'hypergénèse. Ils constituent alors l'élément fondamental de tissus pathologiques de nouvelle formation, et l'on retrouve au milieu d'eux à peu près les mêmes éléments accessoires que chez l'embryon. C'est donc un véritable tissu fœtal qui se produit de nouveau dans l'économie. Il en a souvent tous les caractères; quelquefois seulement sa consistance est un peu plus grande, en raison d'une proportion plus considérable de fibres-lamineuses ou de corps-fusiformes dans sa composition.

Tant que la production nouvelle n'a pas dépassé le volume d'un œuf, elle garde à peu près l'aspect demi-transparent du tissu de l'embryon. Plus tard il se fait, par places, dans la tumeur, des modifications histologiques qui en amènent de correspondantes dans l'apparence extérieure; les granulations-graisseuses encombrent la matière amorphe, et le tissu devient mat, opaque, jaunâtre ; — les capillaires augmentent de nombre et multiplient leurs anastomoses : alors c'est une couleur rouge qui se manifeste ; — enfin les granulations-graisseuses et les capillaires peuvent exister en proportions diverses et donner naissance à autant de teintes différentes : blanc-rosé, blanc-opalin, gris, etc., etc. ; — souvent les parties les plus molles du tissu offrent à l'intérieur des épanchements sanguins qui viennent encore en modifier l'aspect ; — enfin, à l'extérieur se développent souvent des végétations fongueuses.

Ce tissu pathologique, avec toutes ses variétés, répond à la plupart des tumeurs dites *encéphaloïdes*. Quant à la rapidité de son développement, il n'a rien qui doive nous étonner, elle est inhérente à sa nature, et nous la retrouvons la même dans le tissu embryoplastique normal dès premiers jours de la vie.

IV. — TISSUS DE FIBRES-LAMINEUSES

73. **Division.** Les tissus dont l'étude va suivre ont ce point de contact qu'ils ont tous des fibres-lamineuses pour élément fondamental, et qu'ils ne diffèrent que par la disposition de ces fibres, ou par la proportion d'éléments accessoires qu'ils comportent ; ils forment une famille très-naturelle comprenant :

1° Le tissu lamineux ;

2° Le tissu fibreux ;

3° Le tissu tendineux.

Nous y joindrons l'étude rapide de différents tissus pathologiques qui se rapprochent manifestement des précédents, et que nous réunirons sous la désignation commune de *fibrômes*.

74. **A. Tissu lamineux.** (Syn. *Tissu cellulaire, aréolaire, cribleux, réticulé, muqueux, coalescent, conjonctif, connectif, unissant,* etc.) Le tissu lamineux est de tous ceux qui composent l'organisme, le plus généralement, sinon le plus abondamment répandu : on le trouve formant au-dessous de la peau une couche assez épaisse ordinairement mélangée de graisse. De là, il se propage entre presque tous les organes, auxquels il sert en quelque sorte de matrice. C'est ainsi qu'il entoure les glandes, les

vaisseaux, les nerfs, etc. Dans les organes mêmes, il sépare le plus souvent et réunit les différentes parties ou les éléments principaux qui les composent. — Il est formé par l'union des éléments suivants :

1° (*E. F.*) Fibres-lamineuses ;

2° (*E. A.*) Fibres-dartoïques ;

3°   —   Noyaux-embryoplastiques ;

4°   —   Vésicules-adipeuses ;

5°   —   Fibres-cellules ;

6°   —   Matière amorphe très-finement granuleuse ;

7°   —   Capillaires.

Les fibres-lamineuses sont disposées en faisceaux plus ou moins volumineux, qui prennent sous le microscope l'aspect ondulé, et qui peuvent mesurer de 0,010 à 0,100 de diamètre. Les plus gros sont visibles à l'œil nu : c'est ce qu'on appelait autrefois les *fibres du tissu cellulaire*. — Tantôt les fibres-dartoïques paraissent avoir une disposition tout à fait indépendante des faisceaux de fibres-lamineuses, tantôt elles semblent les entourer, les embrasser dans leurs spirales, et provoquer ainsi des sortes d'étranglements que l'on voit souvent dans les préparations microscopiques. — Les faisceaux, disposés sans ordre apparent, forment de minces lamelles qui limitent des espaces dits *celluleux*, et que remplit souvent la graisse. Ces lamelles sont blanchâtres à l'œil nu ; elles se gonflent dans l'eau ; par la dessiccation le tout devient une substance jaunâtre, cassante, translucide, susceptible de se ramollir quand on la remet au contact du liquide.

Les noyaux-embryoplastiques sont masqués par les stries des faisceaux (voy. n° 44). — La matière amorphe est surtout abondante chez le fœtus. Chez l'adulte, elle joue dans certaines régions un rôle important : c'est elle qui constitue seule la couche la plus externe du derme. — Les capillaires forment des mailles assez serrées et dont l'ouverture égale environ trois ou quatre fois leur diamètre[1]. Ils embrassent, en général, les faisceaux de

[1] Ch. Robin, *Leçons*, 1859.

fibres-lamineuses et quelquefois ils pénètrent dans leur intérieur. Ceci arrive surtout dans les tumeurs.

Les fibres-cellules peuvent se rencontrer en plus ou moins grande abondance ; elles sont toujours disposées en petits faisceaux.

L'étude du tissu lamineux est des plus simples ; il suffit d'en porter sous le microscope une mince lamelle : on apercevra aussitôt les fibres-lamineuses et les vésicules-adipeuses. En ajoutant de l'acide acétique, on fera disparaître l'aspect fibroïde, et l'on verra les noyaux-embryoplastiques et les élastiques. Sur les préparations conservées dans l'acide chromique, il nous a semblé que pendant que les fibres-lamineuses ne perdaient rien de leur apparence habituelle, les noyaux-embryoplastiques devenaient de leur côté plus visibles. — Les fibres-cellules devront être recherchées par les procédés spéciaux que nous avons indiqués (voy. n° 55).

75. Pathologie du tissu lamineux. Dans les inflammations, plus fréquentes au sein du tissu lamineux que partout ailleurs, on voit, en même temps que le sang s'arrête dans les capillaires (voy. n° 69), la matière amorphe devenir beaucoup plus abondante, beaucoup plus granuleuse, et communiquer au tissu tout entier des propriétés nouvelles : il est plus consistant, cassant, friable.

L'inflammation du tissu lamineux aboutit le plus souvent à la formation, au milieu de lui, d'un produit pathologique nouveau, l'*abcès*. Des leucocytes, en nombre prodigieux, se développent tout à coup pendant que la matière amorphe, les fibres-lamineuses, etc., font place à un liquide séreux, qui empêche entre les leucocytes toute cohésion et qui donne à cette *néoplasie* les caractères d'une humeur (voy. n° 35).

Le pus est toujours séparé des organes voisins par une couche molle, de nouvelle formation, irrégulièrement villeuse à sa face interne. Elle est composée des éléments suivants :

1° Matière amorphe granuleuse ;

2° Corps-fusiformes ;

3° Corps-fibro-plastiques ;

4° Fibres-lamineuses.

La migration des abcès n'est qu'un fait général dépendant de la grande vitalité des leucocytes, qui déterminent en se développant l'atrophie des éléments qu'ils compriment. C'est du côté où la résistance des tissus ambiants sera la moindre que tendra la résultante de toutes ces forces élémentaires ; c'est de ce côté que l'atrophie et la destruction marcheront le plus vite, et qu'on verra abcéder la tumeur.

Le tissu lamineux est de toutes les parties de l'économie celle qui se répare le plus vite. La cicatrisation, — quand elle n'est pas immédiate, — se fait par l'apparition de *bourgeons charnus*. En étudiant ceux-ci au microscope, on voit qu'ils sont constitués par :

1° De la matière amorphe granuleuse, très-abondante ;

2° Des fibres-lamineuses de génération nouvelle entre-croisées ;

3° Des corps-fusiformes ;

4° Des noyaux-embryoplastiques assez gros et pâles ;

5° Des capillaires très-abondants.

A la surface des bourgeons charnus se forment des leucocytes en quantité souvent considérable.

76. B. Tissu fibreux. Le tissu fibreux ne diffère pas essentiellement du précédent. Il est constitué à peu près des mêmes éléments, seulement autrement agencés. Au lieu de cette disposition, en apparence confuse, des faisceaux du tissu lamineux, nous allons les trouver ici régulièrement disposés.

Cette désignation de « tissu fibreux » comprend des organes très-divers, mais entre lesquels existe cependant, au point de vue histologique, une grande analogie : le périoste, le périchondre, la dure-mère, les capsules articulaires, les ligaments, les gaînes fibreuses, les aponévroses, les membranes d'enveloppe de différents viscères, les disques interarticulaires, la sclérotique à l'exception du muscle ciliaire, la couche moyenne du tympan, etc., etc.

Tous ces organes contiennent

1° (E. F.) Des fibres-lamineuses ;

2° (E. A.) Des élastiques ;

3°   —   De la matière amorphe ;

4°   —   Des noyaux-embryoplastiques;

5°   —   Des capillaires.

Les fibres-lamineuses sont réunies en faisceaux, mais plus gros que ceux du tissu lamineux ; ils mesurent 0,100 ou 0,200 de diamètre. Ils sont nettement visibles à l'œil nu. Ce sont eux qu'on appelait autrefois *fibres* des aponévroses, des ligaments, etc., etc. Ils affectent partout une certaine régularité; ils forment ordinairement des systèmes de faisceaux parallèles entre eux, mais qui font avec d'autres systèmes de faisceaux voisins, dans le même organe, un angle plus ou moins ouvert. Cet angle peut être presque droit, comme sur l'aponévrose antibrachiale; ou très-aigu, comme dans le ligament externe du genou.

Les élastiques, quand elles existent, sont en général de la variété dartoïque; alors elles sont rares et minces. Elles manquent dans les disques interarticulaires. Dans la dure-mère, au contraire, elles sont très-abondantes et peuvent arriver jusqu'à former la moitié des éléments figurés de cette membrane, mais la dure-mère du fœtus en a toujours beaucoup moins : elles augmentent avec l'âge.

La matière amorphe est en général dense et tenace. Elle est plus ou moins abondante, selon les organes. Il y en a peu dans les ligaments arrondis; il y en a beaucoup dans les capsules et dans les disques des articulations. Dans le périoste, elle est molle et assez peu résistante.

La vascularité offre également de grandes variétés : le périoste, la dure-mère, la sclérotique sont très-vasculaires. Les capsules des articulations le sont peu. Les disques interarticulaires ne le sont presque pas : on voit, sur les points où ces organes sont en continuité de tissu avec le reste de l'économie, les capillaires pénétrer à un millimètre de profondeur environ, puis, là, se recourber et revenir parallèlement à eux-mêmes. La masse de l'organe n'est donc point vasculaire.

77. Granulations de Pacchioni. Les granulations de Pacchioni sont des dépendances du tissu de la dure-mère, auquel elles se rattachent par leur constitution histologique.

Le pédicule qui les supporte est formé de fibres-lamineuses

libres ou en faisceaux assez denses. Les éléments des granulations elles-mêmes sont les suivants :

1° Des grains calcaires ;

2° Des granulations-graisseuses ;

3° Des gouttelettes de graisse ;

4° Du tissu lamineux ;

5° Des capillaires.

La périphérie est formée par une couche de tissu lamineux, à fibres entre-croisées en tous sens et disposées ou non en faisceaux. Le centre est occupé par les grains calcaires mélangés de granulations-graisseuses et de gouttelettes de graisse. Ces grains sont surtout formés de phosphates terreux avec des carbonates et des traces de silice. Ils ont des contours foncés et un centre brillant.

78. C. Tissu tendineux. Le tissu tendineux[1] appartient encore à la famille des tissus de fibres-lamineuses. Seulement — outre quelques différences sur lesquelles il nous faudra revenir — il se distingue au premier abord des précédents par sa densité beaucoup plus grande et par le parallélisme à peu près parfait de ses éléments fondamentaux : c'est ce parallélisme qui distingue certaines membranes appelées depuis longtemps, en anatomie descriptive, *aponévroses d'insertion*, et qui ne sont pas des aponévroses de tissu fibreux, mais bien de véritables tendons très-larges et très-aplatis.

C'est le cas pour les aponévroses abdominales, occipito-frontales, pour le centre du diaphragme, etc. Seulement, il peut arriver qu'un tendon de cette sorte avec tous ses caractères, double une aponévrose et donne ainsi naissance à une membrane complexe. Ceci a lieu pour l'aponévrose fémorale superficielle de la cuisse sur laquelle on distingue très-bien le tendon du *fascia lata*, qui va s'insérer aux os de la jambe.

Le tissu tendineux renferme :

1° (*E. F.*) Des fibres-lamineuses ;

2° (*E. A.*) Des noyaux-embryoplastiques ;

---

[1] Voy. Ch. Robin, *Dictionnaire de Nysten*, 1857 ; article *Tendon*. — Kœlliker, *Éléments d'histologie humaine*, § 84.

3° (*E. A.*) Du tissu lamineux.

Les fibres des tendons sont très-minces, plus étroites, plus roides, à bords plus foncés que les fibres-lamineuses ordinaires. Elles sont légèrement et élégamment onduleuses. Les faisceaux primitifs qu'elles forment, sont un peu aplatis, prismatiques ; ils ont un diamètre qui varie de un demi-millimètre à deux millimètres. Ils sont exclusivement formés de fibres juxtaposées. On n'y trouve ni matière amorphe, ni capillaires. L'acide acétique y laisse voir quelques noyaux-embryoplastiques très-rares.

Ces faisceaux sont tous parallèles. Ils sont réunis et séparés par une mince couche de tissu

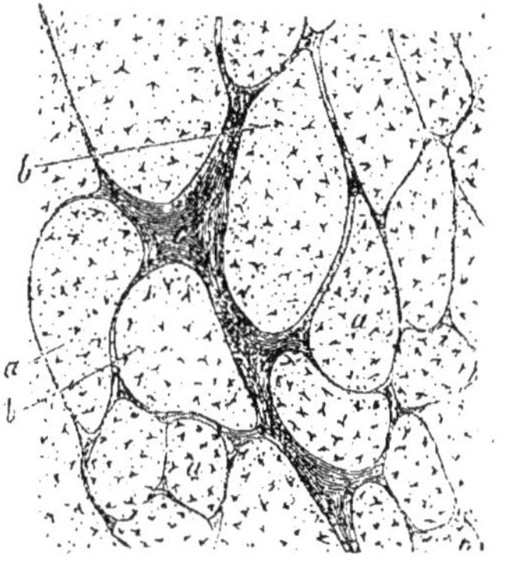

Fig. 21, d'après Kœlliker. — Grossissement de 60 diamètres. — Schéma d'une coupe transversale de tendon : — *a* et *b* faisceaux primitifs séparés par des cloisons de tissu lamineux ; — *c* cloison plus épaisse isolant deux faisceaux secondaires.

lamineux qu'on retrouve là avec tous ses caractères (voy. n° 61). Ces cloisons ne sont pas toujours complètes, en sorte que le nombre des faisceaux primitifs n'est pas nécessairement le même dans toute la longueur du tendon. Les faisceaux primitifs sont réunis à leur tour en groupes plus ou moins considérables appelés faisceaux secondaires, par des cloisons plus épaisses de tissu lamineux. Enfin le tendon tout entier a sur la partie libre de son étendue une véritable enveloppe de même nature dont toutes ces cloisons ne sont que des expansions. Ce sont les capillaires de ce tissu lamineux qui donnent la vie aux éléments des faisceaux primitifs où ne pénètre aucune ramification du système vasculaire.

Les fibres du tissu tendineux seront étudiées par dilacération et avec les mêmes réactifs que toutes les fibres-lamineuses (voy. n°ˢ 46 et 74). Pour l'agencement des faisceaux primitifs, on pourra faire dessécher des tendons ; puis, on les fera de nouveau gonfler dans l'eau, et alors on pratiquera de minces coupes transversales. Au lieu d'eau, on ramollira encore ces tendons desséchés dans l'acide acétique dilué. Des coupes enlevées sur

7

des tendons frais, qu'on aura traités par la soude étendue, seront aussi d'un bon emploi.

79. **Pathologie du tissu tendineux.** Les tendons résistent,
en général, très-bien aux altérations morbides qui prennent
place autour d'eux. Dans un membre gangrené, au milieu des
désordres d'une arthrite chronique, on les retrouve intacts. Cela
est dû, sans aucun doute, à leur état compacte et à la très-faible
quantité d'eau qu'ils contiennent par rapport à leur masse. Ils
résistent asséz bien à la contusion. Quand pourtant la vie se retire
d'eux, ils tombent par parcelles; mais toujours la suppuration est
longue à s'établir, et la régénération encore plus lente à apparaître et plus lente à s'accomplir.

Au niveau des insertions tendineuses l'os se développe quelquefois de proche en proche au sein du tendon et donne ainsi
naissance à des sortes d'apophyse d'insertion adventices, que l'on
a appelées à tort *tendons ossifiés*.

80. **D. Fibromes.** On doit réunir sous ce nom tous les produits
accidentels de l'économie constitués par les éléments habituels
du tissu lamineux et de ses variétés; mais il ne s'ensuit pas que
cette famille très-naturelle au point de vue anatomique, le soit
également au point de vue clinique, ainsi que nous en avons fait
la remarque en parlant des tissus morbides (voy. n° 64). —
Les fibromes peuvent se diviser en quatre variétés selon la proportion d'éléments divers qu'ils renferment; ce sont:

1° Les tumeurs de tissu lamineux;

2° Les tumeurs fibro-plastiques;

3° Les tumeurs fibreuses proprement dites;

4° Les corps fibreux de l'utérus.

1° *Tumeurs de tissu lamineux*. Leur tissu est très-semblable,
comme aspect et comme composition histologique, au tissu lamineux de l'embryon, tel qu'on le trouve autour des reins, avant
que les vésicules-adipeuses ne se soient mêlées à ses éléments
essentiels. On y découvre, par conséquent, des élastiques, toujours rares dans les tissus pathologiques.

Ces tumeurs siégent le plus ordinairement sous la peau, dans
le péritoine, dans les muscles. La matière amorphe y est très-
abondante: elles sont donc souvent colloïdes. Parfois ce tissu

forme seulement une sorte de trame vésiculeuse dont les mailles contiennent une substance transparente, demi-fluide, homogène et complétement anhiste. C'est ce qu'on a longtemps désigné sous le nom de *colloïde aréolaire*.

2° *Tumeurs fibro-plastiques*. Leur tissu est ordinairement constitué de la manière suivante :

1° (*E. F.*) Des corps-fusiformes ;

2° (*E. A.*) Des fibres-lamineuses ;

3° — Des noyaux et des cellules-embryoplastiques ;

4° — Une matière amorphe ;

5° — Des capillaires ;

6° — Des vésicules-adipeuses.

Ces tumeurs peuvent atteindre un développement considérable en restant presque uniquement formées de corps-fusiformes. Ce sont les fibres-lamineuses, quand elles existent en certaine quantité, qui déterminent le sens de la déchirure du tissu. Parfois elles dominent et deviennent alors l'élément fondamental. Les noyaux-embryoplastiques libres sont peu nombreux, les cellules-embryoplastiques encore plus rares. La quantité de matière amorphe interposée est plus ou moins grande.

La vascularité varie également. Là où elle est abondante, le tissu est gris-rougeâtre; là où elle l'est moins, il est gris-blanchâtre.

Ces tumeurs se développent dans le tissu lamineux de toutes les parties du corps, et en particulier sur la dure-mère.

3° *Tumeurs fibreuses proprement dites*. Elles peuvent se rencontrer dans le tissu lamineux lui-même, dans les ligaments, dans les capsules articulaires, dans la paroi des vaisseaux, dans le névrilème, dans le périoste, dans les glandes, dans le poumon, etc., etc.

Elles ne renferment point d'élastiques comme les tumeurs de tissu lamineux. Elles sont exclusivement constituées de matière amorphe et de faisceaux de fibres-lamineuses entre-croisés ou enroulés sur eux-mêmes à la manière d'un peloton. Ces fibres sont blanchâtres, nacrées, très-résistantes, fort peu élastiques. Elles sont réunies et séparées par une matière amorphe grisàtre, plus ou moins granuleuse, surtout au centre de la tumeur. Ce tissu est peu vasculaire.

Il détermine souvent, par son développement, l'atrophie des tissus voisins. Quand les masses qu'il forme atteignent une certaine dimension, elles se creusent parfois de cavités kystiques, à l'intérieur desquelles on rencontre des hématies et des leucocytes. D'autres fois ces masses s'incrustent de sels calcaires; mais elles ne s'ossifient pas. Il n'y a jamais production de la substance à cavités définies qui caractérise et constitue les os.

4° Corps fibreux de l'utérus. M. Lebert a le premier découvert que les corps fibreux de l'utérus offraient une composition tout à fait différente de celles des autres tumeurs fibreuses. Ils sont constitués, en effet, par les éléments suivants :

1° (*E. F.*) Des fibres-lamineuses ;

2° (*E. A.*) Des fibres-cellules ,

3°   —   De la matière amorphe ;

4°   —   Des capillaires.

Les fibres-lamineuses sont assez semblables à celles des tumeurs fibreuses, quant à leur aspect même et quant à leur disposition. Les fibres-cellules sont analogues pour les dimensions aux plus grandes que l'on rencontre dans l'utérus. Elles sont disposées en faisceaux serrés, compactes, parallèles aux fibres-lamineuses et plongées ainsi qu'elles dans une matière amorphe très-tenace. Seulement la masse proportionnelle des fibres-cellules varie selon les cas; tantôt elles forment seulement la dixième partie du tissu morbide, tantôt plus, et même la moitié.

L'étude des corps fibreux est difficile, toutefois l'acide acétique, en dissolvant les fibres-lamineuses, laissera voir un certain nombre de noyaux-embryoplastiques, et aussi des noyaux plus étroits, légèrement contournés, régulièrement disposés en séries qui annonceront la présence d'autant de faisceaux de fibres-cellules (voy. n° 55).

V. — TISSU ÉLASTIQUE

81. **Division.** Le tissu élastique forme les ligaments jaunes des vertèbres, le ligament suspenseur de la verge, ainsi que la tunique moyenne des artères et celle des veines pulmonaires. — Il n'est pas partout identique à lui-même, ce qui est d'ailleurs rare dans l'histoire des systèmes de l'économie, mais il offre surtout deux variétés principales qu'il faut distinguer :

1° Le tissu élastique ordinaire ;

2° Le tissu élastique des vaisseaux.

Ce dernier sera étudié plus loin, quand nous ferons l'histoire anatomique des parois des vaisseaux, sous le nom de *tunique de tissu jaune.*

82. Tissu élastique ordinaire. Il comprend un très-petit nombre d'éléments, ce sont :

1° (*E. F.*) Des élastiques-ordinaires ;

2° (*E. A.*) Des fibres-lamineuses ;

3°　— Des noyaux-embryoplastiques ;

4°　— Des capillaires.

Les élastiques sont en faisceaux denses. Elles sont serrées les unes contre les autres, toutes disposées dans le sens longitudinal, toutes ramifiées et anastomosées. Mêlés à ces faisceaux, on en voit d'autres qui sont formés de fibres-lamineuses, et dont la disposition est moins régulièrement parallèle. C'est au milieu de ces derniers que serpentent les capillaires qui ne font qu'environner les faisceaux d'élastiques sans pénétrer entre leurs éléments. C'est au sein des fibres-lamineuses que se trouvent aussi les noyaux-embryoplastiques.

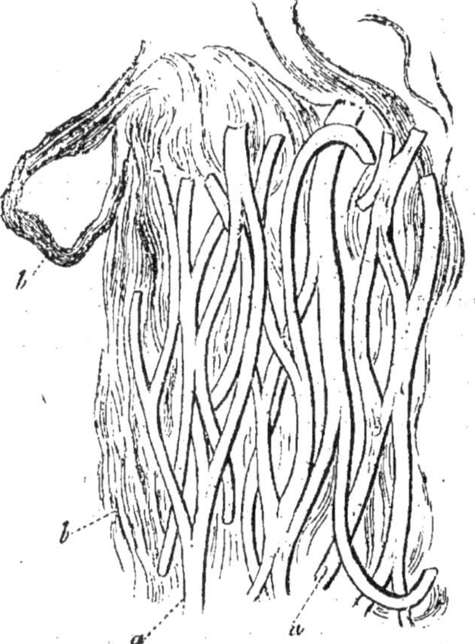

Fig. 22. — Grossissement de 300 diamètres. — Éléments principaux du tissu des ligaments jaunes ; — *a* élastiques ; — *b* fibres-lamineuses interposées.

Le tissu élastique n'offre pas la même composition histologique à toutes les époques du développement humain. Chez l'enfant, il comprend une proportion beaucoup plus considérable de fibres-lamineuses, et ce sont même elles qui dominent et qui forment, en réalité, l'élément principal. Avec les progrès de l'âge, les élastiques se substituent peu à peu aux fibres-lamineuses.

L'inflammation du tissu jaune est difficile en raison de sa faible vascularité. Sa régénération, quand il a été lésé, est lente et incomplète. En un mot, il partage, comme cela doit être (voy. n° 62), toutes les propriétés de l'élément fondamental qui le constitue.

Pour étudier le tissu élastique, il suffira d'en traiter de minces lamelles par l'acide acétique. Les noyaux-embryoplastiques des fibres-lamineuses, et les noyaux plus étroits des fibres-cellules, quand il s'en trouvera, comme dans la deuxième tunique des artères, indiqueront suffisamment la présence de ces éléments et la proportion dans laquelle ils existent.

VI. — TISSU ADIPEUX

83. Caractères. Le tissu adipeux forme le pannicule graisseux qui s'étend sous presque toute la peau. On ne le rencontre pas toutefois dans les endroits du corps où celle-ci est fortement colorée, aux paupières, à la verge ; en sorte que Heusinger a pu poser cette loi, qu'en général l'abondance de la graisse sous-jacente au tégument chez l'homme, est en raison inverse du développement du pigment à la surface de ce tégument. On trouve encore le tissu adipeux en masses irrégulières autour des reins et dans l'épaisseur des joues ; en petites masses pédiculées dans l'épiploon ; enfin entre une foule d'organes de l'économie. Le tissu adipeux renferme comme éléments constituants :

1° (*E. F.*) Des vésicules-adipeuses ;
2° (*E. A.*) Des fibres-lamineuses ;
3°   —   Des noyaux-embryoplastiques ;
4°   —   Une matière amorphe transparente ;
5°   —   Des capillaires.

Les vésicules-adipeuses sont réunies en groupes de dix à trente. Ces groupes sont appelés *lobules primordiaux* ; ils mesurent de

0,250 à deux millimètres de diamètre, ils sont arrondis, lenticulaires ou un peu polyédriques. Les vésicules-adipeuses qui les forment sont contiguës et ne laissent pénétrer entre elles que des capillaires. Ceux-ci dessinent autour de chaque vésicule un réseau à larges mailles, mesurant le diamètre même des vésicules, c'est-à-dire de 0,050 à 0,080. Il arrive souvent que plusieurs vésicules soient enveloppées d'un même réseau vasculaire, en sorte que quelques-unes ne sont plus au contact des capillaires (voy. n° 5). Elles sont alors un peu moins volumineuses.

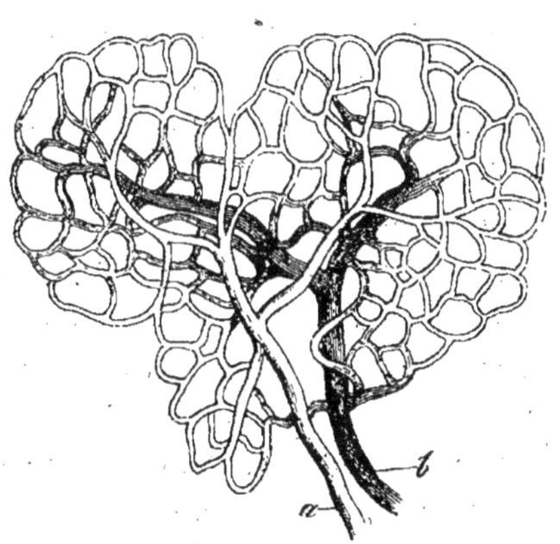

Fig. 25, d'après Todd et Bowmann. — Grossissement de 100 diamètres. — Schéma montrant la distribution des capillaires dans un lobule primordial; — *a* et *b* vaisseaux afférents et efférents.

Les autres éléments accessoires du tissu adipeux sont interposés aux lobules primordiaux; le plus important chez le fœtus, est la matière amorphe où les lobules apparaissent plongés, comme des grains de semoule dans un liquide un peu consistant.

Plus tard les lobules sont séparés par des couches de fibres-lamineuses qui entourent chacun d'eux, et forment à chacun une sorte d'enveloppe polyédrique. C'est au milieu de cette trame lamineuse qu'on retrouve chez l'adulte une très-faible proportion de matière amorphe analogue à celle du tissu adipeux du fœtus. Au reste, chez l'adulte même, le tissu adipeux qui remplit l'orbite, rappelle, tant par sa consistance et par sa couleur plus pâle, que par sa structure histologique, le tissu adipeux fœtal.

84. **Lipomes.** Les lipomes doivent être rapprochés du tissu adipeux dont ils dérivent, au même titre que les fibromes des tissus de fibres-lamineuses. Comme eux ils offrent des variétés dans la proportion de leurs éléments constituants, mais leur type général est toujours celui du tissu au sein duquel ils se dévelop-

pent ; car les lipomes paraissent être toujours de simples *hyper-
génèses locales* ; ils ne sont jamais hétérotopiques (voy n° 64).
On peut les diviser en quatre variétés :

1° Le lipome commun ;

2° et 3° Deux variétés de lipomes, qui n'ont pas encore reçu
de dénominations particulières ;

4° Le cholestéatome.

1° *Lipome commun*. C'est l'hypergénèse locale pure et simple
du tissu adipeux. Il est bon, toutefois, de rappeler que celle-ci
ne prend pas seulement naissance au milieu du pannicule sous-
cutané ou dans les endroits où la graisse est très-abondante. On
trouve ces lipomes partout où, à l'état normal, on peut découvrir des vésicules-adipeuses, même en petit nombre. Ainsi, aux
paupières, derrière le pharynx, etc.

Souvent, dans ces tumeurs, les vésicules-adipeuses sont hypertrophiées et atteignent des dimensions considérables. Elles
ont de 0,100 à 0,150 de diamètre.

Ce tissu devient quelquefois, à son tour, le siége d'une altération morbide surajoutée : il peut y avoir nécrose centrale. Alors
on ne trouve plus à l'examen anatomique qu'une masse jaunâtre, demi-huileuse, une sorte d'émulsion des principes gras contenus dans le tissu normal. C'est ce que l'on a appelé dans un
temps *suppuration*, *dégénérescence encéphaloïde* des lipomes[1].

2me *Variété*. La seconde variété de lipomes que nous considé-
rons, est constituée par un tissu composé en proportion à peu
près égale des éléments suivants :

1° Fibres-lamineuses ;

2° Corps-fusiformes ;

3° Vésicules-adipeuses.

Cette composition nouvelle a pour résultat de modifier un peu
l'aspect extérieur du tissu. Il n'est plus aussi jaune et devient
grisâtre ; il est un peu plus compacte, moins mou, moins fluc-
tuent que le tissu des lipomes communs.

La structure diffère aussi : les vésicules-adipeuses ne sont plus
réunies en lobules et les fibres-lamineuses sont directement in-

[1] CH. ROBIN, Leçons, 1859.

terposées aux vésicules. En d'autres termes, celles-ci sont éparses dans la trame de fibres-lamineuses.

3me *Variété*. Cette variété est rare. Elle est caractérisée par un tissu qui n'est que la reproduction chez l'adulte du tissu adipeux du fœtus. Il a l'aspect gélatiniforme, il est grisâtre, et l'on distingue les amas de vésicules-adipeuses sous forme de granulations un peu jaunes, plongées dans la matière amorphe qui caractérise le tissu fœtal. Ces tumeurs sont donc colloïdes, et on les a longtemps confondues sous ce nom, avec toutes celles où se trouve en grande proportion une matière amorphe peu dense (voy. n° 8).

4° *Cholestéatomes*[1]. Müller a donné ce nom à des lipomes formés de couches superposées et souvent concentriques, de vésicules-adipeuses, offrant de plus entre ces couches un dépôt d'une substance grasse, nacrée, composée de cholestérine et de stéarine.

CHAPITRE VI

SQUELETTE

85. Division. L'histoire histologique du squelette humain comprend :

1° L'étude de la moelle, où nous trouverons des éléments nouveaux qui n'entrent dans aucun des tissus que nous venons de passer en revue, et qu'il nous faudra d'abord faire connaître;

2° L'étude des os et des cartilages, formés de substances fondamentales creusées de cavités caractéristiques;

3° Enfin l'étude de la formation du tissu osseux ou de l'ossification.

---

[1] Voy. Ch. Robin, *Dictionnaire de Nysten*, 1857; article *Cholestéatome*.

I. — Moelle des os

86. Médullocelles. M. Ch. Robin a donné ce nom de médullocelles à une espèce particulière d'éléments anatomiques qui se trouvent dans la moelle des os à tous les âges, et qui paraissent en constituer l'élément figuré fondamental [1]. Les médullocelles sont des cellules, et peuvent présenter, par conséquent, les deux variétés habituelles :

1° La variété noyau libre;

2° La variété cellule.

Les *noyaux libres* sont de petits corps sphériques, à bords foncés, surtout quand le sujet est mort depuis quelque temps; ils mesurent 0,006 à 0,008 de diamètre; ils sont finement granuleux, ordinairement sans nucléole. Enfin un caractère important est leur insolubilité dans l'acide acétique; l'eau ne les modifie en rien non plus. Ces réactions négatives semblent rapprocher un peu ces noyaux des corps gras, en même temps qu'elles ne permettent pas de les confondre avec les leucocytes.

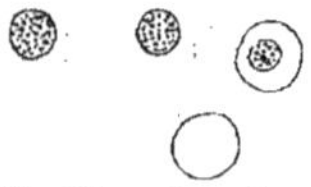

Fig. 24. — Grossissement de 350 diamètres. — Médullocelles.

Les *médullocelles de la variété cellule* sont toujours moins abondantes que les noyaux libres. Elles mesurent de 0,012 à 0,015 de diamètre; elles sont arrondies ou un peu polyédriques; le noyau occupe le centre. Le corps de l'élément est pâle, grisâtre, transparent, à contours nets et peu foncés; il renferme des granulations moléculaires, plus nombreuses au voisinage du noyau; enfin, il pâlit beaucoup quand on le plonge dans l'acide acétique.

Les médullocelles se rencontrent de très-bonne heure dans les cavités des os du fœtus. Déjà vers le soixantième ou le soixante-cinquième jour, la clavicule se creuse d'un certain nombre d'aréoles remplies par une matière amorphe peu granuleuse que parcourent des vaisseaux. C'est au sein de cette matière amorphe qu'apparaissent par genèse spontanée les médullocelles. Elles

---

[1] Voy. Ch. Robin, *Dictionnaire de Nysten*, 1857 ; article *Médullocelle*.

sont à leur naissance de près de moitié plus petites : c'est donc un élément qui grandit et se développe (voy. n° 5).

Les altérations pathologiques des médullocelles dont nous avons à parler ici ne se rencontrent guère que dans certaines tumeurs dérivées du tissu de la moelle, et dont l'histoire viendra naturellement après l'étude de celle-ci. — Dans ces tumeurs, les médullocelles de la variété noyau libre offrent souvent des contours plus réguliers qu'à l'état sain, la plupart atteignent un diamètre de 0,006 à 0,008, c'est-à-dire qu'elles sont un peu hypertrophiées. Souvent aucun de ces noyaux ne possède de nucléole, mais quelquefois on en observe un ou deux qui sont petits et brillants. — Les médullocelles de la variété cellule sont plus ou moins hypertrophiées et plus ou moins régulières. Elles ont fréquemment deux noyaux qui sont eux-mêmes hypertrophiés ou non ; dans le premier cas ils sont pourvus d'un nucléole brillant. Ces médullocelles peuvent subir la dégénérescence graisseuse et s'infiltrer de granulations jaunâtres.

87. **Myéloplaxes.** M. Ch. Robin a donné le nom de myéloplaxe (syn. *Plaque à noyaux multiples*) à un élément particulier qui contribue avec les médullocelles à former la moelle des os [1].

Même à l'état normal, la forme des myéloplaxes ne paraît avoir aucun caractère de fixité : elles peuvent être arrondies, ovalaires, triangulaires, ou bien allongées, recourbées sur elles-mêmes. Le plus souvent, elles sont limitées par un contour polygonal très-irrégulier, interrompu çà et là par des échancrures ou des incisures. Toutefois elles sont ordinairement aplaties, comme on peut s'en assurer quand elles subissent un mouvement de rotation ou d'inclinaison dans le liquide qui sert de véhicule. Leurs dimensions sont presque aussi variables que leurs contours, elles sont toujours considérables : leur plus grand diamètre oscille en général entre 0,030 et 0,060, mais il peut atteindre 0,100 et même davantage. Leur épaisseur n'équivaut ordinairement qu'à la moitié ou au quart de leur largeur ; elle peut descendre jusqu'à 0,007.

[1] Voy. Ch. Robin, *Dictionnaire de Nysten*, 1857; article *Myéloplaxe.* — Eugène Nélaton, *Mémoire sur une nouvelle espèce de tumeur des os*, 1860.

La substance de l'élément est homogène, incolore, uniformément parsemée de granulations grisâtres très-fines, solubles dans l'acide acétique, et mélangées quelquefois de granulations jaunâtres plus grosses. Dans l'épaisseur de la substance fondamen-

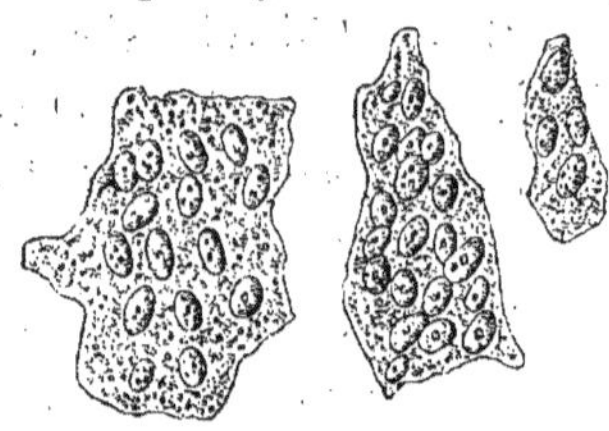

Fig. 25, d'après Lebert. — Grossissement de 200 diamètres. — Myéloplaxes.

tale sont plongés, à diverses profondeurs, de nombreux noyaux ovoïdes, transparents, mesurant de 0,007 à 0,010 de long, sur 0,005 à 0,006 de large, et renfermant habituellement un ou même deux nucléoles sphériques à centre brillant, mais point ou presque point de granulations. Quelquefois ces noyaux sont disséminés uniformément dans toute l'étendue de l'élément; d'autres fois, ils sont ramassés les uns contre les autres. Leur nombre est habituellement en rapport avec les dimensions de la myéloplaxe, mais il n'en est pas toujours ainsi. On en compte en général de 5 à 15 dans les plaques de moyenne grandeur, mais ce nombre peut varier dans ses extrêmes limites depuis 1 ou 2 jusqu'à 30 ou 40.

L'eau est sans action sur les myéloplaxes; l'acide acétique les pâlit beaucoup, en dissolvant presque toutes les granulations; les noyaux deviennent alors plus évidents. L'acide chlorhydrique rend d'abord l'élément grenu et plus foncé, les noyaux moins distincts, puis il attaque peu à peu toute la masse.

A l'état normal les myéloplaxes se trouvent plus abondamment dans la moelle du diploé et du tissu spongieux que dans celle du canal des os longs. Elles sont proportionnellement abondantes dans les premiers rudiments d'os qui se montrent chez le fœtus. A tous les âges, on les trouve surtout adhérentes aux parois osseuses mêmes du canal ou des aréoles médullaires.

A l'état pathologique le volume des myéloplaxes, déjà considérable, est encore exagéré; on le voit atteindre 0,200 et même 0,300. Souvent les noyaux sont plus nombreux et plus gros qu'à l'état normal : on en peut compter jusqu'à 60, et ils mesurent de 0,007 à 0,014; il est rare que le nucléole manque dans ces circonstances; il est ordinairement brillant, parfois très-gros; on en trouve de 0,002 de diamètre, et il tend alors à prendre une forme un peu ovoïde. — Quelquefois on observe à l'intérieur de la myéloplaxe des stries, tantôt longitudinales, tantôt périphériques, et affectant dans ce dernier cas une disposition à peu près concentrique. — On peut y voir aussi soit des granulations-graisseuses, soit des grains d'hématosine.

88. **Tissu médullaire.** Le tissu médullaire séparé partout la substance des os et des cartilages des vaisseaux qui les parcourent. Elle occupe donc dans ces deux systèmes d'organes toutes les lacunes où pénètre le sang, la cavité centrale des os longs, aussi bien que le diploé des os plats, et même les canaux de Havers. Il résulte de cette disposition que la moelle s'étend par ces conduits jusqu'à la surface externe de l'os et qu'elle se trouve par là en rapport immédiat avec le périoste.

Partout le tissu de la moelle est en contact avec la substance de l'os elle-même. Il n'y a pas de *périoste interne*.

Le tissu qui nous occupe est constitué par un nombre relativement assez considérable d'éléments. Ce sont :

1° (*E. F.*) Des médullocelles ;

2° (*E. A.*) Une matière armorphe ;

3°   —   Des myéloplaxes ;

4°   —   Des capillaires ;

5°   —   Des vésicules-adipeuses ;

6°   —   Des noyaux-embryoplastiques ;

7°   —   (Chez l'embryon) Des corps-fusiformes.

Les myéloplaxes ne se trouvent, comme nous l'avons remarqué, qu'auprès de la substance osseuse. — Les capillaires sont assez nombreux ; les mailles qu'ils forment ont environ trois à quatre fois leur diamètre, mais elles sont plus étroites au voisinage de l'os. — Les noyaux-embryoplastiques sont toujours rares dans la moelle. — Enfin les corps-fusiformes que l'on voit chez l'embryon sont des dépendances de la tunique adventice des vaisseaux.

Le tissu médullaire offre une texture extrêmement simple. Les éléments qui le constituent, de forme généralement arrondie, sont simplement juxtaposés et retenus en place par la matière amorphe. Il n'existe guère d'autre trame que celle des capillaires, insuffisante à donner aucune consistance au tissu.

La moelle, pour contenir quelquefois un nombre considérable de vésicules-adipeuses, n'est point comparable au tissu adipeux. Les fibres-lamineuses font défaut, et il résulte de là des caractères spéciaux dans la réaction au contact de l'eau : pendant que le tissu lamineux se gonfle sans se dissocier (voy. n° 74), le tissu de la moelle se dissocie sans se gonfler.

Les éléments accessoires qui rentrent dans la composition du tissu médullaire peuvent y figurer en proportion variable. Selon que tel ou tel élément domine, la moelle revêt tel ou tel aspect différent, qui forment autant de variétés. Celles-ci dépendent de l'âge, des os que l'on observe, et parfois des régions du même os ; elles se montrent suivant l'état de santé ou de maladie. Ces variétés sont au nombre de trois, on les désigne sous les noms de :

1° Moelle fœtale ;

2° Moelle gélatiniforme ;

3° Moelle adipeuse.

1° *Moelle fœtale.* La moelle fœtale (syn. *Moelle sanguine*) ne se rencontre pas seulement dans le premier âge. Elle persiste au milieu de certains os, entre autres dans le sternum et dans le sacrum ; elle y est même constante et les états morbides ne l'altèrent point. Cette moelle est rouge. Elle doit sa couleur beaucoup plus aux médullocelles qui la composent presque exclusivement qu'à une vascularité considérable. Les vésicules-adipeuses y sont rares, ou même peuvent manquer.

2° *Moelle gélatiniforme.* Cette variété est demi-transparente. Il n'y a, en général, que très-peu de vésicules-adipeuses et même qu'une faible proportion de médullocelles. C'est la matière amorphe qui domine et qui donne au tissu l'ensemble des caractères qui le distinguent. Cette variété de moelle paraît individuelle ; quelquefois elle occupe la diaphyse d'un os, pendant que les extrémités sont pleines de moelle fœtale.

3° *Moelle adipeuse.* C'est celle qu'on connaît généralement. Elle doit son nom et son aspect jaunâtre à la présence d'un grand nombre de vésicules-adipeuses ; celles-ci peuvent arriver à constituer la moitié de la masse du tissu.

89. Pathologie du tissu médullaire. Les altérations pathologiques de la moelle sont nombreuses. D'abord, selon certains états de santé ou de maladie, une des variétés que nous venons de décrire peut se substituer à l'autre. Dans beaucoup d'affections tant générales que de voisinage, la moelle des os revient à l'état fœtal. Dans les cas d'émaciation progressive, elle passe souvent à l'état gélatiniforme.

Le *tubercule infiltré* des os n'est que la suppuration du tissu médullaire. — Le *tubercule enkysté* appartient à un tout autre ordre de lésions. Les trabécules osseux se détruisent de proche en proche, pour faire place à un tissu dans lequel on trouve :

1° Une matière amorphe finement granuleuse, ferme, consistante, friable ;

2° Des granulations très-abondantes, réfractant plus ou moins fortement la lumière ; les réactifs montrent qu'elles sont de deux sortes, les unes azotées, les autres graisseuses ;

3° Des médullocelles de la variété noyau, seulement elles sont moins régulières qu'à l'état normal ; l'acide acétique les pâlit. Ce sont elles que l'on a décrites dans cette lésion, sous le nom de *corpuscules du tubercule*.

4° Des myéloplaxes.

On voit que les vésicules-adipeuses ont disparu. Enfin le nouveau tissu est peu vasculaire.

Tumeurs à médullocelles[1]. La moelle peut être le siége d'une espèce particulière de tumeurs, d'ailleurs assez rare, et due à une hypergénèse des médullocelles.

Le nouveau tissu, constitué à peu près comme la moelle, s'en rapproche tout naturellement par son aspect : il est grisâtre ou gris rosé ; sa consistance est toutefois un peu plus grande, il est friable et se réduit en fragments ou en pulpe sous la pression des doigts. Enfin il érode et détruit rapidement les tissus ambiants. On voit que tous les caractères, tant physiques que physiologiques, de ces tumeurs, étaient plus que suffisants pour leur mériter le nom d'*encéphaloïde des os*, sous lequel on les désignait autrefois. — Leur composition est encore plus simple que celle du tissu dont elles émanent. Elles renferment :

---

[1] Voy. Ch. Robin, *Dictionnaire de Nysten*, 1857 ; article *Médullocelle*.

1° (*E. F.*) Des médullocelles ;

2° (*E. A.*) Une matière amorphe finement granuleuse ;

3° — Des capillaires.

Les médullocelles appartiennent en général à la variété noyau libre ; d'autres fois, c'est la variété cellule qui prédomine. Les unes et les autres peuvent offrir toutes les altérations que nous avons signalées, en faisant l'histoire de ces éléments (voy. n° 86). Les médullocelles de la variété cellule sont en général d'autant plus altérées, qu'on les examine dans la portion la plus ramollie de la tumeur, ou la plus éloignée de la moelle saine.

La matière amorphe peut être également plus ou moins ramollie ; elle présente quelquefois, par places, une grande abondance de granulations-graisseuses qui donnent alors au tissu une teinte jaunâtre et une certaine opacité.

Les capillaires offrent en général des mailles plus irrégulières que celles de la moelle normale. Il peut arriver qu'ils se multiplient davantage sur certains points : le tissu prend alors une coloration rouge prononcée.

Tumeurs à myéloplaxes [1]. Il convient de donner ce nom aux produits pathologiques connus autrefois sous le nom d'*ostéo-sarcomes*. Beaucoup d'*epulis* se rapprochent aussi par leur composition de ces tumeurs et se trouveront en même temps décrits.

Le caractère le plus frappant du tissu des tumeurs à myéloplaxes est sa coloration sanguine, tirant sur le rouge brun. Sa consistance varie depuis celle du tissu fibreux jusqu'à celle d'une pulpe charnue ou d'une bouillie épaisse. L'examen microscopique le montre formé des éléments suivants :

1° (*E. F.*) Des myéloplaxes ;

2° (*E. A.*) Des corps-fibro-plastiques ;

3° — Une matière amorphe ;

4° — Des granulations-graisseuses ;

5° — Quelques médullocelles ;

6° — Des capillaires.

Les myéloplaxes sont tantôt adhérentes les unes aux autres et

---

[1] Voy. Cn. Robin, *Dictionnaire de Nysten*, 1857 ; article *Myéloplaxe.* — Eugène Nélaton, *Mémoire sur une nouvelle espèce de tumeur des os,* 1860.

tantôt séparées par une mince trame lamineuse. Quelquefois elles forment sous le microscope une sorte de mosaïque dont les pièces se touchent ou ne laissent entre elles qu'un espace res_treint. Elles peuvent présenter, dans leur aspect, toutes les variétés morbides que nous avons signalées en décrivant ces éléments (voy. n° 87).

Quand les tumeurs à myéloplaxes atteignent le volume du poing, on voit se produire dans toute leur étendue, ou par places seulement, des granulations-graisseuses, qui donnent au tissu, suivant leur abondance, une teinte orangée ou jaunâtre. Elles apparaissent soit dans le corps même des éléments, soit dans leurs interstices. Il peut aussi se manifester dans ces portions jaunâtres des épanchements de sang pur, et c'est alors qu'on trouve des grains d'hématosine, tant dans le corps des myéloplaxes qu'entre elles.

II. — Cartilage

90. **Généralités**[1]. Toutes les parties solides auxquelles les anatomistes ont étendu depuis longtemps la dénomination de *cartilages*, forment un groupe d'organes, un système très-naturel, et dont l'étude doit être complétement départie de celle des os. La base organique de ceux-ci est la *gélatine* pendant que les cartilages sont essentiellement formés de *chondrine*, principe immédiat très-différent du précédent. Il suit de là que, même au point de vue chimique, — sans parler des autres différences, — le cartilage n'est pas un os dépourvu simplement de particules calcaires. L'os qui succède dans maintes circonstances au cartilage est une substance nouvelle, n'ayant avec celle qui l'a précédée, qu'un rapport de succession dans le temps. Le cartilage *ne devient pas* os, il *est remplacé* par l'os.

Les cartilages nous présentent, ainsi que les os, cette particularité d'être essentiellement constitués par une substance propre creusée de cavités. Et comme ces cavités offrent selon les cartilages que l'on considère, des caractères constants, elles ont

[1] Voy. Ch. Robin, *Dictionnaire de Nysten*, 1857, article *Cartilage*.

pu servir de base à une classification très-naturelle. On distingue donc quatre espèces de cartilages :

1° Le cartilage-d'envahissement ;

2° Le cartilage-fœtal ;

3° Le cartilage-permanent ;

4° Le fibro-cartilage.

Toutes ces variétés sont formées de parties homologues. Dans toutes on trouve une substance fondamentale ; celle-ci peut être complétement hyaline, ou finement granuleuse, ou striée et d'aspect fibroïde. Dans toutes nous retrouvons les cavités caractéristiques, leur forme seule varie, on les appelle *chondroplastes*. Quant au contenu de ces lacunes, c'est toujours un liquide ; seulement celui-ci peut, à son tour, tenir en suspension des granulations jaunâtres, ou même des éléments de l'espèce cellule en nombre plus ou moins grand. Les granulations forment souvent au centre des chondroplastes de petits amas appelés depuis longtemps *corpuscules* du cartilage. Les cellules prennent le nom de *cellules-du-cartilage*. — Il importe de se prémunir contre toute confusion, les chondroplastes sont le contenant, les cellules-du-cartilage font partie du contenu.

Rien n'est plus simple à faire, en général, qu'une préparation microscopique de cartilage. Il suffit d'en couper avec un scalpel de très-minces lamelles et de les observer à la lumière transmise dans un véhicule approprié. C'est ordinairement de l'eau. Nous rappellerons seulement que, pour avoir une idée exacte de la forme des chondroplastes dont la figure n'est pas toujours symétrique autour d'un point, il sera nécessaire de faire des coupes en différents sens et de combiner les apparences offertes par elles dans chaque cas. Il faudra choisir de préférence des sujets jeunes afin de n'être pas gêné par quelque point d'ossification.

La préparation de la première variété de cartilage offre seule parfois quelque difficulté en raison du tissu lamineux très-dense qui l'environne ordinairement, et qui forme autour d'elle une gangue d'où il est assez difficile de l'isoler.

91. Cartilage-d'envahissement. A l'extrémité des fines dentelures des os de la voûte du crâne en voie de formation, à l'extrémité des diaphyses des os longs en voie de développement, à la surface des stalactites osseuses qui se forment parfois à la suite de désordres pathologiques, on peut observer une mince couche de matière hyaline appliquée comme un vernis sur la substance de l'os. C'est du cartilage-d'envahissement. Nous n'avons pas maintenant à donner l'explication de ce nom, elle viendra quand nous parlerons de l'ossification.

La substance fondamentale de cette espèce de cartilage est légèrement ambrée, jaunâtre.

Les chondroplastes sont rapprochés, ils n'ont guère que 0,010 à 0,020 de largeur en tous sens, c'est-à-dire un diamètre beaucoup plus petit que celui des cavités des autres espèces de cartilage. Ils n'ont pas de diamètre dominant aux os du crâne; ils sont un peu allongés dans les os du tronc en voie de développement. Quand on les observe au bord ou à l'extrémité de la trame où ils se forment, on ne voit sur ce bord très-mince que de simples échancrures ou des orifices qui le percent de part en part, et lui donnent un aspect aréolaire. Ce sont des chondroplastes en voie de formation.

Ils ne contiennent qu'un liquide hyalin, transparent.

92. **Cartilage-fœtal.** On appelle cartilage-fœtal (syn. *cartilage transitoire, — d'ossification*) celui qui précède les os du tronc et des membres, et qui, chez le fœtus de deux mois, forme à lui seul la charpente solide du corps, à l'exception du crâne.

La substance fondamentale est homogène. Les chondroplastes sont étroits et longs, fusiformes ou triangulaires, à angles très-aigus vers les extrémités. Ils mesurent 0,010 à 0,080, selon le diamètre observé.

Ils renferment de ces amas de granulations appelés corpuscules du cartilage, maintenus en suspension dans une matière amorphe, hyaline, qui remplit la cavité. Les granulations sont jaunâtres, toutes à peu près d'égal volume. Les amas sont plus ou moins nettement limités sur les bords, mais en général d'une manière assez diffuse; ils reproduisent à peu près la forme de la cavité, mais ne la remplissent jamais. D'autres fois, le contenu est une cellule-du-cartilage moulée sur la paroi du chondroplaste même, ou deux cellules qui l'occupent entièrement. Dans ce cas, on distingue un ou deux noyaux ; mais ils sont souvent masqués par des granulations semblables à celles des corpuscules.

Pendant les phases de l'ossification de certains os tardifs, on voit les chondroplastes allongés du cartilage-fœtal, faire place à d'autres semblables à ceux du cartilage de la troisième variété.

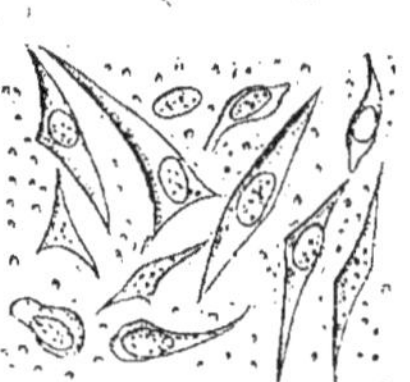

Fig. 26. — Grossissement de 250 diamètres. — Cartilage-fœtal. — On aperçoit, dans la plupart des chondroplastes, le noyau de la cellule-du-cartilage qui les remplit.

Le cartilage-fœtal naît par genèse spontanée [1].

Ce phénomène est facile à observer chez l'embryon, autour de la corde dorsale [2]. Là encore les noyaux-embryoplastiques servent de centre de développement au nouvel élément (voy. n°s 48 et 56). On voit tout à coup se déposer entre eux une substance homogène, tenace, résistante, c'est-à-dire ayant, dès cette époque, tous les caractères de la substance propre du cartilage. Celle-ci enveloppe les noyaux-embryoplastiques à une petite distance et les enferme ainsi dans les premiers chondroplastes. L'espace compris entre les parois de la cavité et le noyau demeure occupé par une certaine quantité de la matière amorphe préexistante, qui devient ainsi le corps d'un élément dont ce noyau reste le centre organique. La cellule-du-cartilage est constituée.

Les chondroplastes formés de cette manière et qu'on peut appeler primordiaux, s'agrandissent ensuite et leurs cellules augmentent proportionnellement de diamètre ; leur noyau, de son côté, reste ovoïde ou devient sphérique.

Ce mode de genèse et de développement des cellules-du-cartilage ne s'applique, bien entendu, qu'à celles des chondroplastes primordiaux. Plus tard, la substance propre s'accroît de proche en proche, les chondroplastes y apparaissent spontanément par résorption molécule à molécule, et, dans leur milieu, les granulations semblent précéder la formation des cel-

[1] Ch. ROBIN, Leçons, 1859.
[2] Et chez les mammifères qui ont un très-long coxys, à l'extrémité de celui-ci.

lules-du-cartilage : elles se rapprochent pour former d'abord les corpuscules qui ne sont peut-être qu'un stade initial de l'évolution des futurs noyaux de ces cellules.

93. Cartilage-permanent. A cette variété appartiennent les cartilages permanents de l'économie : ceux des côtes, des articulations, du nez, du larynx, de la trachée, des bronches, etc. Les cartilages tarses doivent être aussi rangés dans cette classe ; il faut seulement se rappeler que leur texture est complexe : ils ont bien à la face interne une couche de cartilage-permanent, mais celle-ci ne mesure que 0,100 d'épaisseur, et est loin de constituer tout l'organe. Le reste est formé par du tissu fibreux.

La substance propre est homogène, finement granuleuse aux côtes et dans certains cartilages pathologiques. Dans les articulations, au contraire, elle est parfois si hyaline et si transparente qu'elle échappe, pour ainsi dire, à l'observation microscopique par la lumière transmise, et qu'elle ne se laisse deviner dans le champ de l'instrument que par ses limites au milieu du véhicule.

Les chondroplastes sont arrondis, ovoïdes. Ils mesurent de 0,020 à 0,080 de diamètre. Ils sont en général plus petits dans les cartilages articulaires que dans les autres. A l'intérieur, il existe une cellule quand la cavité est petite ; plusieurs cellules, si la cavité est plus grande. Chacune a un noyau distinct, brillant. Ces cellules ne sont pas en contact immédiat avec les parois du chondroplaste ; elles en sont séparées par une matière liquide ou demi-liquide qui les isole et qui permet certains accidents de préparation très-favorables à l'étude de ces éléments. Ainsi on peut trouver des cellules-du-cartilage qui ne sont plus qu'à moitié engagées dans un chondroplaste entamé par une section heureuse et

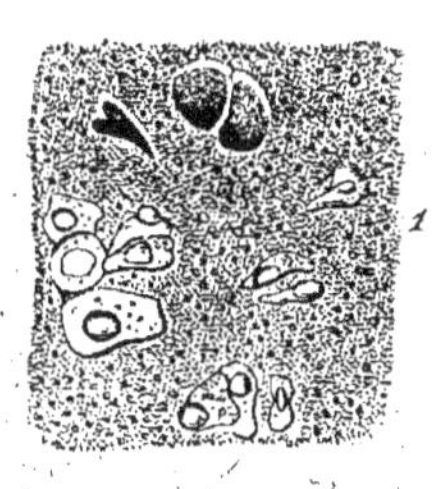

Fig. 27. — Grossissement de 250 diamètres. — 1 Cartilage-permanent ; en haut sont deux chondroplastes qui ont perdu dans la préparation leurs cellules ; — 2 Cellule-du-cartilage libre dans le véhicule.

qui font saillie au delà des limites de la substance propre ; on retrouve aussi ces cellules nageant libres dans le véhicule.

C'est dans les cellules-du-cartilage appartenant à cette variété que l'on peut observer, chez l'adulte, les différentes phases de la multiplication par scission ; c'est, en réalité, un des rares exemples chez les animaux supérieurs, où ce mode de prolifération soit manifeste et susceptible d'être démontré. Quand ce phénomène doit se produire, il commence par le corps de l'élément, qui prend la forme d'un biscuit ; le noyau primitif reste vers une extrémité, et il en apparaît un autre au delà de l'étranglement.

Tous les cartilages de cette variété peuvent s'ossifier en tout ou en partie par les progrès de l'âge du sujet ; une autre altération sénile est l'apparition d'une goutte d'huile à l'intérieur des cellules. Enfin ces cartilages peuvent se cicatriser quand les fragments sont convenablement rapprochés ; dans le cas contraire, la réunion se fait par un tissu fibreux de nouvelle formation.

94. **Fibro-cartilage.** On trouve le fibro-cartilage à l'oreille, à l'épiglotte, etc. Il existe également dans les disques intervertébraux au pourtour de la cavité centrale, et de là il envoie même des prolongements jusque dans la matière gélatineuse du centre de ces disques (voy. n° 45).

La substance propre se distingue immédiatement. Elle est fibroïde, striée. Ces stries sont onduleuses, flexueuses, enchevêtrées ; elles forment un ensemble beaucoup moins transparent que la substance propre des autres variétés. On ne reconnaît guère le cartilage qu'à ses cavités caractéristiques.

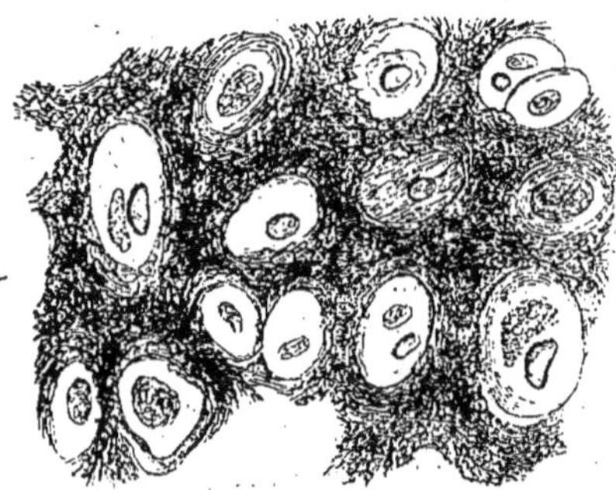

Fig. 28, d'après Kœlliker. — Grossissement de 350 diamètres. — Fibro-cartilage provenant de l'épiglotte.

Les chondroplastes sont, comme dans l'espèce précédente, ovoïdes, quelquefois sensiblement sphériques. Ils contiennent aussi, en général, moins de cellules ; rarement plus de trois ou quatre.

Il est assez fréquent de voir les cartilages costaux revêtir dans la vieillesse l'aspect du fibro-cartilage au lieu de s'ossifier ; seulement, les stries sont alors plus régulières, plus parallèles, moins enchevêtrées.

95. Tissu cartilagineux. La description du tissu de tous les cartilages de l'économie, à l'exception de ceux des côtes, est celle de la substance qui les forme, sans autre élément qu'elle-même et le contenu de ses cavités. Tout l'organe se nourrit de proche en proche aux vaisseaux du périchondre quand il y en a un. Les cartilages articulaires n'en ont pas. D'un côté, leur surface est libre et sans enveloppe ; elle est seulement un peu plus dense, et les chondroplastes y sont plus petits, plus rapprochés. L'autre face, qui regarde l'os, n'est pas plus que la première au contact des capillaires : ils arrivent seulement, à travers le tissu de l'os, au voisinage de la limite qui le sépare du cartilage, mais sans franchir ou même toucher celle-ci. En sorte que les particules nutritives ne parviennent aux cartilages articulaires qu'à travers une couche — mince, il est vrai, mais très-appréciable — de tissu osseux.

Pour les cartilages du fœtus, ils ne sont pas vasculaires non plus, tant que leur diamètre ne dépasse pas 2 millimètres. Mais en même temps que les points d'ossification apparaissent au centre, on voit, à la périphérie, les vaisseaux du périchondre pénétrer dans la substance propre : celle-ci se creuse de dehors en dedans d'excavations qui forment bientôt des canaux, et où viennent se loger enfin des capillaires. Il n'y a pas toutefois usure provoquée par le voisinage et par la pression des vaisseaux ;

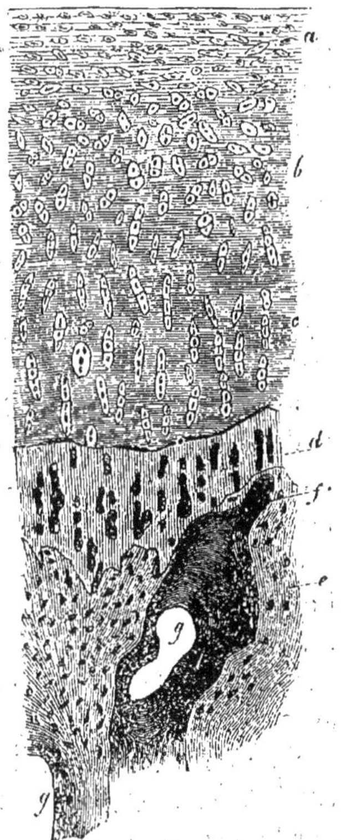

Fig. 29, d'après Kœlliker. — Grossissements de 90 diamètres. — Coupe perpendiculaire du cartilage articulaire d'un métacarpien de l'homme avec la substance osseuse attenante. — *a, b, c* cartilage ; — *e* substance osseuse, *d* légèrement modifiée au voisinage du cartilage ; — *g g* cavités occupées par la moelle et logeant dans leur extrémité *f,* les dernières anses vasculaires.

c'est un phénomène de résorption moléculaire qui se produit, analogue à celui qui donne naissance à la majorité des chondroplastes (voy. n° 92).

Il se passe chez l'adulte, à l'état pathologique, quelque chose de comparable à ces phases de l'évolution fœtale : les cartilages du larynx qui s'ossifient deviennent en même temps vasculaires.

Les cartilages costaux forment un tissu plus complexe : la substance propre, qui est en proportion énorme, est parcourue par quelques rares vaisseaux. Ils sont logés dans des canaux au milieu d'une petite quantité d'un tissu où il est facile de reconnaître tous les éléments constituants de la moelle des os (voy. n° 88).

96. Chondromes[1]. On doit réunir sous ce nom tous les tissus pathologiques qui offrent avec le cartilage une analogie plus ou moins grande. Ils forment une famille naturelle au même titre que les fibromes et les lipomes (voy. n°ˢ 80 et 84). On les rencontre sur presque tous les points de l'économie et particulièrement à l'intérieur des os, ce qui avait valu à ces tumeurs le nom d'*enchondromes*. On les trouve encore au voisinage des articulations, dans la parotide, dans la mamelle, dans le testicule, au centre de certaines tumeurs fibreuses, etc., etc.

Il est à noter que jamais ce tissu morbide n'a été rencontré adhérent à un cartilage normal. Un chondrome n'est donc jamais une hypertrophie ; c'est toujours un produit hétérotopique.

La substance fondamentale est tantôt très-dure, tantôt molle, élastique, ou presque fluctuente, au point que le tissu est colloïde. Quelquefois elle est semblable à celle du fibro-cartilage, surtout dans les régions de la parotide, à la mamelle, au testicule.

Les chondroplastes se rapprochent en général, pour l'aspect, des cavités du cartilage-fœtal. Ils peuvent contenir comme chez ce dernier :

1° Un liquide ;

2° Des corpuscules granuleux ou homogènes variant beaucoup de forme, de volume et d'apparence ;

---

[1] Voy. Ch. Robin, *Dictionnaire de Nysten*, 1857 ; article *Chondrome.*

3° Des cellules-du-cartilage.

Malgré cette ressemblance avec le cartilage-fœtal, le tissu des chondromes s'ossifie très-rarement. Il est ordinairement très-peu vasculaires : il peut même ne pas l'être du tout.

III. — Os

97. Substance propre. De toutes les parties constituantes de l'économie, la plus homogène est assurément la substance propre des os. Partout la chimie, partout le microscope la retrouvent comparable à elle-même, par sa composition, par la forme des cavités qui la caractérisent ; et cela, quelles que soient d'ailleurs les influences qui aient agi sur l'os que l'on considère, quelles que soient les altérations qu'il ait subies dans sa forme ou dans ses rapports : qu'il soit érodé par un anévrisme, qu'il s'hypertrophie, qu'il végète en stalactites, que ce soit même un os de nouvelle formation, etc., etc. [1].

Au microscope, la substance propre des os est caractérisée par une matière homogène, amorphe, granuleuse, limitant de petites cavités creusées dans cette substance propre même, et de la périphérie desquelles partent des canalicules ramifiés.

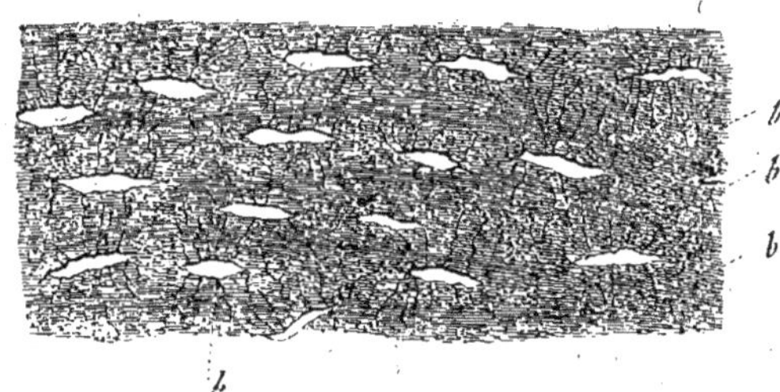

Fig. 50, d'après Kœlliker. — Grossissement de 55 diamètres. — Substance propre des os.

Ces cavités ont reçu de M. Serres le nom d'*ostéoplastes* (syn. *corpuscules des os, corpuscules noirs, ramifiés, calcaires*, etc.). Elles sont en général ovoïdes, un peu aplaties, plutôt lenticulaires. Elles mesurent en moyenne 0,020 à 0,030 de long, quoiqu'elles puissent atteindre, en particulier dans les os du crâne, jusqu'à 0,050. Leur largeur varie entre 0,006 et 0,016.

[1] Voy. Ch. Robin, *Dictionnaire de Nysten*, 1857 ; article *Ostéoplaste*.

Lorsque les ostéoplastes sont ovoïdes, le troisième diamètre est ordinairement de 0,005 ou 0,008 environ.

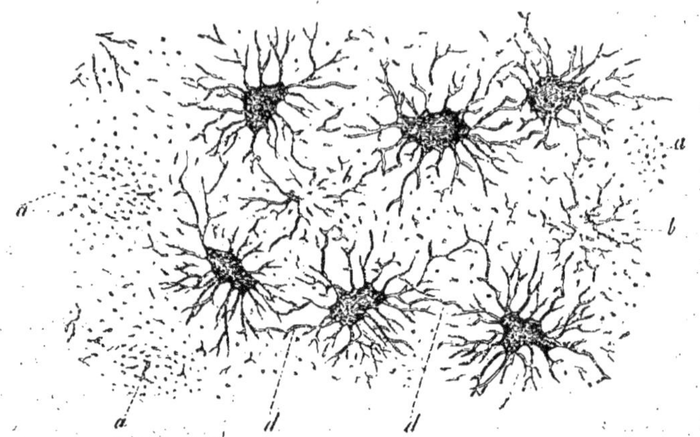

Fig. 51, d'après Kœlliker. — Grossissement de 450 diamètres. — Ostéoplastes vus sur une lamelle extrêmement fine provenant du pariétal ; — *a b* canalicules intéressés par la section selon un angle plus ou moins grand ; — *d* anastamoses des canalicules ; — dans les ostéoplastes on distingue les embouchures d'autres canalicules, figurées par des points.

La périphérie des ostéoplastes, observée convenablement, apparaît comme dentelée. Au fond de ces dentelures viennent s'aboucher des canaux extrêmement fins, qui rayonnent en tous sens autour de l'ostéoplaste, et qu'on nomme *canalicules* osseux; ils sont souvent flexueux et partout d'un diamètre à peu près égal. Celui-ci est en général inférieur à 0,001. Ils se ramifient souvent à quelque distance de l'ostéoplaste et s'anastomosent par inosculation avec les canalicules des ostéoplastes environnants. Pour les ostéoplastes voisins de la périphérie ou des cavités de l'os, ces canalicules s'ouvrent à la limite même de la substance osseuse, sous le périoste, dans le canal médullaire, dans les canaux de Havers, etc.

Les ostéoplastes et les canalicules forment donc à travers tout l'os un système lacunaire continu. Celui-ci est plein d'un liquide transparent, hyalin, que les réactifs chimiques peuvent déplacer, comme nous le verrons plus loin, et qui disparaît également par la dessiccation.

Les ostéoplastes qui apparaissent en général comme des points foncés dans les préparations microscopiques, ont été longtemps pris pour des corpuscules de matière plus dense ; c'est en France que leur véritable nature a été pour la première fois indiquée par MM. Serres et Doyère [1].

Comme le passage où est rapportée cette découverte, est un véritable modèle de méthode et d'induction microscopique, nous le reproduirons ici en entier : « Que l'on place « une lamelle de tissu osseux *sec* entre les deux lames de verre, disent ces « observateurs, et que l'on y fasse arriver une goutte « d'huile, les prétendus corpuscules prennent instantanément l'aspect de « taches opaques et noires avec un point brillant à « leur centre, entourées

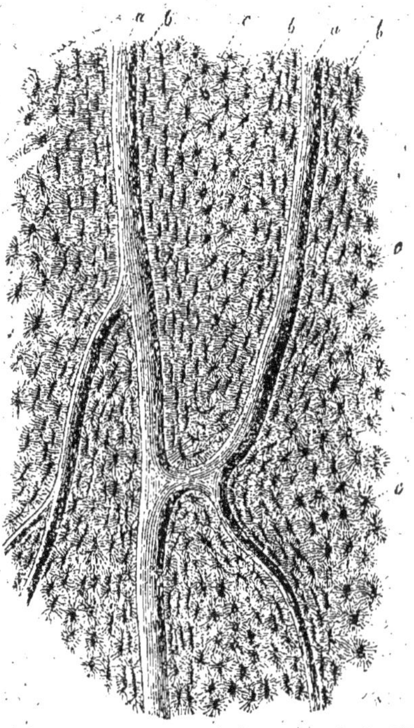

Fig. 32, d'après Kœlliker. — Grossissement de 300 diamètres. — Parcelle d'os montrant les anastomoses des canalicules d'un ostéoplaste à l'autre, et leur embouchure, dans *aa* les canaux de Havers.

« d'un inextricable réseau de lignes infiniment déliées ; et qui« conque aura étudié la réfringence des corps plongés dans « les liquides, comme moyen d'observation microscopique, pro« noncera immédiatement que, du moins dans le tissu osseux « sec, la matière des corpuscules doit être une substance d'un « indice de réfraction extrêmement différent de l'huile ; ou plu« tôt il ne craindra pas d'affirmer qu'un gaz seul peut produire « l'effet optique qu'il a sous les yeux. » C'est le lieu de rappeler ce que nous avons dit en parlant de l'observation microscopique au point de vue général (voy. n° 4) : Les autres avaient vu, MM. Serres et Doyère surent voir.

[1] *Exposé de quelques faits relatifs à la coloration des os par la garance.* Dans les *Annales des Sciences naturelles*, 1842, p. 159.

Nous renvoyons l'histoire de la genèse des ostéoplastes au moment où nous parlerons de l'ossification.

Un phénomène physiologique de la substance propre des os, qu'il faut noter avec soin, est l'activité nutritive considérable de cette masse compacte qui se renouvelle sans cesse en un temps fort court. Cette activité remarquable n'a peut-être pas été sans influence sur cette doctrine professée par certaines écoles d'Allemagne, à savoir, que les ostéoplastes et les canalicules osseux étaient le siége d'une circulation particulière. — Nous ne croyons pas que celle-ci, en admettant même qu'elle existât, puisse être assez active pour subvenir à ce renouvellement rapide de la substance propre ; cette substance constituant en effet une masse compacte solide, les canalicules dont elle est creusée conservent toujours un diamètre constant, et comme nous ne découvrons pas de force motrice qui agisse sur le liquide qu'ils renferment, il est au moins raisonnable d'admettre que dans ces tubes, les plus fins peut-être que nous connaissions, la capillarité déploie en toute liberté ses plus puissantes énergies, et immobilise absolument leur contenu. Nous croyons que la substance propre des os ne peut emprunter qu'à une circulation aussi active que celle des capillaires, de près ou de loin, les matériaux nécessaires à son incessante rénovation.

Nous avons vu que pour observer les ostéoplastes il suffisait de plonger une mince lamelle d'os sec dans l'huile. Mais les ostéoplastes des os frais, qui sont peu visibles par eux-mêmes, ont un réactif véritable : c'est la glycérine[1], dont l'action est aussi décisive qu'inattendue. En général, aussitôt que l'on porte une mince lamelle d'os frais au contact de la glycérine, il se produit un gaz dans les ostéoplastes et dans leurs canalicules ; en sorte que, sous les yeux mêmes de l'observateur, les uns et les autres passent de l'état transparent et difficile à voir, qu'ils offrent quand ils sont pleins de liquide, à celui de parties opaques, faciles à suivre en tous leurs détails, comme dans l'os sec quand l'air les a remplis à la longue. Il est important, pour provoquer

---

[1] Voy. Ch. Robin, *Note sur les cavités caractéristiques des os.* Dans les *Mémoires de la Société de biologie*, 1856, p. 181.

cette précieuse réaction, d'agir sur des os frais, et il ne faut pas oublier non plus, que ces gaz, instantanément développés au contact de la glycérine, se retirent avec le temps, et qu'après deux ou trois jours, ils ont partout fait place au véhicule qui les avait fait naître.

Le séjour de la lamelle osseuse pendant quelques minutes dans l'eau, avant qu'on remplace celle-ci par la glycérine, ajoute encore à l'intensité du phénomène. La réaction devient presque instantanée. Elle est toujours plus lente et moins décisive sur les os du fœtus.

98. **Tissu osseux**. Quand le fragment d'os, dont on se propose d'examiner la structure, est une de ces lamelles minces si fréquentes dans l'économie : quelque trabécule de la substance spongieuse, la lame papyracée de l'ethmoïde ou quelque autre portion d'os analogue ; en un mot, quand ce fragment ne mesure pas plus de 0,100 d'épaisseur environ, on le trouve uniquement formé de la substance propre que nous venons de décrire.

Quand, au contraire, la région du squelette envisagée atteint de plus grandes dimensions, alors on y observe une structure spéciale qu'il nous reste à examiner, et un plus grand nombre d'éléments accessoires.

Cette structure est surtout régulière dans la diaphyse des os longs. Si l'on pratique sur quelque os de ce genre une coupe perpendiculaire à l'axe, que l'on prélève sur cette coupe une lame assez fine pour être observée à la lumière transmise, et qu'on l'examine avec un grossissement moyen de 60 à 80 diamètres, voici ce que l'on voit : d'abord un certain nombre d'orifices régulièrement taillés, ronds ou un peu ovales, puis, entre eux, des zones de substance propre, mesurant en général de 0,007 à 0,009 d'épaisseur, disposées parallèlement les unes aux autres et séparées par des lignes de démarcation qui peuvent être d'une grande netteté.

Les orifices ne sont autre chose que les sections des canaux de Havers, dont la direction générale, dans la diaphyse, est, comme on sait, parallèle à celle de l'os. Les zones représentent la coupe d'autant de minces lames de substance osseuse.

Celles-ci sont de deux ordres : les unes concentriques aux canaux de Havers, les autres concentriques à l'os lui-même. —

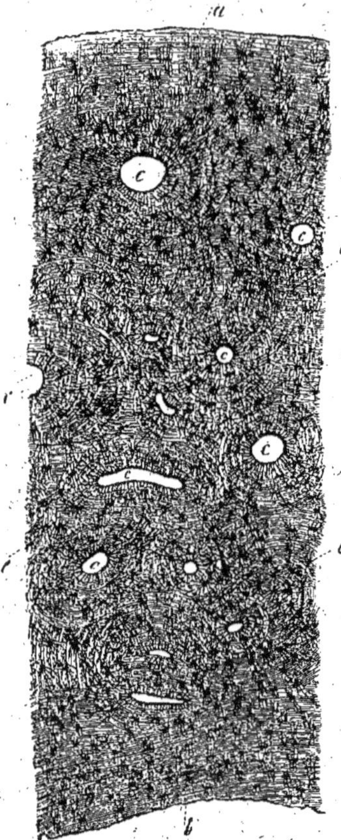

Fig. 55, d'après Kœlliker. — Grossissement de 90 diamètres. — Segment d'une tranche horizontale d'un métacarpien; — *a b* systèmes de lamelles externes et internes concentriques à l'os ; — *c* canaux de Havers avec leurs systèmes propres ; — *cc* systèmes incomplets.

On peut, en effet, s'assurer que chaque canal de Havers est entouré d'un certain nombre de cylindres emboîtés les uns dans les autres, et qui forment ainsi un système indépendant ; mais celui-ci n'est pas, en général, régulier : le plus souvent les couches les plus internes sont seules continues autour du canal de Havers ; celles de la périphérie sont ordinairement interrompues par quelque système voisin ; tous empiètent plus ou moins les uns sur les autres, de manière à ne laisser entre eux aucune lacune, et à former une masse compacte. — D'autre part, les surfaces de l'os, tant périostique que médullaire, sont engendrées par deux autres systèmes de lamelles, qui ne sont plus concentriques aux canaux de Havers, mais bien à l'os et, par conséquent, parallèles à sa surface; elles recouvrent les précédentes, et masquent en même temps, de ce côté, les irrégularités des petits systèmes sous-jacents.

Les ostéoplastes imitent la même disposition régulière que les lamelles osseuses. Les plus voisins des canaux de Havers ou de la superficie de l'os prolongent, comme nous l'avons dit, leurs canalicules jusqu'à la limite même de la substance osseuse, et sont partout ainsi en contact avec les tissus ambiants.

Les canaux de Havers sont parcourus par des vaisseaux capillaires. Entre eux et la substance propre se trouve toujours une petite quantité de tissu médullaire (voy. n° 88) ; on retrouve le même tissu accompagnant les mêmes vaisseaux dans les aréoles du tissu spongieux ; enfin l'histoire du développement des os longs montre que leur cavité centrale n'est, à tout prendre, qu'un canal de Havers plus grand que les autres : elle ne doit et ne peut être interprétée autrement.

Aux abords des cartilages articulaires, les canaux de Havers s'avancent jusqu'à une certaine distance d'eux, mais sans les atteindre (voy. n° 95) ; ils se terminent en cul-de-sac dans la substance propre de l'os lui-même. Dans ce cul-de-sac, le capillaire afférent fait une anse et reprend, pour le retour, une direction parallèle à lui-même. On y remarque seulement de petites dilatations variqueuses, qui donnent un aspect tout spécial au système vasculaire de ces régions.

Nous avons vu qu'il n'y avait pas de périoste interne (voy. n° 88). Le périoste externe, dont les vaisseaux contractent avec ceux de l'os de nombreuses anastomoses, est du tissu fibreux et a été décrit comme tel (voy. n° 76).

On étudiera avec fruit la texture d'un os sur de minces tranches taillées tour à tour dans différents sens. Il sera bon de ne pas employer un trop fort grossissement : 70 à 80 diamètres suffiront généralement. Les lames de la substance osseuse deviennent surtout appréciables sur des os qui ont été privés de leurs sels calcaires par l'acide chlorhydique étendu, qui sont restés longtemps exposés à l'air, ou qu'on a calcinés. Dans ces différents cas, on voit la substance propre, ou ce qu'il en reste, se séparer couche par couche, et sur des os dépouillés de leurs sels calcaires on peut même démontrer l'existence de ces lames avec la pince.[1]

IV. — OSSIFICATION

99. Division. L'ossification du squelette n'a pas lieu dans toute son étendue par un seul et même procédé. Nous retrou-

[1] KŒLLIKER, *Éléments d'histologie humaine*, § 94.

vons ici cette loi dont nous avons déjà parlé, à savoir que la Nature, pour arriver à un même but, peut suivre, en organisme, deux ou plusieurs voies, et que l'identité du résultat n'entraîne pas nécessairement l'identité dans le procédé employé par elle (voy. n° 5). Ce principe trouve même si largement son application dans l'histoire du tissu qui nous occupe, que nous verrons dans la plupart des os du squelette leur substance se former par deux modes d'ossification différents qui se succèdent dans le temps et dont le résultat total est un produit absolument homogène.

L'os peut prendre naissance de trois manières ; en d'autres termes, nous aurons à décrire trois modes d'ossification :

1° L'ossification par substitution ;

2° L'ossification par envahissement ;

3° L'ossification immédiate ou spontanée.

100. Ossification par substitution. Ce mode est le plus général. C'est ainsi que prennent naissance tous les os du tronc et la plupart des os de la base du crâne, c'est-à-dire : les condyles occipitaux, l'apophyse basilaire, les condyles de la mâchoire et la partie des branches ascendantes qui les supporte. Enfin c'est encore ainsi que s'ossifient partiellement ou totalement les cartilages costaux, ceux du larynx et même les cartilages articulaires[1].

On sait que tous les os du tronc sont, à une époque, remplacés chez le fœtus par des cartilages ayant à peu près la même forme et en tous cas ayant la même signification organique. Puis ces cartilages, à un moment donné, cèdent leur place à un os de même forme qui se *substitue* à eux (voy. n° 90). De là même est venu le nom de ce mode d'ossification. Voici comment se passent les phénomènes qui le caractérisent :

A une époque où les vaisseaux n'ont pas encore pénétré dans le cartilage (voy. n° 95), on voit celui-ci devenir, dans un ou dans plusieurs points, moins transparent. Ce changement est dû à un dépôt qui se forme, de granulations calcaires, à bords foncés, noirâtres, pendant que le centre est plus clair. Ce dépôt une fois

____

[1] Voy. BROCA, *Rapport annuel sur les travaux de la Société anatomique de Paris*, 1851.

formé, grandit également dans tous les sens, quelle que soit d'ailleurs la forme de l'os. Les granulations gagnent de proche en proche et donnent quelquefois naissance à des traînées assez longues, mais elles n'ôtent pas encore au cartilage toute sa transparence ; bientôt elles augmentent, les rayons de lumière transmis par le miroir du microscope, brisés sur toutes ces surfaces, n'arrivent plus que difficilement à l'œil. Celui-ci ne perçoit qu'un ensemble granuleux, foncé, opaque, difficile à étudier. Toutefois, à une époque plus avancée, cet ensemble redevient peu à peu homogène par la fusion de toutes ces granulations en une seule masse, et il recouvre une partie de sa transparence ; c'est quand la gélatine, unie à un certain nombre de principes calcaires, a tout à fait remplacé la chondrine (voy. n° 90).

Quant à la vascularité, elle n'apparaît que vers la dixième ou la onzième semaine, bien après que la substance osseuse a commencé à se substituer au cartilage, et ne suit nullement un développement parallèle (voy. n° 95). Au reste, les cavités qui se forment par résorption moléculaire intéressent aussi bien la substance de l'os naissant que celle du cartilage.

En même temps que le dépôt terreux, sont apparus les premiers ostéoplastes aux dépens des chondroplastes, dont ils ne sont qu'une métamorphose. A mesure que le dépôt s'avance dans la substance propre du cartilage entre les chondroplastes qui se trouvent alors disposés en séries à peu près perpendiculaires à la surface d'ossification, on voit ces chondroplastes et les cellules-du-cartilage qu'ils contiennent, subir une évolution qu'il nous reste à décrire.

Ces dernières deviennent irrégulières et poussent des prolongements sur leurs bords, ce qui leur fait un contour anguleux. La teinture d'iode rend ces irrégularités encore plus manifestes : elle donne aux cellules qui sont le siége de cette altération, une vague ressemblance avec les ostéoplastes vus à l'état frais ; mais il est facile de se convaincre par l'emploi de la glycérine, qui rend le tout transparent, que ces deux manifestations organiques n'ont rien de commun, et que ce sont les chondroplastes mêmes qui forment directement les ostéoplastes, tandis que les cellules-du-cartilage, après s'être modifiées comme nous venons de le dire, s'atrophient [1].

Plus on se rapproche de la substance osseuse déjà formée, plus les cavités du cartilages semblent se rétrécir, moins leurs bords paraissent nets. Mais ce n'est là probablement qu'une apparence due à l'état granuleux de la substance où elles sont à cette époque. Ce qui est vrai, c'est que leur contenu, quel qu'il soit, s'atrophie et disparaît même entièrement vers le milieu de cette zone plus foncée qui n'est déjà plus le cartilage et qui n'est pas encore la substance homogène de l'os. Puis, à partir de ce moment, la cavité se rétrécit en réalité, elle diminue de diamètre sur tous les sens et prend des bords de plus en plus nets, foncés, presque noirâtres.

A cette époque, l'ostéoplaste mesure de 0,018 à 0,025 de diamètre. Vers cette époque aussi, on voit apparaître à sa périphérie de petites incisures ou fissures noirâtres, généralement simples, quelquefois bifurquées à leur extrémité : ce sont les canalicules osseux. Pendant que l'ostéoplaste diminue de diamètre, la longueur de ceux-ci augmente, leurs ramifications se multiplient et vont s'anastomoser avec les canalicules des ostéoplastes voisins. Un peu plus tard, les ostéoplastes ont encore diminué, ils ne mesurent plus guère que 0,010 à 0,014 de diamètre, mais ils ne sont pas encore aussi uniformes qu'ils le seront par la suite ; ils sont ovoïdes, légèrement allongés, quelquefois sphéroïdes ou anguleux, en raison des orifices élargis par lesquels s'abouchent les canalicules dans leur intérieur. Les ramifications de ces derniers sont aussi moins fines, moins flexueuses, moins parallèles qu'elles ne le deviendront sur l'os arrivé à l'état parfait.

Quand l'ossification est complète dans le cartilage primitif, quand celui-ci a fait place à un os de même forme et de même volume, quand le périchondre est devenu périoste, l'os va continuer de croître encore, mais par un procédé tout nouveau : la substance osseuse qui s'ajoutera à celle dont nous venons d'étu-

---

Voy. Ch. Robin, *Note sur les cavités caractéristiques des os ;* dans les *Mémoires de la Société de Biologie*, 1856, p. 181.

dier la formation, quoique identique à elle, résultera d'un mécanisme de production tout différent.

L'os formé comme nous venons de le dire, arrivé au point où nous nous arrêtons, a reçu de M. Kœlliker le nom d'*os primaire*.

101. Ossification par envahissement. Ce mode d'ossification succède parfois, comme nous le verrons, au précédent ; mais il appartient en propre aux os des parois et de la voûte du crâne, ainsi qu'aux os de la face. Il est caractérisé par ce fait que la substance osseuse se substitue à une trame de cartilage-d'envahissement (voy. n° 91), à mesure même que celle-ci se forme. Les régions du squelette où on l'observe exclusivement sont : la partie écailleuse du temporal et l'arcade zygomatique, l'anneau tympanique, les petites ailes du sphénoïde et la partie mince des grandes ailes, l'ethmoïde, les cornets, tous les os de la face, le maxillaire inférieur moins les condyles et les branches qui les supportent.

A peine la trame cartilagineuse qui représente à l'origine chacune de ces parties du squelette, est-elle apparue comme un point très-limité au milieu des tissus ambiants, qu'elle est aussitôt envahie par les particules calcaires dans son centre ; le cartilage s'étend de proche en proche, mais le dépôt terreux grandit comme lui de proche en proche et gagne partout entre les chondroplastes, ne se laissant déborder que par une mince couche de cartilage-d'envahissement, qui forme à sa surface comme une sorte de vernis.

L'os en cours de croissance par ce procédé est irrégulier : il offre sur ses bords des sortes de digitations ou de *processus* longs de 0,250 à deux millimètres, et n'ayant pas plus de 0,175 à 0,750 de large. A l'extrémité de ces *processus* on retrouve la mince couche de cartilage-d'envahissement qui précède toujours la substance osseuse au sein des tissus ambiants. — L'aspect de ces digitations, vues à un faible grossissement, est celui-là même que présenteront plus tard les incisures des os du crâne, et en particulier celles de l'angle inféro-postérieur du pariétal : ces irrégularités ne reconnaissent pas d'ailleurs d'autre origine.

Les chondroplastes du cartilage-d'envahissement deviennent,

comme ceux du cartilage-fœtal, l'origine des ostéoplastes qui se montrent dans les os formés par envahissement ; seulement ils sont peu nombreux dans ce cas, parce que les chondroplastes du cartilage-d'envahissement ne se multiplient jamais et même s'atrophient parfois. — Tant que le dépôt phosphatique est récent et encore grenu, les bords de l'ostéoplaste ne montrent ni incisures, ni ramifications ; ils sont aussi moins nettement dessinés que dans le mode précédent d'ossification.

L'ossification par envahissement succède, pour les os du tronc et des membres, à l'ossification par substitution, qui ne représente pour eux qu'une phase initiale de développement. On retrouve, en effet, dans les articulations diaphysaires la substance osseuse recouverte de cette même couche mince de cartilage-d'envahissement, celle-ci se propageant toujours en avant en même temps qu'elle fait place derrière elle à la substance osseuse. Il en résulte que ces articulations, tant qu'elles existent, ont les plus grands rapports de constitution avec les sutures crâniennes.

Vers le quatrième mois, alors que ce travail est en pleine activité, on voit les capillaires pénétrer du tissu osseux dans le cartilage non encore ossifié, en traversant la couche granuleuse où s'opère la transformation. — Le procédé par lequel naissent les canaux qui logent ces capillaires est d'ailleurs partout identique à lui-même : ils apparaissent par résorption moléculaire de la substance (voy. n° 95).

102. Ossification immédiate. Dans cette désignation, le mot *immédiat* est pris dans son sens étymologique : c'est la formation de l'os sans intermédiaire, sans préexistence d'aucun cartilage. M. Ch. Robin croit ce mode d'ossification très-accessoire, très-limité ; M. Kœlliker, au contraire, n'admet pas l'ossification par envahissement pour les os du crâne, et les voit tous se former d'après le procédé que nous allons décrire.

Nous avons dit que l'os qui se développe par envahissement, s'avançait à travers la trame qui lui sert de matrice, précédé d'une mince couche de cartilage ; mais celle-ci, en général, n'existe qu'à l'extrémité de la digitation ou du *processus*, et ne s'étend même pas sur ses côtés. — Cependant cette digitation croît en largeur aussi bien qu'en longueur sans qu'on puisse découvrir aucune trace de cartilage sur ses faces latérales. Il y a plus, les *processus* du même os s'envoient de l'un à l'autre des sortes de traverses qui les joignent d'espace en espace, et qui forment ainsi des mailles destinées à devenir plus tard des lacunes du diploé ou des canaux de Havers. Or ces traverses osseuses s'avancent spontanément dans les tissus sans y être jamais précédées d'aucun cartilage.

Les ostéoplastes apparaissent dans ce mode d'ossification comme de légers enfoncements à la surface de la substance osseuse de nouvelle formation. Ces dépressions deviennent de plus en plus profondes, et avant même qu'elles soient converties en cavités closes, on voit déjà les incisures se former sur leurs parois.

103. Étude de l'ossification[1]. Pour étudier l'ossification, il est un réactif qui ne le cède à aucun autre : c'est la glycérine ; il faut seulement avoir soin de lui laisser le temps d'imbiber la substance osseuse. On devra donc, après avoir fait une coupe mince intéressant à la fois l'os, le cartilage et le tissu intermédiaire, la plonger dans le réactif entre deux verres, se borner à constater si elle est dans des conditions favorables à l'étude, et en remettre l'observation attentive au lendemain ou même à deux jours. — On verra alors que la réplétion des ostéoplastes par le gaz (voy. n° 97) n'a lieu qu'à 0,300 environ du cartilage, c'est-à-dire à la distance même où commencent à se montrer les ostéoplastes complétement développés ; tandis qu'à partir de ce niveau jusqu'au cartilage, la substance osseuse offre, par suite de son état granuleux, l'opacité dont il a été question plus haut, et ne renferme que des ostéoplastes en voie d'évolution, conduisant graduellement aux chondroplastes normaux. Ceux-ci ne sont jamais remplis de gaz par l'action de la glycérine.

104. Pathologie de l'ossification. Les os wormiens ne sont rien autre chose que le résultat de l'apparition d'un point d'ossification anormal mais semblable aux autres, dans la matrice fibreuse qui sert de berceau aux os de la voûte du crâne ; ils

[1] Voy. Ch. Robin, *Note sur les cavités caractéristiques des os ;* dans les *Mémoires de la Société de biologie,* 1856, p. 181.

se développent d'après les mêmes lois que leurs voisins, c'est-à-dire par envahissement.

Par quelque influence à nous inconnue, il peut arriver que le tissu fibreux qui sépare les revêtements cartilagineux de deux os du crâne voisins en voie de croissance, s'atrophie et disparaisse; alors les deux surfaces cartilagineuses se rencontrent et se soudent; la conséquence naturelle de ce phénomène est l'ossification de la suture et l'arrêt du développement ultérieur de la cavité du crâne, qui ne forme plus qu'une seule pièce solide. Le cerveau, qui continue de tendre à grandir dans un espace désormais trop étroit, se trouve comprimé, il s'atrophie, et cette lésion qui dépend en principe du système fibreux, cause en dernière analyse l'idiotie de l'individu qui en est atteint. Telle est au moins la théorie que M. Virchow a donnée de la microcéphalie et des lésions intellectuelles qui en sont la conséquence.

Dans la formation du *cal*, ou cicatrice des os, la succession des phénomènes que l'on observe ne diffère pas essentiellement des procédés ordinaires de l'ossification [1]. La régénération commence immédiatement, si les fragments d'os qui sont appelés à se souder, sont restés au contact l'un de l'autre; sinon, il y a résorption préalable des tissus qui les séparent. — Le premier phénomène de réparation que l'on observe, est l'épanchement entre les fragments, et dans une certaine profondeur du canal médullaire, d'une matière amorphe, finement granuleuse, quelquefois légèrement striée, enfermant des noyaux-embryoplastiques: ceci se passe au septième jour environ.

Dans l'épaisseur même de cette matière amorphe ou fibroïde se produit alors du cartilage qui en prend vite la place, et qu'il est toujours facile de reconnaître à ses caractères: c'est du cartilage-d'envahissement (voy. n° 91) ou du cartilage-fœtal (voy. n° 92); seulement, dans celui-ci, les chondroplastes sont ordinairement moins allongés que chez le fœtus. Vers le dixième ou le douzième jour, la substitution est complète. Bientôt même le cartilage s'étend plus loin que ne faisait cette substance fibroïde qui l'a précédé; il pénètre jusque sous le périoste, dans une certaine étendue.

[1] Cu. Robin, Leçons, 1859.

Puis, à un moment donné, mais qui peut varier selon des circonstances encore mal définies, on voit apparaître au centre de ce cartilage un ou deux points osseux, qui s'envoient parfois des ramifications de l'un à l'autre; c'est une ossification par substitution qui se manifeste.

Quand le cartilage est à peu près complétement ossifié, les choses changent : l'ossification se continue par envahissement, et le cal osseux prend ainsi des proportions que n'avait jamais eues le cal cartilagineux.

C'est encore par envahissement que se forment les cals irréguliers, les stalactites des articulations dans les tumeurs blanches, et des vertèbres dans le mal de Pott. Toutes ces expansions osseuses qu'on met à découvert sur le cadavre, n'ont jamais été précédées à aucune époque d'un cartilage de même forme.

Les phénomènes qui se passent dans les ostéoplasties, dont nous avons vu faire à M. Langenbeck, à Berlin, un procédé opératoire journalier, son encore peu connus au point de vue histologique.

M. Ollier a montré que, dans ce cas, l'os hétérotopique offre dans son mode d'apparition la même variété que les os normaux. Tantôt il est précédé d'un cartilage (ossification par substitution), tantôt il se développe spontanément (ossification immédiate) [1].

M. Ollier attribue la régénération de l'os à la présence, à la face interne du périoste, d'éléments embryoplastiques, tant de la variété noyau que de la variété cellule ; l'on a vu, du reste, que c'était les mêmes éléments qui servaient, chez l'embryon, de centre d'évolution aux premiers rudiments du cartilage, — Il faut aussi se demander si, dans les cas de régénération, l'os hétérotopique ne reconnaît pas pour point de départ quelque particule de substance osseuse, difficile ou même impossible à voir parce qu'elle n'est pas assez considérable pour contenir un ostéoplaste, et que l'opérateur enlève mécaniquement à la face profonde du périoste qu'il transporte. Ce ne serait plus,

[1] Voy. OLLIER, *Recherches expérimentales sur la production artificielle des os;* dans le *Journal de la physiologie,* 1859, p. 1.

dans ce cas, une genèse osseuse qui se manifesterait, ce serait des particules préexistantes de substance osseuse qui se développeraient purement et simplement.

CHAPITRE VII

SYSTÈME NERVEUX.

105. Division. Le système nerveux est d'une étude histologique difficile, en raison de la continuité de certains de ses éléments à travers toute l'économie, en raison même de la nature de ces éléments. Nous allons nous trouver, en effet, dans cette étude, comme dans celle des muscles volontaires qui viendra plus loin, en présence d'éléments anatomiques d'un genre tout particulier. Jusqu'ici, tous ceux que nous avons passés en revue, étaient des corps simples, indivisibles sous le rapport morphologique, véritablement élémentaires et fonctionnant comme tels. Nous allons avoir à décrire dans ce chapitre et dans le suivant certains fragments de l'organisme complexes, formés de l'union de deux, de trois ou d'un plus grand nombre de parties, toutes douées de propriétés propres, et dont chacune est en réalité un élément. Et cependant c'est l'ensemble qui fonctionnera dans la mécanique du corps comme un élément; l'union physiologique sera même si grande entre toutes ces parties composantes, que l'une ne pourra guère être atteinte sans que les autres ne souffrent immédiatement. Sans doute, en se plaçant à un point de vue élevé, cet ensemble fonctionnant solidairement devrait être considéré comme un organe; on lui laisse toutefois le nom d'élément, auquel on ajoute seulement la qualification de complexe.

Et dans le système nerveux ce n'est pas même des éléments complexes nettement définis que nous aurons à étudier. Chacun d'eux dans sa course à travers l'organisme va pouvoir nous offrir une structure plus ou moins compliquée, selon le lieu de l'économie où on l'observera.

On voit que l'homogénéité du système nerveux, comme le remarque M. Virchow, n'est qu'apparente. — Au milieu de ce dédale nous suivrons la marche que nous nous sommes partout imposée, procédant du connu à l'inconnu, du simple au composé, sans plus nous inquiéter des divisions, d'ailleurs très-naturelles à un autre point de vue, que reconnaît l'anatomie descriptive.

Nous étudierons d'abord la substance grise, puis la substance blanche céphalo-rachidiennes, enfin le tissu même des nerfs et des organes qu'ils présentent sur leur parcours. Partout, nous ferons précéder l'étude de ces tissus, de celle des éléments qui les composent quand ceux-ci nous seront encore inconnus [1].

I. — Substance grise

106. Myélocytes [2]. On appelle myélocytes (syn. *granules du cerveau, noyaux de cellules de la substance grise, noyaux et cellules propres du tissu cérébral et de la rétine*, etc.) des éléments anatomiques que l'on rencontre exclusivement dans la substance grise des centres céphalo-rachidiens et dans la rétine, ainsi que dans certaines productions pathologiques qui émanent de l'une ou de l'autre.

Ce sont des éléments de l'espèce cellule ; ils offrent donc à étudier les deux variétés habituelles :

1° Les myélocytes de la variété noyau libre ;

2° Les myélocytes de la variété cellule.

Les *myélocytes de la variété noyau libre* sont toujours plus abondants que les autres. Ce sont de petits corps granuleux, sphériques ou un peu ovoïdes. Ils mesurent 0,005 à 0,006, rarement 0,008 de diamètre ; leur contour est nettement, fortement accentué, beaucoup plus que dans les médullocelles (voy. n° 86) ;

---

[1] Nous regrettons vivement de ne pouvoir faire profiter nos lecteurs d'un travail très-étendu de M. Luys, présenté dans ces derniers temps à l'Académie des sciences, mais qui n'a point encore été publié.

[2] Voy. Ch. Robin, *Dictionnaire de Nysten*, 1857 ; article *Myélocyte*.

les granulations sont aussi plus nettes et plus foncées. — L'acide acétique resserre ces noyaux, et rend leurs granulations encore plus noires, pendant que le même acide ne modifie pas les médullocelles. — Un nucléole est exceptionnel.

Les *myélocytes de la variété cellule* mesurent environ 0,008 de diamètre dans les tissus normaux, c'est-à-dire que leur ligne de contour est très-rapprochée du noyau ; leur forme est en général sphérique ou légèrement polyédrique. La substance du corps, peu abondante, est pâle et transparente, parsemée de granulations très-fines et peu nombreuses, avoisinant le noyau. — L'acide acétique la fait disparaître presque entièrement.

Les myélocytes offrent, quand on les étudie, un certain nombre de variétés qu'il n'est pas toujours facile de rattacher à un état pathologique. — Les noyaux peuvent s'hypertrophier et avoir alors un nucléole. Les cellules sont parfois en plus grande proportion qu'à l'état normal. Elles peuvent avoir deux noyaux ou même en manquer : ou bien ce sont les granulations moléculaires qui ont augmenté dans le corps de l'élément au point de masquer plus ou moins complétement le noyau.

Les myélocytes naissent par genèse spontanée au milieu de la substance amorphe et granuleuse qui est, chez l'embryon, le premier linéament des centres céphalo-rachidiens [1]. — Les myélocytes ont, dès lors, la taille et les dimensions qu'ils doivent toujours conserver.

On ignore tout de leurs fonctions.

La mort du sujet entraîne une altération rapide du corps des cellules, pendant que le noyau résiste bien plus longtemps et se prête très-facilement à l'observation microscopique. Il suffit, pour procéder à celle-ci, de porter sous l'objectif une mince parcelle de substance grise que l'on étendra avec la pointe d'un scalpel dans une goutte d'eau. On la prendra de préférence au cervelet, où elle se montre plus abondamment pourvue de myélocytes que partout ailleurs, et surtout au voisinage de la substance blanche cérébelleuse.

107. Cellules-nerveuses. Les cellules-nerveuses sont des élé-

---

[1] Ch. Robin, Leçons, 1859.

ments qui se trouvent, comme les myélocytes, dans la substance grise des centres céphalo-rachidiens et, comme eux aussi, dans la rétine.

Ce sont de petits corps qui répondent assez mal au nom de cellules : nous ne le conservons qu'à défaut d'un meilleur ; leur forme est variable : tantôt ils sont assez régulièrement sphériques ou ovoïdes, tantôt ils sont irréguliers, comme polyédriques ou étoilés. Leur diamètre n'est guère plus constant que leur figure : ils mesurent en général de 0,020 à 0,050. Ils sont partout également denses, et n'ont pas de paroi. La substance qui les compose est uniformément granuleuse, quelquefois elle contient des amas de granulations-graisseuses. Ordinairement, ces éléments ont un noyau sphérique ou légèrement ovoïde, de 0,012 à 0,020 de diamètre, avec un nucléole jaunâtre, brillant, que l'action de la glycérine semble encore faire ressortir et rendre plus transparent.

De la périphérie des cellules-nerveuses sphériques ou ovoïdes, des angles de celles qui sont polyédriques, partent des expansions en nombre variable, rarement moins de deux, rarement plus de cinq. Ces cellules-nerveuses à prolongements prennent le nom de cellules *polaires* : on dit *bipolaires*, *multipolaires* si elles en ont deux ou plusieurs, *apolaires* si elles n'en ont pas.

Ces expansions sont très-grêles, grisâtres ; on peut s'assurer facilement qu'elles sont en continuité immédiate de substance avec la cellule-nerveuse ; qu'elles n'en sont qu'un prolongement simple et absolument homogène. Une partie de ces expansions se divisent dichotomiquement dans la substance grise un certain nombre de fois, et les der-

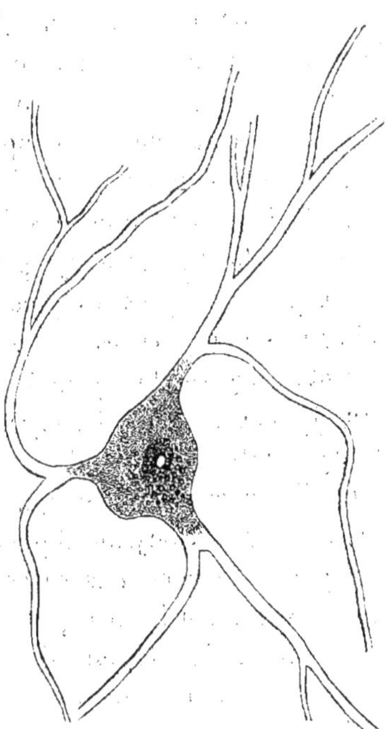

Fig. 34. — Grossissement de 350 diamètres. — Cellule-nerveuse provenant de la substance ferrugineuse qui forme le plancher du sinus rhomboïdal.

nières branches de cette ramification s'anastomosent avec celles des cellules voisines.

Ces prolongements, que nous nommerons dès à présent « axes » (syn. *Cylinder axis, cylindre-axe, bandelette primitive*), paraissent en général aplatis, rubannés plutôt que cylindriques. Leur nombre pour une seule cellule-nerveuse est ordinairement proportionnel au volume de celle-ci. Il en est de même pour leur diamètre, qui peut varier de 0,002 à 0,008. Quant à la longueur de ces axes, il est impossible de rien préciser. Nous venons de voir que les uns n'allaient que d'une cellule-nerveuse à une cellule voisine ; les autres paraissent s'étendre à travers toute l'économie, dont ils relient les différents points aux centres céphalo-rachidiens.

Les cellules-nerveuses ont été divisées en trois groupes auxquels on a donné par induction des noms que ni l'expérience, ni l'observation directe ne sont encore venus confirmer d'une manière satisfaisante. On les appelle :

1° Cellules-nerveuses motrices ;

2° Cellules-nerveuses sensitives ;

3° Cellules-nerveuses sympathiques.

Les premières sont les plus volumineuses. C'est d'elles aussi qu'émanent les axes les plus gros et les plus nombreux : on en compte en général de trois à cinq. On trouve ces cellules surtout dans les cornes antérieures de la moelle, au lieu même d'émergence des racines antérieures ou motrices. De là est venu à ces éléments leur nom, qui ne repose, comme on voit, que sur une donnée physiologique probable.

Les cellules-nerveuses sensitives sont plus petites. Elles ne donnent guère naissance qu'à deux ou à trois axes assez minces. On les voit en grande abondance dans les cornes postérieures de la moelle, et les nerfs des racines sensitives semblent en provenir.

Les cellules-nerveuses sympathiques doivent également leur nom à des rapports de même ordre que l'on a cru découvrir. Elles sont petites comme les cellules sensitives, mais elles ne donnent en général naissance qu'à deux axes : elles sont bipolaires. On ne les rencontre guère que dans la moelle et dans la protubérance annulaire.

Étude. Quand on veut procéder à l'étude des cellules-ner-veuses, il faut d'abord avoir présent à l'esprit qu'elles s'altèrent très-rapidement. On devra donc prendre des cerveaux et surtout des moelles fraîches. C'est dans les cornes antérieures où sont les plus grosses, qu'il faudra les rechercher d'abord. On portera de minces lamelles de substance grise sous le microscope, mais en prenant toute précaution pour ne pas écraser les cellules. On se servira comme véhicule d'une dissolution de soude très-étendue, qui aura l'avantage de rendre transparentes certaines parties du milieu organique où sont plongés les éléments qu'on se propose d'observer. On pourra aussi rechercher les cellules-nerveuses sur des pièces que l'on aura fait macérer dans la liqueur suivante :

Acide chrom   liquide. . . .   3
Eau. 100

C'est un mélange excellent pour conserver toutes les parties du système nerveux, dont on est forcé de remettre à quelque temps l'étude, toujours longue et pénible.

Physiologie. L'apparition des cellules-nerveuses dans le cen-tre céphalo-rachidien de l'embryon est postérieure à celle des myélocytes amorphe primordiale (voy. n° 106), comme à l'ori-gine, elles se manifestent dans la matière amorphe comme un noyau semblable à celui qu'elles auront plus tard, avec un nu-cléole brillant, le tout environné d'une très-mince couche de sub-stance, qui n'est autre chose que le corps naissant de l'élément.

Les axes paraissent se développer d'abord indépendamment des cellules-nerveuses sur des noyaux-embryoplastiques, comme centre d'évolution, à la manière des fibres-lamineuses (voy. n° 48), et des fibres-cellules (voy. n° 56). Ce n'est que plus tard qu'ils se soudent à l'élément dont ils doivent faire désor-mais partie inhérente.

Des fonctions des cellules-nerveuses nous ne connaissons que fort peu de chose ou même rien. Ce sont elles, selon toute appa-rence, qui jouissent exclusivement dans le cerveau de la faculté de coordonner par *la pensée* les deux autres facultés, *la sen-sibilité* et *la motricité*, qui forment avec elle l'apanage du sys-tème nerv   (voy. n° 5).

Altérations. Chez le vieillard, les cellules-nerveuses de l'encéphale se chargent quelquefois d'une quantité énorme de granulations-pigmentaires [1].

Nous ne savons d'ailleurs presque rien sur les altérations pathologiques que peuvent subir ces éléments. Et, pourtant, elles sont sans doute aussi variées que les lésions de la sensibilité, de la motricité ou de la pensée, que les cliniciens rapportent au cerveau. Car, à l'égard de la pensée, comme de toute autre propriété de la matière organisée, l'esprit se refuse à concevoir une altération fonctionnelle *sine materia*. Un organisme normal ne peut fonctionner que normalement. Toute fonction qui ne se fait pas ou qui se fait mal, suppose nécessairement une altération chimique, physique, morphologique, etc…, peu importe, accessible ou non à nos moyens de connaissance actuels, peu importe, — mais qui est.

108. Tissu de la substance grise. La substance grise des centres céphalo-rachidiens, qu'il ne faut pas confondre avec celle qui compose certaines régions du grand sympathique, est formée par la réunion des éléments suivants :

1° Une matière amorphe finement granuleuse;

2° Des myélocytes;

3° Des cellules-nerveuses;

4° Les axes qui en émanent;

5° Des capillaires.

Il est très-difficile d'étudier la texture de la substance grise et de s'en rendre un compte exact. Dans l'encéphale, voici quelle est l'idée générale qu'il faut s'en faire : au voisinage de la substance blanche sont les cellules-nerveuses avec les axes qui en sortent. — De ceux-ci, les uns se rendent directement dans la substance blanche où nous les retrouverons sous le même nom; les autres se dirigent en sens opposé et se bifurquent. Une partie de leurs branches s'anastomosent avec celles des cellules voisines, et établissent ainsi entre ces éléments des communications directes. Une autre partie des branches de bifurcation se replient, viennent passer entre les cellules-nerveuses mêmes

[1] Kœlliker, *Éléments d'histologie humaine*, § 55.

d'où elles proviennent, dans une direction parallèle aux axes qui plongent directement dans la substance blanche, et se comportent désormais comme eux.

Dans la moelle, les différentes variétés de cellules-nerveuses (voy. n° 107) offrent cette particularité qu'elles s'anastomosent suivant deux directions : les supérieures avec les inférieures, dans le sens de la longueur de l'organe ; et en même temps chacune transversalement avec ses voisines, en sorte que les anastomoses ont lieu, même d'un côté à l'autre de la moelle, à travers la commissure grise.

Les myélocytes sont inégalement répandus : c'est dans la substance grise du cervelet qu'on les trouve en plus grande abondance. Leur disposition y est aussi particulière. Ils sont, au voisinage de la substance blanche, disposés par couches parallèles à celle-ci et superposées ; ces couches sont séparées par des étages de substance amorphe, sans mélange de myélocytes.

Nous rappellerons que les vaisseaux capillaires de la substance grise sont munis d'une paroi adventice (voy. n° 70).

Quant au développement de la substance grise, ses différents éléments apparaissent dans l'ordre suivant : 1° la matière amorphe ; 2° les myélocytes ; 3° les cellules-nerveuses ; 4° les axes.

109. Pathologie. La substance grise peut être le point de départ d'un certain nombre de tumeurs connues sous différents noms, tels que : *tubercule, induration, cancer du cerveau,* etc., etc... Les myélocytes sont l'élément fondamental de tous ces tissus, dans lesquels ils sont seulement unis à une proportion plus ou moins grande de matière amorphe finement granuleuse. — Ces tumeurs sont plus fréquentes au cervelet, où nous avons vu que les myélocytes étaient plus abondants qu'ailleurs. — Quand elles dépendent de la substance grise de la moelle, elles font saillie au dehors dans le sillon des racines postérieures, c'est-à-dire là même où la substance grise rachidienne arrive jusqu'à la périphérie du cordon nerveux.

C'est dans ces productions pathologiques que l'on rencontre le plus ordinairement les diverses altérations élémentaires dont nous avons parlé en faisant l'histoire des myélocytes.

110. Glande pinéale. Cet organe, qui semble dépendre de la substance grise, contient des concrétions calcaires, appelées quelquefois *acervules*. Elles sont formées de couches concentriques, elles ont une surface lisse ou bosselée, sont souvent réunies en groupes, et deviennent alors visibles à l'œil nu. Parmi les sels entrant dans leur composition, on trouve surtout du carbonate et du phosphate de chaux, un peu de phosphate ammoniaco-magnésien et un peu de carbonate de potasse. Quand on a fait dissoudre ces sels dans les acides, les concrétions laissent une légère trame organique de même forme qu'elles, et offrant les mêmes lignes concentriques [1].

II. — Substance blanche

111. Substance-médullaire. Nous avons vu que les ramifications des cellules-nerveuses, quand elles ne s'anastomosaient pas entre elles, se dirigeaient vers la substance blanche voisine.

Au moment où l'axe, libre jusque-là dans la matière amorphe de la substance grise, abandonne celle-ci, il se trouve tout à coup revêtu d'une sorte de fourreau ou de manchon formé d'une substance spéciale à laquelle nous donnerons, dès à présent, le nom de « substance-médullaire, » quoique ici elle remplisse l'office d'enveloppe au lieu d'être contenue à l'intérieur d'un tube comme son nom semble l'indiquer, et comme nous la retrouverons plus tard (syn. *contenu, tube médullaire; substance blanche,* Schwann ; *gaîne médullaire,* Rosenthal et Purkyné ; *moelle nerveuse,* Kœlliker).

La substance-médullaire est blanche à la vue, amorphe, homogène, visqueuse. M. Kœlliker la compare à de la térébenthine. Elle paraît se rapprocher des matières grasses, et réfracte comme elles fortement les rayons lumineux. — Quand on l'examine à la lumière transmise, on la voit partout limitée par un double contour ; c'est là une propriété inhérente à elle-même, et ce double contour ne représente nullement la ligne de démarcation entre l'axe et la gaîne qui l'enveloppe. Ce qui le prouve, c'est que si la substance-médullaire vient à former

[1] Voy. Ch. Robin, *Dictionnaire de Nysten,* 1857 ; article *Acervule.*

dans le véhicule des gouttelettes indépendantes, celles-ci montrent toutes, qu'elles soient grandes ou petites, la même apparence.

Après la mort, sous l'influence du froid, de l'eau, de la plupart des acides et d'une foule d'autres réactifs, la substance-médullaire se modifie promptement et toujours de la même manière. Cette modification consiste essentiellement dans une sorte de diffusion : la substance-médullaire qui, d'ailleurs, n'est retenue que par sa propre viscosité, perd sa forme cylindrique, elle s'étend par places, elle forme des sortes de varicosités plus ou moins régulières. Ou bien elle abandonne

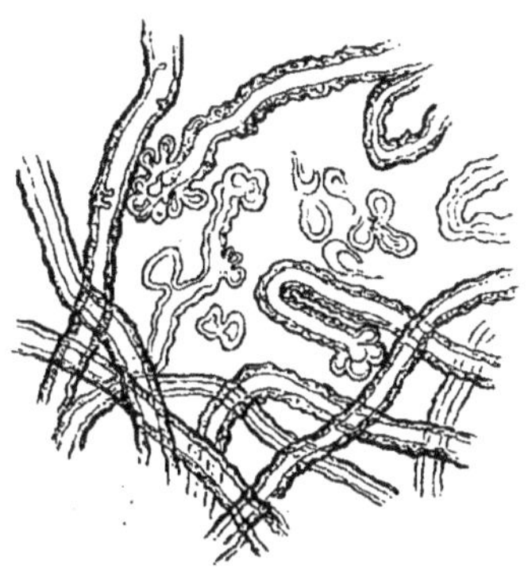

Fig. 35, d'après Lehmann. — Grossissement de 550 diamètres. — Diffusion de la substance-médullaire après la mort.

l'axe, et donne naissance à ces gouttelettes à double contour dont nous venons de parler.

La substance-médullaire ne joue, selon toute apparence, qu'un rôle accessoire à côté des axes qui sont l'élément nerveux par excellence ; elle semble seulement destinée à les isoler. Toutefois, il est plus que probable que l'intégrité de la substance-médullaire est essentielle à l'intégrité fonctionnelle de l'axe qu'elle enveloppe.

112. Tubes-nerveux-des-centres. L'axe et la substance-médullaire qui l'entoure, forment ensemble un véritable élément anatomique complexe, que nous appellerons « tube-nerveux-des-centres ». Dans ces tubes, l'épaisseur de la gaîne est en général à peu près égale au diamètre de l'axe central, en sorte que le diamètre de l'élément nerveux est triplé. — L'axe central est complétement masqué, et la double ligne de contour des tubes est indépendante de sa présence (voy. n° 111).

Les plus larges tubes-nerveux-des-centres atteignent en général 0,009 à 0,012 de diamètre, celui des plus minces n'excède pas 0,004 à 0,006. — On a conservé à l'une et à l'autre de ces variétés les noms de tubes moteurs et de tubes sensitifs sans que l'observation soit venue confirmer entièrement cette manière de voir. Elle s'appuie en grande partie sur l'origine des axes larges ou minces, et nous avons vu plus haut (voy. n° 107) que la division des cellules-nerveuses en motrices et en sensitives n'était, de son côté, que toute hypothétique.

Le développement des tubes-nerveux-des-centres est en général peu connu : on sait seulement que l'axe apparaît avant sa gaîne de substance-médullaire.

Pour bien voir les tubes-nerveux-des-centres, on peut porter sous le microscope une parcelle de la substance blanche qui forme le plancher du quatrième ventricule. Les tubes larges y sont abondants, seulement ils sont ordinairement variqueux, quelquefois même moniliformes, et présentent en un mot toutes les altérations cadavériques que nous avons indiquées en parlant de la substance-médullaire.

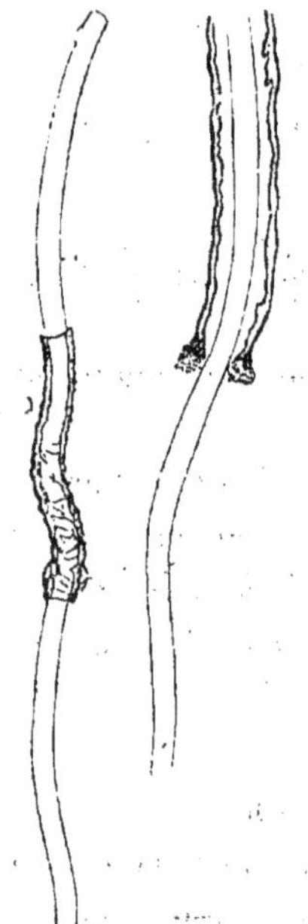

Fig. 36, d'après Kœlliker. — Grossissement de 450 diamètres. — Deux tubes-nerveux-des-centres traités par l'acide chromique ; — la substance-médullaire entoure encore partiellement les axes.

On aura recours, pour étudier les rapports de la substance-médullaire et des axes dans les tubes-nerveux-des-centres, aux préparations durcies par l'acide chromique, qui permettent de voir les gaînes, de substance-médullaire se détacher par place des axes qu'elles laissent libres, ou former, sur un point de la longueur de ceux-ci, une sorte de petit manchon très-favorable à l'observation.

La coction dans l'alcool absolu, que recommande M. Kœlliker, met également en évidence les axes au bout d'un temps très-court, la substance-médullaire se séparant souvent sur une très-grande étendue. — Le sublimé, l'acide gallique, l'iode, et une solution iodée d'acide iodhydrique, donnent aussi de bons résultats [1].

[1] H. KŒLLIKER, Éléments d'histologie humaine, § 114

113. Tissu de la substance blanche. Il faut joindre ici à la substance blanche des centres céphalo-rachidiens le tissu des nerfs optiques, auditifs et olfactifs, qui offrent avec elle une analogie complète.

Ces différentes parties de l'économie doivent leur aspect blanc et leur couleur mate à la substance-médullaire des tubes qui les composent presqu'à l'exclusion de tout autre élément. Elles renferment :

1° (E. F.) Des tubes-nerveux-des-centres ;

2° (E. A.) Une matière amorphe ;

3° — Des capillaires ;

4° — Des corps-amyloïdes.

Les tubes sont constitués, comme nous l'avons dit, seulement par l'axe et par le cylindre de sub-stance - médullaire qui le revêt. On trouve les plus lar-ges dans les fais-ceaux antérieurs de la moelle ; les tubes minces , au con-traire, dans la voûte à trois piliers , au cervelet , dans le corps calleux.

La matière amor-phe est plus ou moins abondante , selon le lieu d'ob-servation ; c'est au milieu d'elle que sont plongés les corps-amyloïdes aux endroits que nous avons indiqués en traitant d'eux (voy. n° 22), c'est-à-dire au-dessous de l'épendyme, dans la cloison transparente et au-dessous de la bandelette cornée.

Fig. 37, d'après Kœlliker. — Grossissement de 550 diamètres. — Tubes-nerveux-des-centres extrêmement fins provenant de la périphérie de la substance blanche du cerveau.

Les vaisseaux capillaires offrent, comme ceux de la substance grise, une gaîne adventice (voy. n° 70).

Pour étudier la structure de la substance blanche des centres nerveux, et en particulier de la moelle, on doit commencer par faire durcir dans l'acide chromique étendu la région que l'on veut observer. Au bout de quelques semaines, on peut y pratiquer alors des coupes minces en différents sens. On les fait tremper pendant vingt-quatre heures dans l'eau distillée, puis on les imbibe avec une solution de carmin qu'on a ainsi préparée : on dissout une certaine quantité de carmin très-pur dans l'ammoniaque, on laisse le flacon à l'air sans le boucher, et l'on ajoute un peu d'acide acétique, pour neutraliser en partie l'ammoniaque.

Quand les minces tranches ont été suffisamment imbibées par cette solution de carmin, on les traite par un nouveau liquide ainsi composé :

> Acide acétique. 1
> Alcool. 3

qui jouit de la propriété de les rendre transparentes. On les laisse pendant vingt-quatre heures dans l'alcool absolu, et enfin on les lave à l'essence de térébenthine : ces deux dernières préparations pour dissoudre la substance-médullaire. Ce procédé, assez compliqué du reste, est celui de M. Lockhart Clarcke[1].

114. Pathologie. Dans la maladie désignée sous le nom de *tabes dorsalis*, M. Virchow trouve, en même temps que différentes lésions des nerfs périphériques, une altération spéciale des cordons postérieurs de la moelle au voisinage et dans toute la profondeur du sillon postérieur. Dans cette région, la substance de le moelle devient grisâtre et transparente ; l'analyse microscopique n'y laisse plus voir que des tubes altérés, plongeant dans une grande abondance de matière amorphe, et celle-ci renferme en même temps un grand nombre de corps amyloïdes[2].

---

[1] Voy. CORNIL, *Sur quelques procédés de préparations microscopiques.* Dans les *Archives générales de médecine*, février 1863.

[2] VIRCHOW, *la Pathologie cellulaire*, leçon XIII.

III. — Nerfs périphériques

115. Enveloppe-propre. En dehors des centres nerveux, à partir du point d'émergence des nerfs périphériques, on retrouve dans les éléments nerveux les parties constituantes des tubes-nerveux-des-centres c'est-à-dire l'axe et la substance-médullaire, mais ces parties sont revêtues en plus d'une enveloppe-propre, à l'intérieur de laquelle se trouve, par conséquent, la substance-médullaire qui justifie ainsi de son nom.

L'enveloppe-propre (syn. *membrane limitante*, Valentin; *gaîne membraneuse*, Philippeaux et Vulpian) des éléments nerveux est très-mince et cependant très-résistante, très-transparente, à peine granuleuse, c'est dire qu'elle est toujours difficile à voir. Chez le fœtus, on y trouve de place en place des noyaux inclus, qui sont jaunâtres.

116. Tubes-nerveux. Les tubes-nerveux périphériques sont donc des éléments anatomiques complexes formés par la réunion de trois éléments anatomiques simples :

1° L'axe ;

2° La substance-médullaire ;

3° L'enveloppe-propre.

A l'intérieur de l'enveloppe-propre, l'axe et la substance-médullaire conservent l'aspect général qu'ils ont dans les centres ; cette dernière se présente encore avec ses doubles contours, qui n'accusent pas plus ici l'épaisseur à peu près insensible de l'enveloppe-propre, qu'ils n'accusaient dans les tubes-nerveux-des-centres la limite de l'axe.

Ces tubes-nerveux ainsi constitués sont susceptibles de se bifurquer. — Cela se voit très-bien vers la terminaison d'un grand nombre de nerfs; mais il est très-probable que des bifurcations pareilles doivent aussi se rencontrer parfois sur d'autres points du trajet d'un certain nombre de tubes-nerveux. — Cela semble au moins ressortir de quelques hasards heureux d'observation et de quelques faits pathologiques : quand, par exemple, une excitation tout à fait locale provoque instantanément une sensation synchrone dans un autre point de l'économie, comme cela se voit quelquefois, il paraît naturel de conclure à une bifurcation de l'élément nerveux, puisqu'il localise à deux

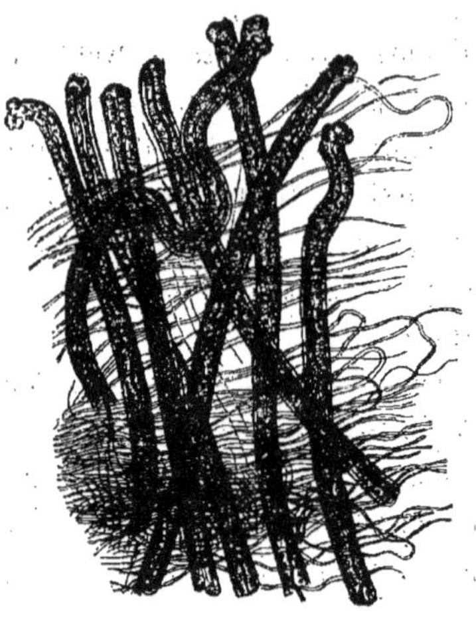

Fig. 38, d'après Follin. — Grossissement de 300 diamètres. — Tubes-nerveux périphériques au milieu de fibres-lamineuses.—On voit s'écouler à l'extrémité des tubes la substance-médullaire.

places une excitation unique. L'anastomose d'un certain nombre de tubes-nerveux périphériques les uns avec les autres est aussi un fait probable.

Après la mort, la substance-médullaire des tubes-nerveux périphériques, contenue dans une membrane résistante, ne peut plus diffluer sur les parties latérales des tubes et leur donner l'aspect variqueux comme elle faisait dans les centres, mais elle s'épanche encore parfois à leur extrémité en grosses gouttes. — Généralement, elle subit sur le cadavre, dans cet espace restreint où elle est renfermée, une modification spéciale de sa constitution physique : elle se distribue en gouttelettes allongées, en globules plus ou moins gros, qui se disposent, qui s'entassent confusément entre l'axe et l'enveloppe propre. Il en résulte une sorte d'aspect grumeleux ou de coagulation très-nettement visible, surtout sur les tubes larges, et qui permet de très-bien les suivre au milieu des tissus ambiants.

117. Étude des éléments nerveux. Un véritable service qu'a rendu l'histologie aux sciences naturelles, c'est de détruire pièce à pièce ces maladies fonctionnelles, ces altérations *sine materia* qui tenaient autrefois tant de place dans la pathologie. Aujourd'hui, qu'on sait que tout élément nerveux se compose de trois éléments juxtaposés, combinés, si l'on admet, — ce qui semble plausible, — qu'un seul de ces éléments composants altéré puisse apporter une gêne ou une entrave aux fonctions du tube-nerveux, on comprendra qu'un nerf puisse n'offrir à l'œil nu aucune lésion apparente, et cependant être très-malade.

Aussi l'étude des tubes-nerveux a-t-elle pris, dans ces derniers temps, une importance capitale, et presque chaque anatomiste est-il venu tour à tour proposer quelque nouveau procédé pour observer telle ou telle de leurs parties constituantes; car il faut à la fois se rendre compte de l'état de l'enveloppe-propre, de la substance-médullaire et de l'axe.

Pour étudier ces différentes parties, il sera bon de choisir d'abord quelque racine motrice ou sensitive de la moëlle, et non un cordon mixte, où les difficultés de préparation sont plus grandes en raison de l'adjonction d'éléments nouveaux dont nous aurons à parler plus loin. — On pourra prendre également les racines de la plupart des nerfs crâniens, surtout des nerfs moteurs oculaires et des spinaux. Là même on distingue parfois l'enveloppe-propre du tube-nerveux sans le secours d'aucun réactif.

L'alcool et l'éther découvrent en général l'axe avec une grande netteté. On peut les employer à froid sur des nerfs encore vivants, recueillis dans les salles de chirurgie sur les tumeurs enlevées, sur les membres amputés, etc. Dans ces cas, l'effet de l'alcool et de l'éther n'est complet qu'au bout d'un certain temps; mais on a la ressource de la coction dans l'alcool absolu : celle-ci enlève une notable portion de la substance-médullaire, et, si l'on fait bouillir ensuite un instant les tubes-nerveux dans l'acide acétique, l'axe et l'enveloppe-propre autour de lui demeurent on ne peut plus visibles.

La solution iodée d'acide iodhydrique, appliquée également sur des tubes frais, rend immédiatement la substance-médullaire grumeleuse, et permet de voir non-seulement de longs fragments d'axes isolés, mais encore un grand nombre de tubes-nerveux dans lesquels cet axe resté en place est devenu très-évident et le plus souvent un peu onduleux[1]. — On retrouve le même aspect sur des tubes-nerveux conservés pendant plusieurs semaines dans la glycérine.

On peut encore obtenir d'excellentes préparations d'axes avec la solution ammoniacale de carmin dont nous avons parlé plus

____

[1] Cornil, *Sur quelques procédés de préparations microscopiques;* dans les *Archives générales de médecine,* février 1863,

haut (voy. n° 113). On colore avec elle un peu d'eau où l'on fait macérer pendant deux ou trois jours les nerfs que l'on veut étudier, jusqu'à ce qu'ils soient rouges. Les axes prennent alors au microscope la même couleur [1].

Pour voir l'enveloppe-propre, Czermak recommande l'emploi de nerfs traités par le bichlorure de mercure, où l'on peut souvent la distinguer très-bien. — Un mode de préparation meilleur est de traiter les tubes-nerveux par l'acide nitrique fumant, et d'y ajouter ensuite de la potasse caustique. Sous l'influence de ces réactifs, on voit la substance-médullaire s'écouler du tube sous forme de petites gouttes; l'axe se dissout, et il ne reste plus que la gaîne vide colorée en jaune.

M. Sappey plonge un fragment de nerf dans un mélange de quatre parties d'eau et d'une partie d'acide azotique, et le fait bouillir quelque temps. Le fragment est devenu jaunâtre et sa consistance est faible; on en détache un faisceau, le plus fin possible; quelques gouttes d'acide acétique ou d'alcool déposées sur lui achèvent de dissocier les tubes-nerveux, qu'on isole encore mieux en les comprimant légèrement. Ce procédé permet de distinguer à la fois les trois éléments qui forment le tube [2].

118. **Fibres-de-Remak.** La genèse et le développement des tubes-nerveux périphériques ne nous sont pas beaucoup mieux connus que ceux des organes nerveux centraux. Toutefois, des trois éléments constituant le tube-nerveux, c'est le plus externe, c'est-à-dire l'enveloppe-propre qui précède les autres [3]. — Là où doit se constituer un nerf, on voit, dès les premiers temps de la vie embryonnaire, apparaître des fibres un peu aplaties, larges de 0,003, à bords nets, réguliers, parallèles; elles sont pâles, grisâtres et parsemées de très-fines granulations; çà et là elles offrent des noyaux elliptiques, parfois aussi larges qu'elles-mêmes, et longs de 0,012 environ; ces noyaux sont finement granuleux et sans nucléole. Les éléments nerveux ainsi constitués prennent le nom de « fibres-de-Remak » (syn. *fibres*

H. Kœlliker, *Éléments d'histologie humaine*, § 114.
Sappey, *Société de biologie*, juillet 1862.
Voy. Ch. Robin, *Dictionnaire de Nysten*, 1857; article *Nerveux*.

ganglieuses, Remak ; *fibres grises* ou *gélatiniformes, fibres nerveuses à noyau*).

Pendant une longue période de la vie intra-utérine, les nerfs périphériques de l'embryon ne présentent que des fibres-de-Remak mélangées de fibres-lamineuses. Le nerf cubital, jusqu'au cinquième mois, n'est pas autrement constitué. Cet état, qu'on peut appeler embryonnaire, persiste pendant toute la vie dans les filets du grand sympathique ; c'est là qu'il faut rechercher les fibres-de-Remak chez l'adulte, où elles jouent, sans aucun doute, un rôle physiologique important.

En effet, leur distribution constante et spéciale dans certains filets du grand sympathique qui ont une action motrice bien déterminée, tels que les filets carotidiens entre autres ; leur absence non moins régulière dans les filets blancs, qui, comme le grand splanchnique, paraissent dépourvus de cette même action ; tout cela porte à considérer les fibres-de-Remak de l'adulte comme des organes de motricité involontaire.

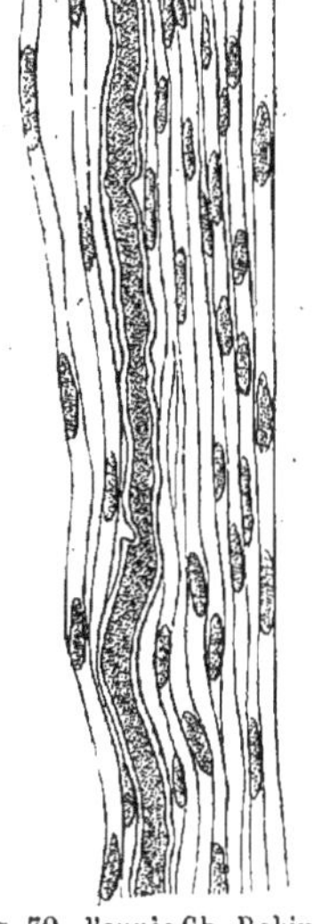

Fig. 39, d'après Ch. Robin.— Grossissement de 300 diamètres. — Fibres-de-Remak ; — au milieu d'elles est un tube-nerveux.

Chez l'embryon, dans le développement ultérieur des fibres-de-Remak, on les voit perdre leurs noyaux, se creuser d'une cavité qui en occupe toute la longueur ; et dans cette cavité apparaît un axe. On peut facilement étudier celui-ci avec l'acide acétique, qui l'attaque moins que l'enveloppe-propre dérivée directement de la fibre-de-Remak. — Enfin, entre l'axe et cette enveloppe-propre se montre en dernier lieu la substance-médullaire, qui s'interpose aux deux autres éléments préexistant.

119. Corpusculés-ganglionnaires. Un certain nombre de tubes-nerveux périphériques présentent, sur un point de leur trajet, un renflement particulier qui a reçu le nom de « corpuscule-ganglionnaire, » et qu'il nous reste à étudier.

Les corpuscules-ganglionnaires ne sont pas des dilatations pures et simples des tubes-nerveux, ce sont des éléments nouveaux également complexes, et dont les différentes parties sont en continuité avec deux des éléments constituants des tubes-nerveux.

On distingue dans un corpuscule-ganglionnaire une paroi et un contenu solide.

Le contenu du corpuscule-ganglionnaire est une cellule-nerveuse (voy. n° 107). Comme telle, elle est manifestement en continuité de substance aux deux extrémités du corpuscule avec l'axe du tube-nerveux sur le trajet duquel est situé ce corpuscule. — La plupart de ces cellules-nerveuses des ganglions sont en effet bipolaires (voy. n° 107).

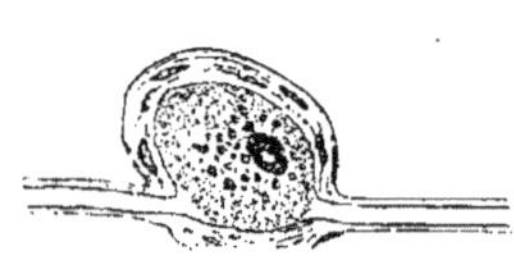

Fig. 40. Grossissement de 250 dia-mètres. — Corpuscule-ganglion-naire.

La paroi du corpuscule est, de son côté, en continuité de substance avec l'enveloppe propre du tube; elle a, selon les cas, 0,008 à 0,012 d'épais-seur. Elle est homogène, finement granuleuse, striée, comme fibroïde, sans être fibreuse, et parsemée de petits noyaux dans son épais-seur.

La cellule-nerveuse, continuation de l'axe; la paroi du cor-puscule, continuation de l'enveloppe propre, sont cependant en contact immédiat, et ne sont séparées par rien qui rappelle la gaîne de substance-médullaire. Celle-ci s'interrompt subite-ment à la limite du corpuscule, et ne reparaît qu'au delà, quand le tube-nerveux se reconstitue.

Tous les corpuscules-ganglionnaires ne sont pas simplement bipolaires, il peut en exister un plus ou moins grand nombre dans un ganglion, qui soient multipolaires; et ceci explique comment les cordons nerveux qui émanent d'un ganglion peu-vent présenter une masse plus considérable que les racines de ce même ganglion.

Il existe peut-être aussi d'autres éléments du même ordre qui sont simplement unipolaires. Pour M. Kœlliker, ceux-ci forme-raient même la plus grande partie des ganglions, et explique-raient non moins naturellement l'excès de masse des cordons efférents; le célèbre professeur de Würzburg les compare à de petits cerveaux fonctionnant en toute indépendance du centre cérébro-spinal. — D'autres corpuscules enfin, toujours d'après le même auteur, seraient apolaires, c'est-à-dire qu'ils ne donneraient naissance à aucun tube-nerveux.

On peut observer directement les corpuscules-ganglionnaires sur des pièces fraîches ou conservées dans l'acide chromique étendu ; il faudra seulement dilacérer avec des aiguilles les plus minces parcelles de la préparation, tant le tissu des ganglions est ordinairement cohérent. Ceux du vieillard se prêtent mieux à l'étude que ceux du fœtus : avec l'âge, il se développe en effet à l'intérieur des cellules-nerveuses des corpuscules, aussi bien que de celles des centres, un certain nombre de granulations-pigmentaires (voy. n° 107), qui en facilitent considérablement la recherche.

120. Tubes-nerveux moteurs. La description générale que nous avons donnée des tubes-nerveux périphériques (voy. n° 116) s'applique sans réserve aux tubes-nerveux moteurs.

Ces éléments complexes, organes de motricité, ont été distingués physiologiquement avant de l'être anatomiquement ; c'est un chapitre de physiologie élémentaire qui est depuis longtemps un peu fait. A chaque tube moteur doivent être reportés en particulier les phénomènes d'innervation attribués d'une manière générale aux nerfs moteurs.

En tant qu'éléments, ces tubes ont en partage, en dehors de leurs attributions propres, une sensibilité spéciale ou plus vive pour certains agents toxiques. C'est un exemple de ce fait que nous avons avancé (voy. n° 6), que tous les éléments anatomiques n'étaient point également sensibles à tous les agents toxiques, et offraient, sous ce rapport, d'aussi grandes variétés que les espèces animales entre elles. Cette différence n'est nulle part plus sensible que pour les tubes-nerveux moteurs et sensitifs. Pendant que l'analyse microscopique et l'analyse chimique n'arrivent que très-imparfaitement à les distinguer, M. Cl. Bernard a montré qu'on pouvait disséquer physiologiquement les différentes parties du système nerveux, qu'on pouvait agir à volonté et avec une précision absolue sur l'un ou l'autre des deux éléments principaux qui le constituent ; et la proposition de Bichat, que les poisons portent sur les systèmes et non sur les organes recevait une sanction nouvelle.

M. Cl. Bernard a fait voir par d'ingénieuses expériences que le curare est un poison très-violent pour les tubes-nerveux moteurs, pendant qu'il laisse intacts les tubes-nerveux sensitifs avec toutes leurs propriétés; il tue les premiers et respecte les autres. Pour donner une forme palpable à cette proposition, on peut supposer un animal empoisonné par le curare : il *sentira* le besoin de respirer, il voudra respirer, et il *ne pourra pas*[1].

121. Tubes-nerveux sensitifs. D'après Wagner et M. Ch. Robin, les tubes-nerveux sensitifs se distinguent essentiellement des tubes-nerveux moteurs par ce fait, qu'ils présentent toujours en un point déterminé de leur parcours un corpuscule-ganglionnaire (voy. n° 119). Quelquefois ils en offrent deux faiblement espacés.

Ce que nous avons dit de la physiologie des tubes-nerveux moteurs peut s'appliquer également aux tubes-nerveux sensitifs.

Si l'on ne connaît pas encore pour eux d'agent toxique spécial, M. Cl. Bernard a montré du moins qu'ils étaient beaucoup plus sensibles, et beaucoup plus vite sensibles à l'action de la strychnine que les tubes-nerveux moteurs; en sorte que, pour prendre un exemple comme dans le cas précédent, il y a un moment où un animal empoisonné par la strychnine *pourrait* encore respirer, mais où il *n'en sent plus* le besoin.

122. Pathologie des tubes-nerveux. Quand un nerf a été coupé, les tubes de la portion reliée aux centres céphalo-rachidiens restent intacts, mais ceux du bout périphérique subissent une altération particulière et tout à fait comparable à ce que l'on observe dans les nerfs qui ont été soumis au refroidissement cadavérique : il y a coagulation de la substance-médullaire (voy. n° 116).

Il est cependant une exception. Si la section a porté sur une racine postérieure de la moelle, c'est sur le bout central de cette racine, et non sur le bout périphérique, comme dans les cordons mixtes, que se montre la lésion[2].

Voy. Cl. Bernard, *Substances toxiques et médicamenteuses*, p. 587.
Voy. Cl. Bernard, *Leçons sur le système nerveux*

Quoi qu'il en soit, elle continue son cours, le coagulum se résout peu à peu en gouttelettes, puis en traînées de granulations que l'on voit encore à l'intérieur des tubes. Ces granulations disparaissent à leur tour, et le cordon nerveux tout entier revêt un aspect grisâtre spécial.

Dans certains cas de paralysie, on peut suivre, sur des tubes nerveux restés en communication avec l'encéphale, les différentes phases de la même lésion.

Plusieurs anatomistes, Waller et M. Ch. Robin entre autres, voient dans la série de modifications dont nous venons de parler les phases d'une destruction totale de tous les éléments constituant le tube-nerveux. — D'autres, tels que MM. Schiff, Vulpian et Philippeaux, croient que la substance-médullaire disparaît seule, et que l'axe ainsi que l'enveloppe-propre du tube persistent.

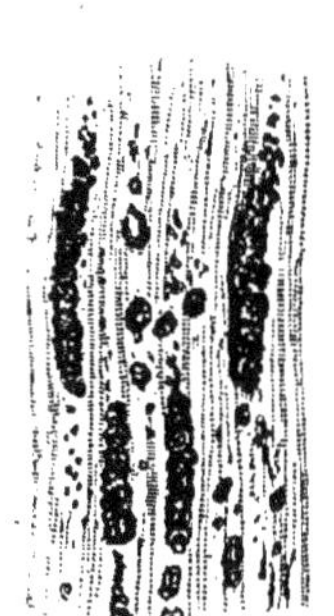

Fig. 41. — Grossissement de 250 diamètres. — Altération avancée des tubes-nerveux dans un cas de paralysie; — la substance-médullaire est réduite e t traînées de gouttelettes éparses sur les trajets des tubes.

Après un temps souvent assez court on retrouve, dans le bout périphérique du nerf sectionné, des tubes-nerveux avec tous leurs caractères, en sorte qu'ils ne semblent pas être sous une dépendance aussi directe qu'on pourrait le croire des centres céphalo-rachidiens. — Il y a donc alors *régénération* de tubes-nerveux, si l'on admet la théorie de Waller, et seulement une *restauration* de ces mêmes tubes, si l'on partage celle de Schiff. — M. Ch. Robin qui défend la première opinion, cite ce fait à l'appui : que, dans les nerfs sectionnés, en cours de réparation, on trouve toujours des fibres-de-Remak dont l'évolution se montre de tous points comparable à celle des mêmes éléments chez l'embryon (voy. n° 118).

Cette réparation des tubes-nerveux est moins active sur un nerf qui a déjà subi une section antérieure; d'une manière générale, elle est d'autant moins énergique que le nerf a été coupé un plus grand nombre de fois[1].

[1] Voy. PHILIPPEAUX et VULPIAN, *Recherches expérimentales sur la régénération des nerfs;* dans les *Mémoires de la Société de biologie,* 1861.

123. Tissu des filets gris du grand sympathique. Le tissu des filets gris du grand sympathique est formé des éléments suivants :

1° (*E. F.*) Des fibres-de-Remak ;

2° (*E. A.*) Des tubes-nerveux ,

3°   —   Des fibres-lamineuses ;

4°   —   Des capillaires.

Tout ces éléments affectent une disposition parallèle et sont simplement juxtaposés.

Les tubes-nerveux ne sont pas constants. Quand ils existent, ils occupent en général le centre du filet gris ; il est d'ailleurs rare d'en trouver plus de huit ou dix. Autour d'eux sont distribuées les fibres-de-Remak, mélangées de fibres-lamineuses, mais sans que ces deux éléments montrent une disposition réciproque spéciale, sans que les fibres-lamineuses forment autour des fibres-de-Remak rien qui ressemble à une gaîne ou à une enveloppe propre.

124. Tissu ganglionnaire. Le tissu gris des ganglions, qu'il faut se garder de confondre avec celui tout différent de la substance grise (voy. n° 108), renferme les éléments suivants :

1° (*E. F.*) Des corpuscules-ganglionnaires ;

2° (*E. A.*) Une matière amorphe très-dense ;

3°   —   Des fibres-lamineuses ;

4°   —   Des capillaires.

Un ganglion n'est que la réunion dans une même région des corpuscules-ganglionnaires d'un grand nombre de tubes-nerveux sensitifs. S'ils sont tous exactement au même niveau, pour tous les tubes d'un même cordon nerveux, le ganglion sera sphérique ; s'ils ne se correspondent pas aussi bien, le ganglion sera allongé. D'autres fois, un certain nombre de corpuscules distancés forment ensemble, — au-dessus ou au-dessous du ganglion, dans les nerfs afférents ou efférents, — de petits amas de tissu ganglionnaire. Enfin, avec le microscope on peut trouver, en dehors des limites mêmes de tout tissu ganglionnaire visible, des corpuscules isolés sur le trajet de quelques tubes-nerveux.

On procédera dans l'étude des ganglions comme dans celle des corpuscules-ganglionnaires : on choisira de préférence les ganglions allongés, et surtout les petits amas ganglionnaires qui les précèdent ou qui les suivent. On dilacérera minutieusement le tissu avec des aiguilles fines sur le porte-objet, afin d'isoler les différents éléments qui composent ce tissu, et on observera directement au microscope, avec de l'eau pour véhicule.

125. Périnèvre. Le « périnèvre » est un élément anatomique tubuleux que l'on rencontre dans certains nerfs, enveloppant un nombre plus ou moins grand d'éléments nerveux qu'il suit dans leur distribution et qu'il accompagne jusqu'à leur terminaison. C'est donc une gaîne qui diminue de diamètre à mesure que se dissocient les tubes-nerveux qu'elle contient; qui se ramifie pour les accompagner dans tous les points où ils se rendent; et qui peut même s'anastomoser avec une autre gaîne semblable, pour permettre aux tubes-nerveux que toutes deux renferment, de se mêler et de passer d'un nerf dans un autre.

On ne trouve le périnèvre qu'en dehors de la dure-mère dans les nerfs moteurs, et seulement au-dessous des ganglions dans les nerfs sensitifs; il existe également dans les racines et dans les rameaux blancs du grand sympathique. Il cesse au-dessus des ganglions splanchniques, pour reparaître au-dessous.

Les nerfs optiques, auditifs et olfactifs n'en présentent pas (voy. n° 113); il en est de même des filets gris du grand sympathique (voy. n° 123).

La substance du périnèvre est homogène, striée ou non, très-finement granuleuse, incolore, transparente; elle se plisse facilement, elle est très-résistante, peu extensible et peu élastique. Sa déchirure offre tantôt des bords nets, qui se recourbent souvent sur eux-mêmes; tantôt elle est irrégulière et denticulée.

Les stries, quand elles existent, ne se montrent que par places; elles sont disposées suivant la longueur de la gaîne; elles sont finement flexueuses et d'une très-grande délicatesse. — Quant aux granulations, elles sont répandues d'une manière uniforme dans toute l'étendue de la substance.

Le périnèvre est partout pourvu de noyaux, mais ils sont en général inégalement distribués, plus rares et plus espacés sur les gaînes les plus larges. Ils font généralement saillie en dehors, quelquefois en dedans. Ces noyaux sont ovoïdes, à grand diamètre généralement parallèle à la direction du nerf. Leur longueur peut varier de 0,015 à 0,024, leur largeur de 0,004 à 0,006, leur épaisseur de 0,003 à 0,004. Ils sont parfois irréguliers, et même recourbés en arc. Le contour en est pâle, ils sont transparents, peu foncés, légèrement grisâtres, granuleux, à granulations grises uniformes. Ils n'ont pas de nucléole. — L'acide acétique courbe légèrement ces noyaux, les contracte, les déforme un peu et les rend plus étroits, plus foncés sur les bords.

La longueur des gaînes du périnèvre varie nécessairement comme les éléments qu'elles embrassent. — Les gaînes les plus larges s'observent dans les nerfs de la vie animale et dans les cordons de communication du grand sympathique. Là elles atteignent jusqu'à 0,200 ou 0,500 de diamètre, c'est-à-dire qu'elles forment avec leur contenu, un ensemble nettement visible sans le secours d'aucun instrument. C'est ce que l'on appelait autrefois les *fibres nerveuses*.

Les gaînes les plus larges ne mesurent guère plus de 0,002 à 0,003 d'épaisseur, mais cette épaisseur ne reste pas partout proportionnelle au diamètre de ces gaînes; elle augmente, au contraire, chez les plus petites, presque en raison inverse de leur diamètre. En sorte que là où la gaine ne renferme plus qu'un ou deux tubes-nerveux, son épaisseur peut atteindre 0,008 ou 0,010 et même plus.

Nulle part, en aucun cas, le périnèvre ne se laisse traverser par les ramifications même les plus déliées du système circulatoire. Il isole donc parfaitement les tubes-nerveux qu'il renferme, des capillaires ambiants.

Le périnèvre apparaît dans les nerfs vers le milieu de la vie intra-utérine.

L'acide acétique et l'acide sulfurique très-étendus pâlissent le périnèvre, le gonflent et en même temps le resserrent; ils y déterminent des plis épais et arrondis. La potasse agit de même. — Une partie d'acide nitrique du commerce étendue de deux ou trois parties d'eau est le meilleur réactif du périnèvre, il le resserre vivement, et y détermine des plis assez élégamment disposés. Il rend les lambeaux de gaînes un peu plus roides et semble leur donner quelque chose de parcheminé. En même temps celles-ci deviennent plus nettes et plus homogènes, pendant que le tissu lamineux ambiant est gonflé et réduit à l'état amorphe.

Étude. La préparation et l'étude du périnèvre ne présentent que peu de difficultés ; dans les parties du système nerveux que nous avons indiquées, où les gaînes de périnèvre ont le plus grand diamètre, et sont même visibles à l'œil nu, il suffit d'en isoler une autant que possible. On y parvient en général assez facilement en opérant avec des aiguilles fines sur un porte-objet placé sur un fond noir. Avec quelque habitude on peut, dans ces conditions, distinguer à l'œil nu le périnèvre du tissu lamineux qui l'environne, plus grisâtre, plus pâle et demi-transparent. On arrive à les séparer par des tractions et des pressions convenablement exercées. On porte ensuite la préparation sous le microscope, où l'on voit la gaîne homogène dépassée à ses deux extrémités par le faisceau de tubes-nerveux qu'elle embrasse. Il est même possible d'arriver à l'ouvrir en partie, à la vider à peu près convenablement de son contenu sans le secours d'aucun agent chimique et avec les seules aiguilles. Nous rappellerons enfin que quelques observateurs minutieux sont parvenus, à force de précautions et de délicates opérations, à injecter les gaînes de périnèvre.

Dans l'épaisseur des tissus, où le périnèvre n'entoure plus qu'un ou deux tubes-nerveux, sa préparation est la même que pour étudier la distribution extrême des éléments nerveux, c'est-à-dire qu'on cherche à rendre transparents les tissus ambiants par quelque agent qui ait sur le périnèvre une action contraire. C'est donc à l'acide nitrique étendu de deux ou trois parties d'eau qu'on donnera naturellement la préférence.

Pathologie. Le périnèvre offre assez souvent une modification de structure qui peut être sénile ou pathologique. Tantôt celle-ci paraît généralisée, tantôt on ne la voit que sur quelques gaînes dans un seul nerf, ou même sur certaines parties d'une gaîne seulement : c'est en général chez les sujets qui ont dépassé quarante ou cinquante ans.

Elle est caractérisée par le dépôt dans la substance du périnèvre de granulations, tantôt éparses, tantôt plus ou moins rapprochées ou même contiguës. Elles forment alors des plaques d'étendue et de configuration variées, mais elles sont en général toujours plus abondantes sur les gaînes larges. Elles offrent tous les caractères des granulations-graisseuses ; mais, comme elles sont incluses dans l'épaisseur de la substance du périnèvre, les dissolvants des corps gras ne les atteignent qu'autant que celui-ci a été préalablement attaqué par l'acide acétique. Partout où elles existent, ces granulations donnent au périnèvre un aspect spécial et parfois très-élégant.

Le rôle du périnèvre dans la pathologie générale paraît être tout négatif ; il ne participe pas ordinairement des altérations morbides des tissus ambiants. Ceux-ci peuvent s'enflammer, peuvent subir diverses modifications histologiques, le périnèvre protége les éléments qu'il entoure, inaccessible. Les gaînes sont parfois dissociées, séparées les unes des autres, mais chacune garde son intégrité propre, chacune défend et conserve à l'état sain, — sauf compression, — les éléments anatomiques qu'elle renferme.

126. **Tissu des nerfs.** Nous avons déjà vu quelle était la structure des filets gris du grand sympathique (voy. n° 123). Nous n'avons à parler ici que des nerfs proprement dits et des filets blancs du grand sympathique.

Ils offrent d'abord un nombre plus ou moins considérable de gaînes de périnèvre avec leur contenu, c'est-à-dire :

1° Des tubes-nerveux larges ou minces ;

2° Des fibres-de-Remak ;

3° Des fibres-lamineuses.

Tous ces éléments sont dans un parallélisme à peu près parfait.

Entre les gaînes de périnèvre on trouve une certaine quantité de tissu lamineux avec tous ses caractères, il les entoure et les joint ; enfin, il donne également au nerf une sorte d'enveloppe assez lâche. Ce tissu lamineux interposé porte le nom de *névrilème.* Lui seul est vasculaire, et comme nous avons vu que le périnèvre ne se laisse, en aucune circonstance, pénétrer ou traverser par les capillaires, c'est au réseau sanguin de ce tissu lamineux interposé que les éléments nerveux, tubes, fibres-de-

Remak, etc., empruntent à travers le périnèvre les sucs nutritifs qui leur sont nécessaires.

Les *névromes* ne sont que des tumeurs fibreuses du névrilème (voy. n° 80). Ils ont trouvé mention en leur place : ils se développent exclusivement dans le tissu lamineux du névrilème et écartent les gaînes de périnèvre, qui, là comme en toute circonstance, gardent leur rôle protecteur.

127. **Terminaison des nerfs.** Le mode de terminaison des nerfs paraît être variable selon les organes où ils se distribuent :

1° Billroth a décrit, sous la muqueuse intestinale, un véritable plexus nerveux dont les mailles sont formées par les anastomoses des extrémités des éléments nerveux eux-mêmes [1];

2° La terminaison en anses, qu'on a cru longtemps générale, est au moins très-rare, si même elle existe;

3° Le mode de terminaison qui paraît le plus fréquent est le suivant · Le cordon nerveux, devenu de plus en plus mince, finit par être réduit à un seul tube. La substance-médullaire disparaît, en sorte que l'axe n'est plus environné que par l'enveloppe-propre et par le périnèvre appliqués l'un contre l'autre et confondus. Eux-mêmes s'amincissent peu à peu et finissent par disparaître tout à fait, laissant à découvert l'extrémité de l'axe. Celui-ci, qui s'est bifurqué souvent dans cette dernière partie de son trajet, se termine soit en pointe aiguë, soit en bouton, comme cela se voit parfois dans les muscles. — Ce mode de terminaison devra être étudié en traitant des portions de muscle par la soude ou par la potasse étendues. Ces agents rendront les éléments nerveux plus opaques, en même temps qu'ils donneront à toutes les parties ambiantes une plus grande transparence.

4° Les éléments nerveux peuvent encore se terminer par une extrémité coupée carrément, et qui se trouve en contact immédiat avec l'extrémité d'un autre élément organique que nous étudierons sous le nom de cellule-épithéliale cylindrique; tel paraît être au moins le mode de terminaison des éléments des nerfs olfactifs.

[1] Voy. Virchow, *la Pathologie cellulaire*, leçon XII.

5° Enfin, dans une autre variété, l'axe reste enveloppé jusqu'à son extrémité par le périnèvre, qui peut même être renforcé de parties élémentaires nouvelles, de manière à former un véritable organe dont la structure nous reste à étudier : ces organes portent, selon les régions de l'économie où on les rencontre, les noms de corpuscules de Paccini et de corpuscules de Meissner; nous conserverons cette distinction, qui traduit d'ailleurs des différences histologiques importantes.

128 Corpuscules de Paccini. Les corpuscules de Paccini se rencontrent sur divers points de l'économie : sous la peau des doigts, dans le mésentère, etc..., etc... Leurs dimensions varient selon les régions.

Au centre est l'axe, enveloppé du périnèvre épaissi ; il se termine en bouton vers l'extrémité non adhérente du corpuscule ; souvent cet axe est bifurqué et quelquefois replié sur lui-même.

Autour de ce périnèvre épaissi règne une substance amorphe qui forme la masse du corpuscule ; elle est en couches superposées, s'emboîtant exactement, et d'autant plus épaisses qu'elles sont plus extérieures ; cette matière est très-dense, fibroïde, parsemée de noyaux et de granulations : ces noyaux sont nombreux, pâles, ovoïdes, petits ; ils mesurent environ 0,010 de long, et ont en général leur grand axe parallèle à celui du corpuscule. — L'acide acétique n'attaque pas cette substance.

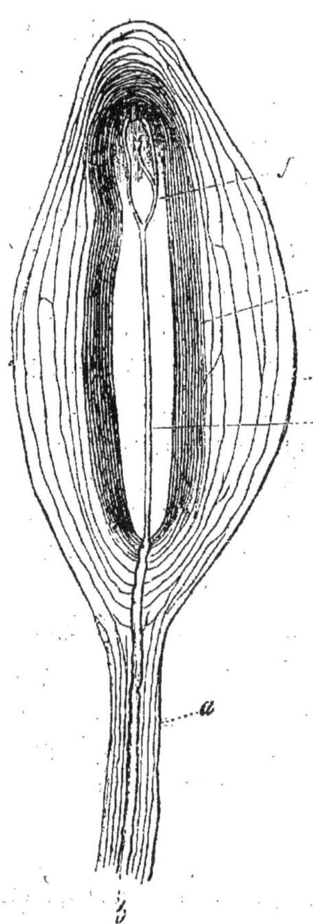

Fig. 42, d'après Kœlliker.—Grossissement de 350 diamètres. — Schéma montrant la disposition des couches superposées d'un corpuscule de Paccini; — *b e* axe enveloppé de *a*, la gaîne de périnèvre et se terminant en *f* par une extrémité bifurquée; — *c d* couches de matière amorphe superposées.

On pourra se servir, pour étudier les corpuscules de Paccini, de pièces conservées et durcies dans l'alcool : on pratiquera des coupes minces, ou bien l'on détachera peu à peu, avec la pointe de deux aiguilles, les couches successives, de manière à mettre à découvert le périnèvre même, dans lequel on verra très-bien l'axe par transparence. L'acide acétique et l'acide azotique dilués aideront, dans une certaine mesure, à cette préparation assez délicate.

129. Corpuscules de Meissner. Ce nom a, sur celui de *corpuscules du tact*, l'avantage d'énoncer une simple vérité relative à l'histoire de la découverte de ces corps, au lieu que le nom de corpuscules du tact consacre une idée physiologique qui n'est, à tout prendre, qu'une simple hypothèse. Nous verrons que des points de l'économie qui semblent doués de la plus exquise sensibilité tactile, entre autres la matrice des ongles, sont précisément dénués de corpuscules de Meissner.

Ces organes sont de petits corps tout à fait microscopiques, ovoïdes, larges de 0,030 à 0,050 environ, et longs de 0,110 à 0,180. Ils sont pleins, peu transparents, à peine jaunâtres, formés d'une substance compacte, striée en travers. Cette substance n'est que le périnèvre épaissi, et semble répondre à peu près à la couche la plus interne des corpuscules de Paccini.

A l'intérieur, l'axe ou les axes que contient la gaîne dont le corpuscule est le prolongement, décrivent quelques sinuosités et se terminent en bouton.

On n'a trouvé jusqu'ici les corpuscules de Meissner que dans les papilles de la langue et dans différentes régions de la peau, où nous étudierons leur distribution en faisant l'histoire de cette membrane. — C'est à la langue ou sur de minces tranches de peau pratiquées à la plante du pied, à la paume de la main et au bord des lèvres, suivant une direction normale à la surface du corps, qu'on pourra trouver des corpuscules de Meissner. Il faudra traiter la préparation par l'acide acétique et ensuite par l'acide azotique étendu,

CHAPITRE VIII

MUSCLES

130. Division. Les dénominations de *muscles de la vie organique* ou *muscles involontaires*, d'une part, *muscles de la vie
animale* ou *muscles volontaires*, de l'autre, doivent être absolument rejetées de l'histologie, attendu que la répartition des
muscles de l'économie suivant leur structure ne répond nullement à cette classification exclusivement physiologique, et dépend de l'origine seule des nerfs qui les animent ; c'est ainsi
que le cœur, qui est un muscle involontaire s'il en fut, et qui
reçoit comme tel l'excitation du grand sympathique, se rapproche sensiblement par sa constitution intime des muscles soumis à l'intelligence. Nous distinguerons donc simplement les
deux espèces de tissus contractiles qui vont se présenter à notre
étude par les noms de leurs éléments fondamentaux ; nous dirons :

1° Muscles à fibres-cellules ;

2° Muscles à faisceaux-striés.

Les noms de *muscles lisses*, *muscles striés*, pour *muscles à
éléments lisses*, *muscles à éléments striés*, sont des expressions
elliptiques qui sont peu de mise dans le langage scientifique, et
qui ont l'air d'étendre les propriétés de certains éléments à des
tissus qui ne les partagent pas réellement. Nous nous servirons
simplement des termes *muscles pâles* et *muscles rouges*, qui ont
l'avantage de distinguer nettement les deux tissus contractiles
de l'économie par deux propriétés physiques inhérentes à leur
substance, et dépendant directement de la nature de l'élément
fondamental qui entre dans leur composition.

Quant aux prétendus *muscles mixtes*, ils n'existent pas en
réalité. On a parfois donné ce nom aux sphincters des extrémités
du tube digestif, qui, en effet, participent à la fois, dans certaine
mesure, des propriétés physiologiques des muscles pâles et des
muscles rouges ; mais ils n'offrent pas vraiment une texture nou-

relle ; ce sont des organes simplement formés par l'adjonction d'un muscle à fibres-cellules, et d'un ou de plusieurs muscles à faisceaux-striés, tous superposés dans un ordre déterminé, tous d'ailleurs très-reconnaissables à l'œil nu par leurs caractères spéciaux.

I. — MUSCLES A FIBRES-CELLULES.

131. Structure. Les muscles à fibres-cellules sont extrêmement nombreux dans l'économie, beaucoup plus que les muscles rouges, seulement la plupart sont miscroscopiques. Chaque poil, chaque division dernière des glandes en possède un ou plusieurs. — Qu'ils soient tels ou qu'ils mesurent le diamètre d'une colonne charnue de la vessie, leur structure est partout à peu près identique. Ils renferment comme éléments anatomiques :

1° (*E. F.*) Des fibres-cellules ;
2° (*E. A.*) Des fibres-dartoïques ;
3° — Des fibres-lamineuses ;
4° — Des vésicules-adipeuses ;
5° — Des capillaires.

Les fibres-cellules sont réunies en faisceaux primitifs cylindriques, mesurant de 0,050 à 0,100 ou 0,120 de diamètre, selon la région de l'économie, ou même dans un seul muscle. Ces faisceaux sont uniquement constitués par des fibres-cellules parallèles, juxtaposées avec leurs extrémités intriquées, engrenées les unes dans les autres ; elles adhèrent par simple contact (voy. n° 2), et il est, en général, difficile de les désagréger ; ces faisceaux se divisent rarement. Aucun capillaire ne dépasse leur limite externe et ne pénètre entre les éléments qui les composent.

A côté de tout élément contractile il existe toujours une autre force dont le rôle passif consiste à provoquer le retour de l'élément contracté à son état primitif. Pour les faisceaux de fibres-cellules, cette force est représentée par des fibres-dartoïques que l'on voit ramper à leur surface.

Certains muscles pâles de l'économie ne comportent qu'un faisceau semblable à ceux que nous venons de décrire. Mais la plupart, comme les parois de la vessie ou de l'intestin, se composent de la réunion d'un nombre considérable de faisceaux primitifs semblables. Alors c'est entre eux que se trouvent les éléments accessoires. Les fibres-lamineuses, disposées parallèlement à eux, forment une mince trame où sont les capillaires. Ceux-ci offrent en général des mailles allongées, presque rectangulaires, et dont le grand diamètre est parallèle à l'axe des faisceaux primitifs. — On peut trouver aussi entre eux, surtout à à la vessie et dans les parois du gros intestin, des vésicules-adipeuses.

Ordinairement, dans les plus gros muscles pâles, plusieurs faisceaux primitifs et les éléments interposés à eux se réunissent pour former des faisceaux secondaires séparés par une certaine quantité de tissu lamineux normal.

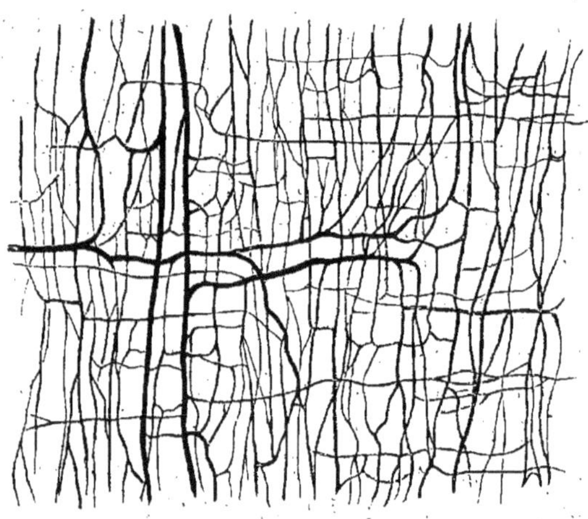

Fig. 43, d'après une pièce injectée de Gerlach. — Grossissement de 45 diamètres. — Distribution du sang dans les muscles pâles.

Ce sont des faisceaux secondaires qui constituent ce que l'on appelle les *fibres* circulaires de l'intestin ; ils ont là environ 0,250 à 0,500 de diamètre ; mais ces faisceaux secondaires peuvent être beaucoup plus larges. A la surface externe de l'utérus, sous le péritoine, ils ont quelquefois 2 millimètres ; enfin les colonnes charnues de la vessie ne sont pas autre chose que des faisceaux de cet ordre.

Étude. On pourra facilement distinguer et étudier les faisceaux primitifs de fibres-cellules, en laissant agir pendant quelques jours sur une vessie de nouveau-né un mélange de dix parties d'eau et d'une partie d'acide azotique du commerce. Le tissu lamineux ambiant est dissous, et il ne reste que les faisceaux de fibres-cellules, teints d'une belle couleur jaune.

Pathologie. Il peut y avoir, par place, hypertrophie du tissu des muscles pâles, et il en résulte des tumeurs extrêmement rares, mais que M. Ch. Robin a cependant deux fois observées : une fois sur les parois de la vésicule biliaire, une autre fois sur les parois de l'intestin grêle. C'est à ces productions pathologiques que doit être exclusivement réservé le nom de *tumeurs myoïdes*.

II. — Muscles a faisceaux-striés

132. Fibrilles-musculaires. La plupart des histologistes décrivent comme élément fondamental des muscles rouges les « fibrilles-musculaires » dont l'étude offre d'ailleurs les plus grandes difficultés. Ces fibrilles sont cylindriques ; leur diamètre est en général de 0,001, il peut être toutefois plus grand. — Leur longueur est inconnue ; peut-être n'a-t-elle pas d'autre mesure que la longueur du faisceau charnu dont les fibrilles-musculaires font partie. Elles ne sont jamais ramifiées ; leur substance est molle, flexible, peu résistante ; elle n'est pas homogène et offre alternativement, quand on la considère dans la longueur de l'élément, des zones de couleur différente, les unes claires, et les autres foncées. Ces zones jouissent individuellement de propriétés optiques distinctes : l'une, la zone sombre, a la double réfraction ; l'autre, la réfraction simple. En sorte qu'à la lumière polarisée la première apparaît colorée en bleu, pendant que la seconde est purpurine comme le champ d'observation au micro-scope.

Fig. 44. — Grossissement de 2,000 diamètres. — Fragment de fibrille-musculaire.

Une autre conséquence de cette différence de coloration est l'aspect moniliforme que présente la fibrille. Les parties sombres ont un diamètre apparent plus grand que les parties claires ; mais c'est là un simple effet de contraste des couleurs. On peut, à volonté, le reproduire dans le monde visible en provoquant des circonstances identiques. Que l'on trace entre deux lignes parallèles des espaces égaux, alternativement noirs et blancs, les espaces noirs paraîtront toujours plus larges. Dans les fibrilles-musculaires, les zones claires et les zones foncées ont en réalité le même diamètre.

Quand on a fait durcir des fibrilles-musculaires dans l'alcool, elles deviennent cassantes, mais on remarque que toujours le bris s'effectue au contact d'une partie sombre et d'une partie claire, jamais dans le milieu de l'une ou de l'autre.

Ces parties sombres ou claires ont été considérées par quelques physiologistes comme indépendantes, et seulement juxtaposées, formant autant d'éléments anatomiques ; on les a appelées, dans ce cas, *éléments sarceux*.

L'eau gonfle les fibrilles-musculaires ; l'acide acétique les gonfle également, les dissocie, les dissout et fait disparaître le contraste des deux colorations. La potasse et les alcalis agissent de même à des degrés divers. — L'alcool enfin, nous venons de le voir, durcit les fibrilles et les rend cassantes.

L'étude des fibrilles-musculaires est difficile ; elle ne pourra, en tous cas, être tentée avec quelque succès qu'après celle des faisceaux de fibrilles-musculaires dont nous parlerons plus bas. Les préparations les plus favorables à éclairer l'opinion sur la nature véritable des éléments fondamentaux des muscles rouges seront celles qui auront bouilli quelque temps, et qui auront ensuite séjourné dans l'alcool ou dans l'acide chromique très-étendu. Ces deux derniers agents peuvent aussi être employés sur des pièces fraîches ; il faudra seulement que l'on en prolonge l'action pendant quelques jours. L'habitude et le tâtonnement indiqueront les proportions les plus convenables et le temps ordinairement nécessaire — La macération dans une eau courante pourra aussi, dans certains cas, être utilement employée.

133. Physiologie des fibrilles-musculaires. Les fibrilles-musculaires se développent sur des noyaux-embryoplastiques, qui servent à ces éléments de centres d'évolution, comme aux fibres-lamineuses, aux fibres-cellules, etc. (voy. n°s 48 et 56). On voit, quand l'embryon mesure environ 10 à 12 millimètres de long, chaque pôle d'un certain nombre de noyaux-embryoplastiques dont nous indiquerons plus loin les rapports et la situation, apparaître un faisceau de fibrilles-musculaires accolées ; c'est, à l'origine, une petite masse de substance striée en travers et terminée par une extrémité mousse. Quand le faisceau naissant a acquis une certaine dimension, le noyau est d'abord masqué, puis il finit par disparaître.

Pour retrouver ces noyaux encore très-abondants, on peut faire bouillir un fragment du cœur d'un nouveau-né, et le laisser plusieurs semaines dans l'alcool. Alors on distinguera assez nettement, au milieu des fibrilles-musculaires à coloration alternative, un grand nombre de noyaux-embryoplastiques. L'addition d'une goutte d'acide acétique rend ceux-ci encore plus visibles.

La fibrille-musculaire est comme la fibre-cellule un élément essentiellement contractile, mais le mode de contraction de ces deux éléments diffère complétement, et il en résulte une dissemblance parallèle dans les fonctions des muscles pâles, et des muscles que forment les fibrilles-musculaires.

Au lieu de ces contractions lentes à apparaître, lentes dans leur manifestation, que nous avons signalées chez les fibres-cellules, nous avons ici un élément qui se contracte subitement aussitôt que l'excitant a manifesté son action, soit directement, soit par l'intermédiaire du système nerveux. Et cette contraction subitement développée, au lieu de se prolonger ou de se renouveler pendant un certain laps de temps comme chez les fibres-cellules, cesse généralement aussitôt que l'excitation a cessé.

Les fibres-cellules étaient toutes placées sous la dépendance d'une région particulière du système nerveux, le grand sympathique ; il n'en est plus de même ici : les fibrilles-musculaires peuvent recevoir leur excitation de deux sources tout à fait distinctes, soit des nerfs du grand sympathique, soit des nerfs de la moelle. Le second cas est de beaucoup le plus général, mais le cœur rentre dans la première catégorie.

La contraction d'un muscle n'est que l'expression générale et simultanée des contractions partielles de toutes les fibrilles-musculaires qui entrent dans sa composition. De plus, comme toutes ces actions élémentaires sont dirigées dans un sens commun, il s'ensuit que la résultante de toutes ces forces est parallèle à ces forces mêmes, et que l'on pourra reporter directement aux fibrilles-musculaires les différents phénomènes de contraction observés ou calculés sur le muscle, total de toutes ces activités individuelles. On voit que là encore il y aurait à faire un long chapitre de physiologie élémentaire, en ne se servant, au besoin, que des faits déjà acquis à la science.

La contractilité même du muscle est, comme nous l'avons dit, une propriété inhérente à la fibrille-musculaire, et qui doit lui être tout entière reportée. Si les nerfs, tant ceux des centres que du grand sympathique, possèdent au plus haut degré la faculté de provoquer la contraction des fibrilles-musculaires, si les nerfs semblent leur excitant naturel et normal, ce serait toutefois une grave erreur que de penser qu'ils possèdent seuls cette propriété, et que c'est seulement sous leur influence que les fibrilles peuvent se contracter.

M. Kühne a montré, par des expériences directes, qu'il n'en est pas ainsi : il a plongé dans différents réactifs l'extrémité de muscles qui n'étaient en contact que par leur centre avec le système nerveux, en sorte que les tubes-nerveux de ces muscles se trouvaient absolument soustraits au contact direct du réactif, et par suite à son influence. Or dans ces conditions, sans intermédiaire d'une excitation nerveuse quelconque, il a vu le muscle, c'est-à-dire les fibrilles-musculaires entrer en contraction. — De même l'électricité appliquée sur deux points rapprochés à une extrémité d'un muscle, et en dehors du voisinage de tout tube-nerveux, provoque une contraction.

Détournant au profit de la physiologie élémentaire les recherches de physiologie générale faites sur les muscles, nous pouvons dire encore que la contraction des fibrilles-musculaires n'en fait pas changer le volume absolu, c'est-à-dire qu'elles se dilatent en se raccourcissant ; — que, lorsque la contraction débute, elle est d'abord vive, puis qu'elle perd peu à peu de sa vitesse ; — que le retour aux dimensions premières se fait en un espace de temps moindre que celui qui a été nécessaire aux fibrilles pour atteindre leur maximum de contraction ; — que la durée de la contraction varie avec la quantité du raccourcissement, et surtout avec la résistance que la fibrille doit vaincre ; — etc., etc.

Sur les suppliciés, l'excitabilité des muscles, autrement dit la vie des fibrilles-musculaires, persiste encore dix ou douze heures après la mort. Elle dure plus dans un milieu tempéré que quand le sujet est exposé à un refroidissement rapide. La rigidité cadavérique paraît avoir également son siége exclusif dans la substance même de ces éléments[1].

Nous avons vu déjà que certains éléments présentaient une sensibilité spéciale à l'action de divers agents physiques ou chimiques. Cette spécificité d'action n'a nulle part été mieux étudiée que pour les fibrilles-musculaires[2]. M. Cl. Bernard a montré, en effet, qu'un certain nombre de substances pouvaient provoquer presque instantanément, par leur contact, la cessation de toute contractilité dans les muscles, c'est-à-dire, pour l'histologiste, la mort immédiate de la fibrille-musculaire, et la mort de l'individu par la mort du système qu'elles composent. Les poisons qui produisent cet effet sont : le sulfo-cyanure de potassium, — le venin que sécrète la peau de quelques batraciens, entre autres le crapaud, — l'anthiar de Java, — et certains produits apportés d'Amérique sous le nom de curare, mais qui n'en ont aucun des caractères physiologiques : M. Cl. Bernard les appelle *faux curares*.

134. **Pathologie des fibrilles-musculaires.** Quand une fibrille-musculaire a été lésée dans sa continuité, la réparation ne paraît pas possible ; elle demeure divisée pour toujours. Les deux extrémités deviennent des individualités distinctes, et ce sont d'autres éléments qui s'interposent à elles.

On ne connaît pas de tumeurs où se rencontrent les fibrilles-musculaires.

Leur pathologie propre est complexe. Ces éléments ne fonctionnent d'habitude que sous l'influence du système nerveux. Ils sont, par rapport aux nerfs, dans une sorte de dépendance plus marquée que pour tout autre élément. Il en résulte qu'ils peuvent bien être primitivement atteints, mais qu'ils peuvent

---

[1] Voy. Béclard, *Précis de la physiologie*, 4e édition, p. 600 et suiv.

[2] Voy. Cl. Bernard, *Leçons sur les substances toxiques et médicamenteuses,* 1854, p. 353 et suiv.— Georges Pouchet, *Compte rendu des leçons de M. Cl. Bernard,* dans le *Progrès*, p. 604, 632, 658.

aussi souffrir de l'absence d'un stimulus nécessaire, et que n'apportent plus des nerfs malades d'une façon ou d'une autre. Pour nous servir des termes consacrés en pathologie, les altérations des fibrilles-musculaires peuvent être primitives ou consécutives. Mais dans l'impossibilité à peu près absolue où nous sommes d'observer directement des éléments aussi ténus que les fibrilles-musculaires, nous devons rejeter l'étude de leurs altérations morbides après celle d'éléments complexes qu'elles contribuent à former et dont l'examen sera plus facile et plus pratique.

135. **Faisceaux-striés.** Les fibrilles-musculaires ne se rencontrent jamais isolées dans l'économie ; elles sont partout réunies en nombre plus ou moins grand, mais toujours considérable, et forment ainsi des faisceaux. De plus, dans un même faisceau, toutes les fibrilles sont juxtaposées de telle manière, que les parties claires de l'une correspondent aux parties claires de toutes les fibrilles voisines. Il en résulte que les parties sombres disposées de même les unes auprès des autres, dessinent sur les faisceaux des lignes ou stries foncées et transversales qui leur ont valu la qualification sous laquelle on les désigne.

Mais cet assemblage est ordinairement revêtu d'une enveloppe ou gaîne entièrement fermée qui isole chaque faisceau-strié des tissus ambiants, et qu'aucun élément anatomique, aucun nerf ou aucun capillaire ne traversent. Cette gaîne porte le nom de *myolemme* (syn. *sarcolemme*).

Ses dimensions générales varient naturellement comme le faisceau qu'elle embrasse ; son épaisseur est moindre que 0,001. C'est une membrane transparente, élastique, beaucoup plus résistante que la masse qu'elle contient. — Elle porte un nombre plus ou moins grand de noyaux. Ils sont ovoïdes ou allongés ; ils mesurent 0,010 de long et leur largeur atteint rarement 0,005 ; ils sont peu ou point granuleux, mais ils ont un contour nettement accusé. Ils sont inclus dans l'épaisseur même du myolemme, légèrement hypertrophié à leur niveau pour les loger. — On trouve aussi quelquefois sur les myolemmes un certain nombre de granulations-graisseuses.

Mais ces noyaux et ces granulations, comme le myolemme lui-même, ne sont visibles que quand on a fait disparaître, par un procédé purement chimique, les stries des fibrilles-musculaires contenues dans l'intérieur de la gaîne ; en d'autres termes, quand on a dissous et rendu transparent son contenu. On arrive à ce résultat par l'emploi des dissolvants ordinaires des fibrilles-musculaires, c'est-à-dire avec l'acide acétique, les alcalis, l'acide chlorhydrique étendus, etc., etc...

La genèse du myolemme offre certaines particularités intéressantes, surtout quand on l'étudie en rapport avec celle des autres parties constituantes du faisceau-strié[1]. On

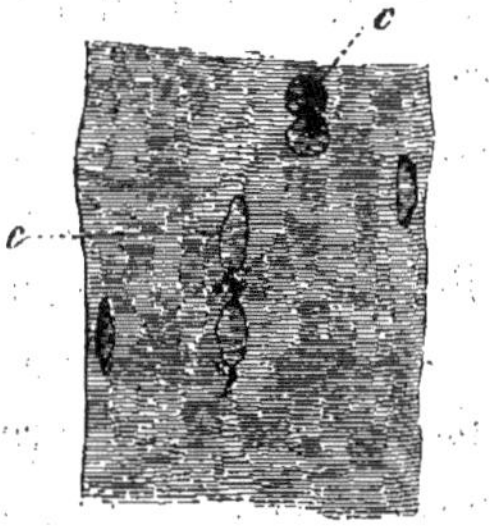

Fig. 45, d'après Kœlliker.— Grossissement de 350 diamètres.— Gaîne de myolemme rendue visible par l'acide acétique ; — vers les bords sont des noyaux simples ; — *cc* noyaux géminés avec quelques granulations-graisseuses.

voit le myolemme prendre naissance quand l'embryon ne mesure encore que 6 ou 7 millimètres de long, c'est-à-dire avant l'époque où se développent les fibrilles-musculaires (voy. n° 133). Le myolemme de chaque faisceau-strié futur a d'abord pour centre de génération un noyau, puis successivement plusieurs noyaux. Ceux-ci sont plus longs, quelquefois du double, et plus larges que les noyaux-embryoplastiques, au milieu desquels ils apparaissent ; ils sont grisâtres comme eux ; plus granuleux, à granulations uniformément distribuées, à contour net, mais généralement moins foncé. — On ignore s'ils naissent par genèse spontanée ou s'ils ne sont qu'un état de développement ultérieur des noyaux-embryoplastiques.

Quoi qu'il en soit, aux deux extrémités de ces noyaux, et quelquefois même aux extrémités de deux noyaux accolés, apparaît en même temps une petite quantité de substance homogène pâle, sous forme de deux prolongements effilés et seulement un peu élargis vers le point où ils adhèrent au noyau. — Ces corps, dont le mode d'apparition rappelle celui des fibres-lamineuses, s'allongent peu à peu et se soudent bout à bout en séries ; puis le myolemme primitif, ainsi constitué, s'accroît rapidement, offrant l'apparence d'une bandelette pâle,

[1] Voy. Ch. Robin, *Mémoire sur la naissance et le développement des éléments musculaires,* dans les *Mémoires de la Société de biologie,* 1854, p. 201.

allongée, avec des noyaux d'espace en espace, mais sans cavité.

Lorsque l'embryon atteint environ la longueur de 18 à 20 millimètres, il se produit dans l'épaisseur de cette bandelette des granulations-graisseuses jaunâtres ; ensuite elle se creuse d'une cavité qui sera celle du myolemme, celle que vont occuper les fibrilles-musculaires. En effet, on y voit bientôt apparaître, au milieu d'une substance granuleuse grisâtre les noyaux qui, à leur tour, serviront de centres de génération aux fibrilles-musculaires, d'après un procédé de développement identique et que nous avons indiqué plus haut (voy. n° 133).

Quant aux noyaux qui avaient servi de centre de génération au myolemme, ce sont eux que l'on retrouve plus tard dans la paroi de la gaîne.

Nous avons dit (voy. n° 131), en parlant des muscles lisses, que tout élément contractile avait nécessairement à côté de lui un élément élastique destiné à le ramener après la contraction à sa forme primitive. Pour les fibres-cellules c'étaient les élastiques. — Pour les fibrilles-musculaires, la force qui balance leur activité, est le myolemme dilaté transversalement pendant la contraction, et qui tend à revenir à ses dimensions premières, celles qu'il a quand le muscle est en repos.

Chaque gaîne de myolemme et le faisceau de fibrilles-musculaires strié en travers qu'elle renferme, forment donc en réalité un élément anatomique complexe à la manière des tubes-nerveux (voy. n° 116), aussi bien au point de vue anatomique qu'au point de vue physiologique : c'est à lui que nous réservons exclusivement le nom de « faisceau-strié. »

Les faisceaux-striés ont une longueur qui varie avec la masse charnue dont ils font partie. Ils s'étendent toujours d'une extrémité de celle-ci à l'autre ; ils ne sont jamais ramifiés ni anastomosés. — Ils mesurent en général 0,020 à 0,150 de diamètre. Ces deux extrêmes peuvent se trouver dans le même muscle. Le diamètre d'un même faisceau peut aussi varier selon l'état de santé ou de maladie. Ils sont irrégulièrement cylindriques, offrant des parties de leur surface courbes, et d'autres planes par pression réciproque, les premières en contact avec le tissu ambiant, les secondes en contact avec les faisceaux voisins. Dans un groupe de faisceaux-striés; il peut s'en trouver qui soient entièrement prismatiques.

Les stries transversales sont espacées comme les parties claires et sombres des fibrilles-musculaires, c'est-à-dire de 0,001 environ. Elles sont en général nettement accusées, un peu onduleuses.

La lumière joue sur elles de telle façon que la même strie est ici très-fine, à peine visible; là très-large, très-foncée. — Si l'on vient à détruire par la pression le parallélisme des fibrilles-musculaires, l'état strié disparaît et est remplacé par un état pointillé spécial qui résulte de la disposition confuse des fibrilles-musculaires, et du manque de rapport entre les parties similaires, claires ou foncées, de ces éléments.

Outre les stries transversales, on observe dans la plupart des faisceaux-striés un certain nombre de stries longitudinales perpendiculaires aux premières, mais beaucoup plus espacées, et n'occupant jamais toute la longueur du faisceau. Ces stries varient selon les régions du corps et selon les individus. En général elles sont abondantes dans les muscles qui *travaillent* beaucoup, comme ceux des bras, des jambes chez l'homme. Les stries transversales, au contraire, se voient d'autant mieux qu'on observe les faisceaux-striés d'un muscle plus pâle, moins énergique, tel que le diaphragme, le psoas d'une femme, etc.

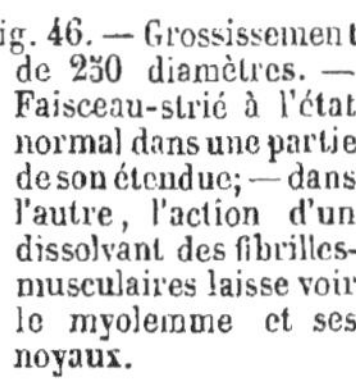

Fig. 46. — Grossissement de 250 diamètres. — Faisceau-strié à l'état normal dans une partie de son étendue; — dans l'autre, l'action d'un dissolvant des fibrilles-musculaires laisse voir le myolemme et ses noyaux.

Nous avons vu plus haut que les capillaires et les nerfs ne franchissaient pas le myolemme. C'est par conséquent à travers sa substance que les fibrilles-musculaires reçoivent les particules nutritives nécessaires à leur existence, et le stimulus nerveux qui ne paraît pas moins indispensable à leur intégrité matérielle.

Préparation. L'étude des faisceaux-striés est une des plus faciles de l'histologie, il suffit de porter sous le microscope un lambeau de muscle frais pour les apercevoir. On les verra très-bien sur des muscles ayant séjourné dans l'alcool ou dans l'acide chromique très-étendu, mieux encore sur un morceau de muscle qu'on aura fait bouillir. On en prendra une parcelle; avec des aiguilles fines, on la dissociera en ses parties les plus ténues, et l'on observera directement. — Cette étude devra naturellement précéder celle des fibrilles-musculaires elles-mêmes (voy. n° 152).

136. Tissu des muscles volontaires. Le tissu des muscles volontaires, c'est-à-dire des muscles rouges à l'exception du cœur, renferme les éléments suivants :

1° (*E. F.*) Des faisceaux-striés ;
2° (*E. A.*) Du tissu lamineux ;
3°   —   Des vésicules-adipeuses ;
4°   —   Des nerfs ;
5°   —   Des capillaires.

Les faisceaux-striés sont tous parallèles, ou, s'ils forment un angle, celui-ci est toujours très-aigu. Ils sont réunis au nombre de sept, huit ou dix pour former des faisceaux que nous appellerons *secondaires*. Ce sont eux qu'on nommait autrefois *fibres musculaires*, et l'on voit que loin de former une unité anatomique ces prétendues fibres sont des faisceaux d'éléments anatomiques complexes, qui eux-mêmes sont des faisceaux d'éléments encore plus petits, c'est-à-dire de fibrilles-musculaires.

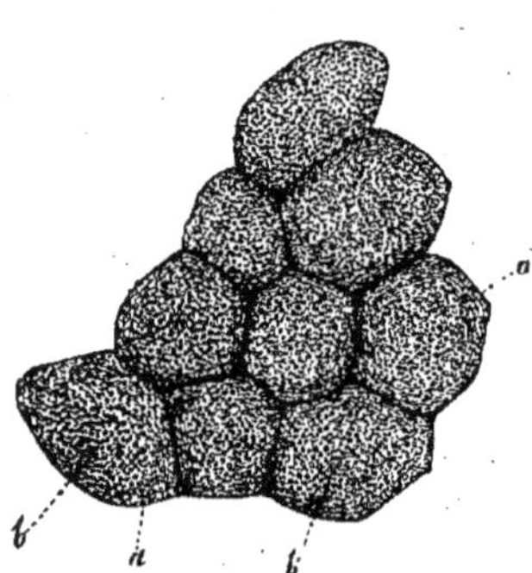

Fig. 47. — Grossissement de 580 diamètres. — Coupe transversale d'un faisceau secondaire formé de faisceaux-striés ; — *b b* fibrilles-musculaires ; — *a a* myolemme qui les environne.

Dans ces faisceaux secondaires, les faisceaux-striés sont en contact les uns avec les autres sans interposition d'aucune substance et d'aucun élément anatomique. Ils se compriment un peu réciproquement et deviennent légèrement polyédriques. Les plus externes seuls sont en rapport avec les capillaires, qui ne pénètrent pas plus dans les faisceaux secondaires que dans les faisceaux-striés. — Les éléments nerveux se comportent sélon toute apparence comme les capillaires, avec cette exception qu'ils ne se répandent que dans le milieu de la masse charnue, et que les extrémités de celle-ci en sont dépourvues. Mais nous renvoyons aux expériences de M. Kühne, dont nous avons parlé plus haut ; en même temps qu'elles prouvent que la contractilité est inhérente aux fibrilles-musculaires elles-mêmes et tout à fait indépendante des nerfs, elles montrent aussi qu'un stimulus quelconque, chimique ou physique, et à plus forte raison le stimulus nerveux, appliqué sur un point de leur parcours, suffit à provoquer la contraction de l'élément dans toute sa longueur, qui est celle du muscle.

Le tissu lamineux qui joue dans les muscles le rôle d'é-lément accessoire, prend le nom de *périmysium*. Il forme autour des faisceaux secon-daires de minces couches, qui logent des capillaires à mailles allongées mais par-fois à peine plus larges que

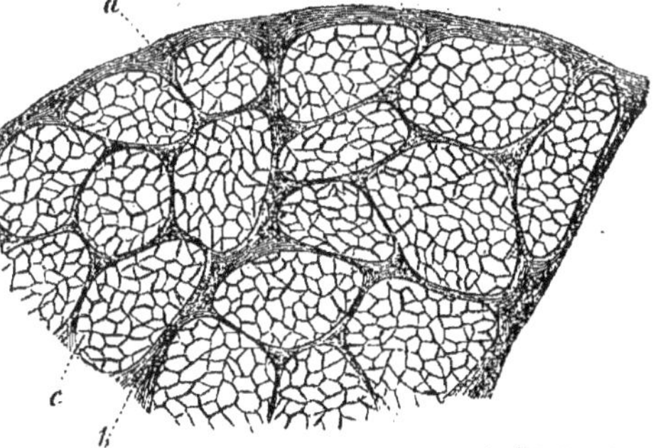

Fig. 48, d'après Kœlliker. — Grossissement de 150 diamètres. — Schéma montrant la disposi-tion des capillaires dans un muscle volontaire.

le diamètre des capillaires mêmes ; ces vaisseaux forment, par conséquent, une sorte de treillis serré autour des faisceaux se-condaires, sans pé-nétrer entre les fais-ceaux-striés.

Les faisceaux se-condaires, à leur tour, sont réunis en groupes plus ou moins considérables et forment ainsi des faisceaux volumi-neux de troisième ordre. Ce sont des cloisons épaisses de

Fig. 49, d'après Kœlliker. — Grossissemen de 50 diamètres. — Section transversale du périmysium du sterno-cleido-mastoïdien ; — c lames minces de tissu-lamineux en mailles polyédriques entourant les faisceaux secondaires formés de faisceaux-striés ; — b lame plus épaisse séparant les faisceaux arrondis de troisième ordre et formant autour du muscle une gaîne continue.

tissu lamineux qui les séparent ; elles logent aussi les troncs vasculaires et les troncs nerveux de l'organe, et de plus une notable proportion de vésicules-adipeuses, au moins dans certains muscles, dans le grand fessier par exemple.

Enfin la masse charnue toute entière est enveloppée aussi d'une couche de tissu lamineux, et toutes les cloisons dont nous venons de parler, qui se rattachent à elle de près ou de loin, peuvent être considérées comme les prolongements et les dépendances de cette gaîne commune.

137. Pathologie des muscles. Les faisceaux-striés, comme la plupart des tissus constituants, ne se réparent pas. Après une section totale ou partielle du muscle, chaque extrémité des faisceaux-striés divisés prend une individualité propre, si les matériaux nécessaires à sa vie continuent à lui être apportés par le système circulatoire, et si elle reste à même de recevoir l'excitation nerveuse nécessaire à son intégrité morphologique. — Entre les deux extrémités divisées apparaît du tissu fibreux qui les réunit à la manière d'un tendon, de sorte que le muscle devient en quelque façon digastrique.

Nous avons dit plus haut (voy. nº 134) que les maladies des fibrilles-musculaires pouvaient être primitives, ou consécutives à une lésion nerveuse. Sans nous occuper ici de la question étiologique, nous signalerons simplement trois modes d'altération des muscles. On les appelle :

1° L'atrophie musculaire progressive ;

2° La transformation fibreuse ;

3° La substitution graisseuse.

Les deux premières altérations sont en réalité des maladies des fibrilles-musculaires seules : le myolemme n'est pas attaqué, et si son volume varie, c'est en raison seulement de la diminution de la masse contenue dans son intérieur. — La troisième est une altération qui porte à la fois, quand elle arrive à son plus haut degré, sur les fibrilles-musculaires et sur le myolemme [1].

1° *Atrophie musculaire progressive*. Il convient de réserver le nom d'atrophie musculaire progressive (syn. *atrophie mus-*

---

[1] Voy. Ch. Robin, *Dictionnaire de Nysten*, 1857, articles *Atrophie* et *Musculaire*

culaire primitive ou *idiopathique*) à une affection des fibrilles-musculaires qui n'attaque qu'elles et qui est toujours primitive. Car, pendant que les faisceaux-striés subissent les altérations que nous allons décrire, les nerfs conservent intacts leur structure et leurs fonctions.

Les faisceaux-striés diminuent de diamètre, ils peuvent être ainsi réduits au dixième de leur volume primitif. Quand ils en ont atteint environ la moitié, les stries deviennent moins nettes, les faisceaux se remplissent de granulations, pour la plupart grisâtres; mais quelques-unes sont graisseuses. — L'altération faisant toujours des progrès, le contenu de certains faisceaux-striés disparaît complétement. Cependant même dans cet état avancé de lésion, le myolemme est resté intact, on le trouve ne renfermant plus à son intérieur que quelques traînées moléculaires ou des noyaux-embryoplastiques; il est seulement plissé, revenu sur lui-même, et mesure quelquefois à peine 0,010 de diamètre. L'organe tout entier prend une apparence rosée ou jaunâtre.

Les muscles atteints d'atrophie progressive, perdent peu à peu la faculté de se contracter sous l'influence des excitants, et même du plus puissant de tous, de l'innervation. Mais déjà bien avant cela, ils sont devenus insensibles à l'action de l'électricité.

2° *Transformation fibreuse.* Ce nom est mauvais et exprime toute autre chose que l'essence même de la lésion qu'il est appelé à désigner. La soi-disant transformation fibreuse est encore, comme la maladie précédente, une atrophie du contenu du myolemme, seulement elle paraît presque toujours, sinon toujours, consécutive à une lésion nerveuse : c'est elle, entre autres, qui atteint les muscles épicondyliens dans le *saturnisme.*

Les faisceaux-striés diminuent d'abord de largeur. Ils peuvent être réduits à 0,008 ou 0,010 de diamètre. Ils diminuent aussi un peu de longueur. Quand ils n'ont plus que le quart environ de leur volume normal, les stries disparaissent complétement. Le myolemme ne renferme plus qu'un contenu amorphe, finement granuleux, à granulations rares, très-fines et non graisseuses. — Pendant ce temps, ni le tissu lamineux, ni les vésicules-adipeuses normalement interposées aux faisceaux-striés n'ont augmenté de quantité. Il n'y a pas eu transformation, substitution d'un élément à un autre, mais seulement atrophie spéciale d'un élément.

Comme ce tissu lamineux qui persiste, se trouve à la fois dénué et des fibrilles-musculaires qui l'accompagnaient, avec leur riche coloration, et du réseau capillaire qui les alimentait et qui a disparu avec elles; comme le contenu actuel du myolemme est pâle et transparent; comme à travers toute cette trame on aperçoit, grâce à cela, les aponévroses d'insertion du muscle atrophié, il résulte de tout ceci un aspect particulier qui est d'ailleurs celui du tissu lamineux; et la coloration pâle de ces muscles fait le contraste le plus tranché avec la couleur vive des muscles du voisinage qui sont restés sains.

3° *Substitution graisseuse.* Cette altération, comme la précédente, est le plus souvent consécutive à une lésion nerveuse; on la rencontre dans les muscles dont les nerfs ont été coupés, dans les paraplégies, et aussi dans les muscles immobilisés par suite de lésions du système osseux, telles que les ankyloses, les coxalgies, etc..., etc... — Nous ne parlerons pas ici d'une maladie du même ordre, fréquente dans le cœur, et dont nous renvoyons l'étude après celle du tissu de cet organe.

Une particularité de ce genre de lésion, c'est qu'avant que la substitution ne soit complète, on trouve dans l'intérieur du muscle tous les degrés d'altération possibles, en sorte qu'on peut observer en même temps sur différents faisceaux-striés les phases successives dont nous allons parler.

Il n'y a pas dans cette maladie transformation graisseuse proprement dite : les faisceaux-striés ne se transforment pas, ils disparaissent, puis, en leur place, on voit se former un tissu nouveau qui rappelle seulement, par certains points de sa structure, par la disposition générale de ses éléments, le tissu qui lui a fait place et sur lequel il s'est en quelque sorte mou

Le phénomène initial de la lésion consiste en ce que les faisceaux primitifs perdent leur aspect régulièrement strié, c'est qu'ils se remplissent de granulations moléculaires. Ce n'est que consécutivement à cette apparition d'un état ponctué spécial, que ces faisceaux-striés commencent à diminuer de volume. Quand leur diamètre est réduit de moitié

environ, ils ont perdu jusqu'à la trace des stries, et toute leur substance se trouve remplie de granulations grisâtres d'aspect presque uniforme. Ces granulations ne sont pas toutes graisseuses.

Arrivés à cet état, les faisceaux-striés ne diminuent plus guère de diamètre, ils se résorbent tout à fait ; on aperçoit çà et là, le long d'un faisceau primitif, des érosions, des interruptions, ou bien il

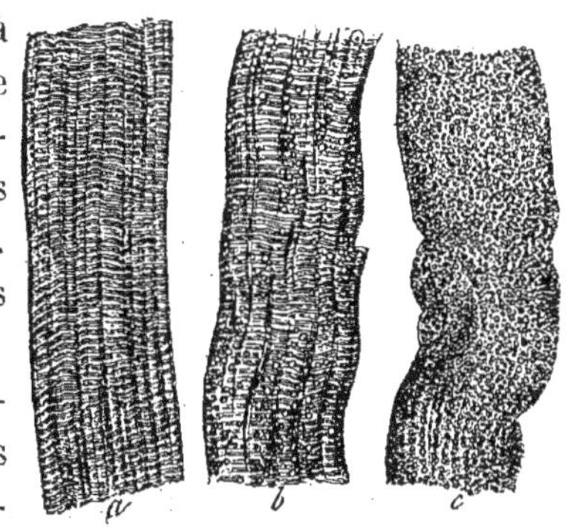

Fig. 50, d'après Follin. — Grossissement de 500 diamètres. — Faisceau-strié s'infiltrant de granulations-graisseuses, et montrant le premier stade de la substitution graisseuse des muscles.

disparaît par les deux extrémités à la fois. On l'a comparé, dans ce dernier cas, à une barre de plomb qui fond au feu. D'autres fois les faisceaux-striés sont comprimés par les vésicules-adipeuses voisines, et ils s'aplatissent avant d'être tout à fait résorbés. Mais ce qui est caractéristique, c'est qu'à mesure que les faisceaux-striés disparaissent, des séries régulières de vésicules-adipeuses en prennent la place et se substituent ainsi aux éléments musculaires. — Quand la résorption des faisceaux-striés n'est pas complète, les vésicules-adipeuses s'interposent simplement à eux.

Le résultat de ces modifications successives, est une sorte de tissu adipeux jaune, un peu rosé, offrant ceci de particulier que les vésicules-adipeuses n'occupent que la place des faisceaux secondaires, et qu'elles restent disposées en séries longitudinales entre les cloisons intactes du périmysium.

138. **Tissu du cœur.** Le tissu du cœur offre avec celui des muscles volontaires des différences essentielles. L'élément fondamental est bien encore la fibrille-musculaire, mais le myolemme n'existe pas, en sorte qu'il n'y a dans le cœur aucun élément élastique. Il n'en faut pas moins une force qui fasse

équilibre à la contractilité des fibrilles et qui les ramène à leur état statique après chaque contraction; mais cette force est représentée dans l'organe qui nous occupe, par le sang lui-même poussé à l'oreillette par toutes les forces qui le font mouvoir dans l'arbre veineux, et au ventricule par l'oreillette.

Le tissu musculaire du cœur, en dehors des membranes qui peuvent en revêtir tant la face externe que la face interne, renferme les éléments suivants :

1° (*E. F.*) Des fibrilles-musculaires;
2° (*E. A.*) Des noyaux-embryoplastiques;
3°   —   Des granulations-graisseuses;
4°   —   Des fibres-lamineuses;
5°   —   Des vésicules-adipeuses;
6°   —   Des capillaires;
7°   —   Des nerfs.

Les fibrilles-musculaires sont comme dans les muscles volontaires réunies en faisceaux qui offrent les mêmes stries transversales et le même aspect caractéristique (voy. n° 135). En un mot, étudiés sur un seul point de leur étendue et en dehors de tout réactif, on pourrait les confondre avec les éléments complexes auxquels nous avons réservé le nom de faisceaux-striés.

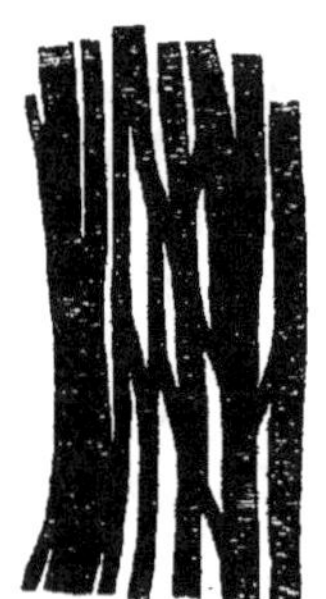

Fig. 51. d'après Kœlliker.— Grossissement de 150 diamètres. — Schéma montrant la disposition réciproque et les anastomoses des faisceaux du cœur.

Seulement, dans le cœur, ces faisceaux ne sont plus isolés par des gaînes de myolemme, ils n'offrent plus la même uniformité et la même indépendance dans toute leur longueur, ils varient de volume, ils se bifurquent, ils se réunissent, ils s'accolent pour se séparer encore, ils forment, en un mot, une véritable trame contractile enlaçant dans ses mailles les éléments accessoires.

A la surface du cœur, les faisceaux de fibrilles-musculaires montrent toujours, et en dehors de tout état pathologique, un certain nombre de granulations-graisseuses.

Celles-ci paraissent avoir une tendance marquée à prendre dans l'intérieur du faisceau une disposition longitudinale régulière. — On trouve aussi aux faces internes et externes du cœur, dans les faisceaux de fibrilles-musculaires, un certain nombre de noyaux-embryoplastiques. Nous avons vu déjà qu'ils étaient très-abondants chez le nouveau-né (voy. n° 133).

C'est entre ces faisceaux, dans les mailles étroites qu'ils forment, que se répandent les capillaires et les nerfs, au milieu d'une petite quantité de tissu lamineux et de vésicules-adipeuses qui existent toujours aussi, à l'état normal, dans le tissu du cœur.

Pathologie. De tous les muscles rouges, celui qui est le plus souvent atteint de la lésion que nous avons décrite sous le nom de substitution graisseuse (voy. n° 137) est le cœur. Nous venons de voir d'ailleurs que, même à l'état normal, on trouve au milieu des faisceaux de cet organe des granulations-graisseuses qui semblent indiquer comme une prédisposition spéciale de ce muscle à la lésion dont nous parlons. Seulement, comme l'intégrité d'un organe aussi important est indispensable au maintien de la vie, très-rarement la maladie arrive à un état avancé, et le sujet meurt en général avant que les stries n'aient entièrement disparu, masquées par les granulations.

Il importe de ne pas confondre avec la substitution graisseuse la *surcharge* graisseuse du cœur. Dans cette maladie, les éléments fondamentaux du tissu ne sont pas malades, les vésicules-adipeuses seules se sont multipliées outre mesure. Il n'y a pas altération élémentaire proprement dite, il y a simple hypergénèse des vésicules-adipeuses normalement contenues dans la trame musculaire de l'organe.

CHAPITRE IX

PRODUITS

139. **Division.** Nous avons dit plus haut (voy. n° 60) ce qu'il faut entendre par « tissus produits », et donné en même temps leurs principaux caractères; mais il existe un élément qui est en

quelque sorte l'élément par excellence des tissus produits, qu'on trouve dans la plupart d'entre eux, et dont même beaucoup dérivent par métamorphose ; ce sont les éléments épithéliaux. Nous les étudierons donc d'abord, ainsi que les tissus qu'ils forment par eux-mêmes, et auxquels nous réservons le nom d'*épithéliums;* — ensuite nous passerons en vue dans ce chapitre la substance des ongles, — les poils et les dents avec les organes qui les produisent, — enfin l'appareil cristallinien.

I. — ÉLÉMENTS ÉPITHÉLIAUX

140. Variétés. Ces éléments appartiennent à l'espèce cellule, et présentent par conséquent les deux variétés que l'on retrouve toujours dans ce cas :

1° La variété noyau-libre;

2° La variété cellule.

En dehors de leur caractère commun de *produits*, les cellules-épithétiales répandues en abondance sur tous les points de l'économie, n'ont guère qu'un caractère qui les rapproche, c'est leur réaction négative avec la plupart des agents chimiques dont nous avons fait jusqu'ici mention. Cette résistance aux acides et aux bases qui rendent transparents ou détruisent presque tous les tissus au milieu desquels on les rencontre, facilite singulièrement leur étude et leur recherche.

Mais, en dehors de ces deux caractères qui suffisent à faire des éléments épithéliaux un groupe naturel, les différences morphologiques qu'ils offrent du point à l'autre de l'économie, nous forcent, afin d'éviter les redites, à les classer dès à présent en un certain nombre de types dont nous n'aurons plus qu'à rappeler le nom pour en fixer l'image à l'esprit. — Il est bon toutefois de noter que la plupart de ces variétés se substituent l'une à l'autre avec une facilité merveilleuse et que quand deux d'entre elles se succèdent à l'état normal sur une surface continue, la transition se fait presque toujours par des éléments dont les caractères passent insensiblement d'un type à l'autre, reliant ainsi, par autant de nuances, toutes ces variétés morphologiques d'un groupe d'éléments anatomiques très-naturel au fond.

Ces variétés-types sont, en comptant la variété noyau-libre, au nombre de sept; nous les appellerons :

1° Noyaux-épithéliaux ;

2° Cellules-épithéliales sphériques ;

3° Cellules-épithéliales cylindriques ;

4° Cellules-épithéliales vibratiles ;

5° Cellules-épithéliales pavimenteuses ;

6° Cellules-épithéliales lamelleuses ;

7° Cellules-épithéliales polyédriques.

Nous ferons remarquer qu'il pourra nous arriver d'employer indifféremment les mots *cellule-épithéliale* et *épithélion*. Ce dernier n'a pas encore droit de cité dans la science, mais il semble presque nécessaire de l'y introduire pour éviter les dénominations trop longues, toujours nuisibles à la clarté des descriptions scientifiques. Nous dirons donc indifféremment épithélions nucléaires, sphériques, cylindriques, etc.

141. Noyaux-épithéliaux. Ils sont sphériques ou ovoïdes, larges de 0,006 à 0,008, finement granuleux, à bords nets, ordinairement sans nucléole. — Là dimension de ces noyaux peut, au reste, dans le même organe, varier du simple au double, et l'on trouve en même temps tous les degrés intermédiaires. Ils sont toujours plongés au milieu d'une proportion plus ou moins grande de matière amorphe finement granuleuse.

Les noyaux-épithéliaux se rencontrent tantôt comme élément fondamental de certains épithéliums, tantôt comme élément accessoire. Ils sont fondamentaux et ont la forme sphérique dans les épithéliums des glandes closes ; ils sont fondamentaux et ont la forme ovoïde dans les glandes de l'utérus et des fosses nasales, à la mamelle, etc. Ils sont accessoires dans l'épithélium des muqueuses de l'œsophage, de la langue, de l'intestin, de l'utérus, du vagin, — à la face profonde de l'épiderme, etc., etc., — enfin, dans beaucoup de productions morbides dépendant des différents organes que nous venons de passer en revue.

142. Cellules-épithéliales sphériques. Cette variété d'épithélions mesure en général de 0,015 à 0,020 de diamètre. Le corps de l'élément est entièrement constitué par une matière amorphe peu granuleuse, à granulations très-fines. Au centre est un noyau semblable à ceux que nous venons de décrire. Il peut être ovoïde comme dans la vessie, ou sphérique comme dans la glande thyroïde.

Quelquefois ces cellules deviennent légèrement polyédriques par pression réciproque, mais elles reprennent alors leur forme régulière quand elles deviennent libres.

Les cellules-épithéliales sphériques sont toujours accessoires. On les rencontre dans la glande thyroïde et dans le thymus, dans les canalicules spermatiques, dans les glandes de l'estomac, dans la muqueuse de la vessie et des urethères, et encore dans les tumeurs épithéliales du gland, des lèvres, etc.

143. Cellules-épithéliales cylindriques. Ces éléments ne sont jamais parfaitement cylindriques : tantôt ils représentent de véritables cônes allongés qui sont seulement devenus un peu prismatiques vers la base par pression réciproque avec leurs voisins; tantôt ils offrent la figure de pyramides tronquées à pans assez bien définis, ce qui les a fait nommer aussi *cellules-épithéliales prismatiques*. Ces éléments mesurent en général 0,008 à 0,010 de diamètre transversal et 0,030 à 0,040 de longueur. Ils ont toujours un noyau ovoïde, dont le grand axe se confond avec celui du corps de la cellule.

Les cellules-épithéliales cylindriques offrent cette particularité qu'elles sont partout où on les rencontre, régulièrement disposées sur une seule rangée, toutes en contact par leur surface conique. Une des extrémités, la base du cône, est toujours libre et constitue toujours un segment de la surface courbe qui limite l'organisme; l'autre extrémité est toujours profonde, plongée au contact d'autres tissus ou au milieu d'autres éléments. Elle est souvent obtuse, comme dans l'intestin; ou bien elle se resserre tout à coup et se prolonge très-loin sous la forme d'un mince filament au milieu d'éléments d'un autre ordre.

Souvent la partie avoisinant la base de l'élément est moins large que la partie où se trouve le noyau; il peut arriver aussi que entre cette base et le noyau il y ait, surtout dans les cellules munies d'un appendice terminal, une sorte d'étranglement.

144. Cellules-épithéliales vibratiles. Ces éléments méritent d'être décrits à part, quoiqu'ils se rapprochent considérablement des cellules-épithéliales cylindriques, dont ils offrent toujours les dimensions et la forme générale, au moins chez l'homme. Ces cellules portent sur leur base — toujours libre, comme nous venons de le voir — des prolongements appelés *cils*, qui sont animés pendant toute la vie de l'élément d'un mouvement particulier.

Les cils sont de fines expansions de la substance même de la cellule, mais sans granulations, homogènes, transparentes, larges de 0,001 au plus, longues de 0,005 à 0,006. Ils sont quelquefois un peu recourbés et ordinairement inclinés sur l'axe de l'élément; mais, pour toutes les cellules d'une muqueuse ou au moins pour toutes celles d'une région donnée de cette muqueuse, ils ont la même disposition relative, c'est-à-dire qu'ils sont tous inclinés dans le même sens.

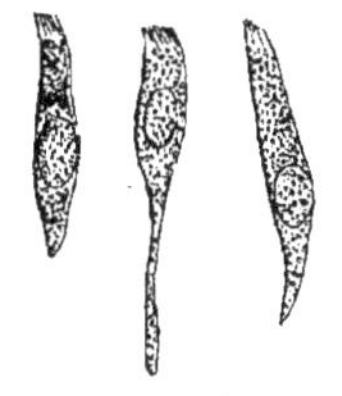

Fig. 52. — Grossissement de 250 diamètres. — Cellules-épithéliales vibratiles provenant de la pituitaire.

Les cellules-épithéliales vibratiles se rencontrent chez l'homme dans le sac et dans le canal lacrymal, dans les cavités nasales, dans la trompe d'Eustache, ou sommet du pharynx, à la face supérieure du voile du palais, dans le larynx, dans les bronches, — au col, aux lèvres, dans le corps de l'utérus et dans les trompes de Fallope, — dans les ventricules du cerveau, — et à l'origine des canalicules urinifères [1].

Pendant toute la vie de la cellule, c'est-à-dire longtemps encore après la mort de l'individu, les cils sont animés d'un mouvement spécial qui a valu à ces éléments leur nom. — L'histoire du *mouvement vibratile* est un des chapitres les plus anciennement étudiés et les mieux connus de la physiologie élémentaire. Nous n'aurions donc qu'à transcrire ici les résultats déjà indiqués dans tous les traités généraux de physiologie : Ainsi, quand on examine au microscope un lambeau d'épithélium vibratile frais, on voit les cils qui le surmontent s'incliner et se redresser successivement, et produire ainsi des ondulations

---

[1] Voy. Béclard, *Traité élémentaire de Physiologie*, 4ᵉ édition, p. 605.

comparables à celles d'un champ de blé dont un léger souffle courbe les épis. En d'autres termes, le mouvement n'est pas individuel pour chaque cellule-épithéliale vibratile : pour chacune il est sensiblement isochrone à celui des éléments avoisinants.

Cependant, comme les mouvements de cet épithélium, dans les différentes régions du corps humain où on le rencontre, n'ont pu se prêter à une étude aussi directe et aussi complète que l'ont été les mêmes mouvements dans d'autres espèces animales, nous ne spécifierons ici rien de particulier sur sa modalité chez l'homme; nous craindrions de tomber dans quelques-unes de ces erreurs si fréquentes en physiologie quand on veut conclure de faits en apparence identiques à des résultats comparables.

Ce que l'on sait, c'est que l'épithélium des fosses nasales de l'homme peut conserver son activité pendant plus de vingt-quatre heures. Il s'éteint plus vite dans l'eau pure, sans doute en raison de l'altération endosmotique que subissent les éléments [1].

Les cils vibratiles disparaissent promptement par la putréfaction; on ne peut les examiner sur la plupart des organes de l'homme que quand l'autopsie a lieu peu d'heures après la mort, chez les suppliciés par exemple. Il existe cependant un moyen de les observer chez le vivant. Il suffit pour cela de promener assez doucement l'extrémité flexible d'une plume d'oie où l'on aura laissé quelques barbes, sur la partie profonde de la cloison nasale. On enlève ainsi un peu de mucus, et il entraîne avec lui des cellules-épithéliales vibratiles qu'on peut alors placer sur le porte-objet pour l'observation microscopique, en ayant soin de les humecter avec du sérum ou avec une eau albumineuse, afin de prévenir leur altération trop rapide.

145. Cellules-épithéliales pavimenteuses. Ces cellules représentent des prismes courts. On pourrait les considérer comme des cellules-épithéliales prismatiques (voy. n° 143) sans diamètre dominant. Comme les éléments dont nous les rapprochons, elles sont toujours disposées en séries régulières qui limitent

---

[1] Voy. Béclard, *Traité élémentaire de Physiologie*, 4ᵉ édition, p. 605.

sur plusieurs points l'organisme ou quelqu'une de ses parties internes. Mais elles peuvent, contrairement à ce qui est la règle pour les épithélions cylindriques, se trouver disposées en couches stratifiées. On les rencontre dans beaucoup de glandes, à l'intérieur de la capsule du cristallin, sur la choroïde, etc. En général, elles présentent un noyau sphérique.

Elles peuvent être hexaédriques, presque cubiques, et de plus rangées en bel ordre; elles ne sauraient alors être comparées à rien mieux qu'au pavage des rues. Le plus souvent, elles ont six pans latéraux en contact avec autant d'éléments voisins, et vues en dessus, elles forment ainsi une sorte de mosaïque, parfois très-élégante, dont chaque pièce est limitée par un contour hexagonal enveloppant un noyau. L'élément est par conséquent octaédrique, puisqu'il faut ajouter aux six pans latéraux la surface libre et la surface profonde.

Sur certains points de l'économie, en particulier à la choroïde, le corps des cellules-épithéliales pavimenteuses contient dans sa substance un nombre considérable de granulations-pigmentaires.

146. Cellules-épithéliales lamelleuses. Cette variété se trouve

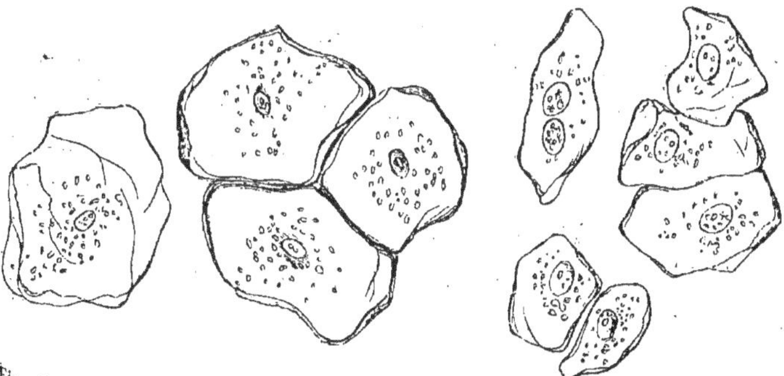

Fig. 55, d'après Kœlliker. — Grossissement de 360 diamètres. — Cellules-épithéliales lamelleuses des parois de la bouche; — l'une d'entre elles présente deux noyaux.

sur toute la surface du corps, sur la muqueuse buccale, au vagin, dans l'urèthre, à la surface des séreuses, enfin elle tapisse la paroi interne de tout le système circulatoire dans le jeune âge.

Les cellules-épithéliales lamelleuses sont des éléments très-aplatis, très-minces, ordinairement très-transparents, n'offrant que quelques granulations éparses. Tantôt elles laissent voir un noyau, comme celles qui tapissent la bouche, tantôt elles n'en ont pas, comme celles qui constituent la couche la plus externe de l'épiderme.

Parfois elles sont régulièrement découpées, et se présentent, quand on les regarde normalement à la surface qu'elles revêtent, comme des hexagones réguliers. Alors elles sont le plus souvent disposées sur une seule rangée, comme des épithéliums pavimenteux qui auraient perdu une de leurs trois dimensions, l'épaisseur ; et on peut les comparer au carrelage d'un appartement, comme nous avons comparé la variété précédente au pavage d'une rue. C'est le cas sur les parois des veines, des artères, des séreuses, etc.

Dans d'autres régions, à l'épiderme par exemple, les cellules-épithéliales lamelleuses sont entassées les unes au-dessus des autres en couches qui peuvent atteindre un millimètre d'épaisseur. Là, elles ne sont représentées que par de minces lamelles, irrégulières, d'apparence cornée, peu transparentes, et où le noyau ne se laisse plus apercevoir que très-rarement.

Pour étudier ces éléments, on pourra passer le dos d'un scalpel sur la langue : on trouvera dans le mucus ainsi récolté un nombre plus ou moins considérable de cellules-épithéliales lamelleuses. Seulement, comme elles sont d'une extrême transparence, il faudra n'éclairer que très-faiblement le champ du microscope.

147. Cellules-épithéliales polyédriques. Nous réservons spécialement ce nom à un certain nombre d'éléments épithéliaux irrégulièrement polyédriques, à faces ordinairement planes, séparées par des arêtes plus ou moins vives. Ils ont un ou quelquefois deux noyaux sphériques ou ovoïdes.

On les rencontre dans le foie et dans beaucoup d'autres glandes ; ils sont le plus souvent entassés les uns contre les autres comme s'ils avaient été réduits à l'état polyédrique par pression réciproque. Mais leur mode de genèse, comme nous allons le voir, montre que ce n'est pas là l'origine de cette configuration. — Au reste, à l'inverse des cellules-épithéliales sphériques, qui peuvent aussi prendre la même forme (voy. n° 142), ils ne la perdent pas quand ils deviennent libres.

Parfois, à l'état normal, les cellules-épithéliales polyédriques se montrent creusées d'une cavité. — Ceci a lieu, entre autres, dans les glandes sébacées. A l'intérieur de cette cavité, on découvre ordinairement une gouttelette d'un liquide huileux. — Si la cavité grandit, la substance de l'épithélion peut être réduite à une sorte de membrane limitante, épaisse de 0,001 à 0,002, et l'élément ainsi transformé acquiert une certaine ressemblance avec les vésicules-adipeuses. Mais l'épaisseur de la paroi, ses réactions chimiques, la présence en un point d'un noyau épithélial ordinairement très-reconnaissable, enfin le lieu même d'observation, dans beaucoup de cas, empêcheront toute confusion à cet égard (voy. n° 39).

148. Physiologie des éléments épithéliaux. Le mode de genèse des éléments épithéliaux n'est pas le même pour tous : c'est là d'ailleurs une particularité physiologique que nous rencontrons dans l'histoire d'un grand nombre d'éléments.

Ainsi la couche épithéliale qui limite le fœtus dans les premiers mois de la vie intra-utérine dérive directement, par métamorphose, d'éléments préexistants, c'est-à-dire d'une couche de cellules-embryonnaires dépendant du feuillet séreux.

Les cellules-épithéliales cylindriques qui ne composent pas à elles seules un épithelium, celles, en un mot, qui plongent par leurs prolongements terminaux au milieu d'autres éléments de la même classe, paraissent naître sur les noyaux-épithéliaux situés au-dessous d'elles, comme centres de développement. A mesure que la mort successive des cellules-épithéliales cylindriques provoque leur élimination, il semble que ces noyaux, d'abord situés profondément, s'avancent vers la surface, et qu'en même temps ils se recouvrent d'une masse de substance homogène ovoïde, qui grandit et qui finit, quand l'élément devient superficiel, par revêtir sa forme caractéristique.

De même, à la face profonde de l'épiderme, on trouve des noyaux, et au-dessus, dans la partie moyenne, des cellules un peu polyédriques qui deviennent par métamorphose les cellules-épithéliales lamelleuses de la superficie.

Les cellules-épithéliales polyédriques offrent peut-être constamment le mode de genèse suivant : dans certaines productions pathologiques, dans les culs-de-sac de quelques glandes, on trouve souvent les noyaux-épithéliaux plongés au milieu d'une matière amorphe finement granuleuse, et ordinairement assez abondante. Or, il peut arriver qu'on voie cette matière amorphe se diviser, se sectionner très-nettement autour des noyaux, comme si elle était tout à coup soumise à une espèce de clivage. Chaque fragment devient ainsi autour de chaque noyau le corps d'une cellule-épithéliale polyédrique plus ou moins irrégulière. — Ce partage ne se produit pas d'abord uniformément dans toute la substance ; les sections embrassent à l'origine plusieurs noyaux, trois ou quatre, formant ainsi une sorte de cellule énorme à noyaux multiples et assez également répartis dans sa masse. Et dans un même cul-de-sac glandulaire on peut voir parfois au fond un sectionnement complet de la matière amorphe, pendant qu'il n'est pas encore aussi avancé vers l'orifice. Ce phénomène s'observe en particulier dans le pancréas où la rénovation des cellules-épithéliales polyédriques qui le remplissent, paraît se faire très-vite. — Il en est de même dans certains épithéliums morbides.

Quant au rôle physiologique des cellules-épithéliales, il est difficile à spécifier. Il paraît très-variable, en raison des variétés de forme mêmes de ces éléments ; en raison de la place qu'ils occupent ; en raison des granulations-pigmentaires, des granulations-graisseuses, des gouttelettes huileuses qu'ils peuvent contenir, etc., etc. Sur certains points, ils semblent ne remplir qu'une fonction toute physique, et n'être que des organes de protection comme à l'épiderme, ou d'absorption lumineuse comme à la choroïde ; — sur d'autres points, ils élaborent dans leur propre masse des principes immédiats qui prennent une part directe et capitale aux réactions chimiques de la vie ; — ici, ils se multiplient à l'infini quand l'organe fonctionne, comme dans le pancréas ; — là, ils n'existent que quand l'organe se repose, comme à la mamelle.

Les fonctions des éléments épithéliaux doivent cependant avoir par toute l'économie un point commun, mais il est encore inconnu. La même difficulté se représente, au reste, à propos de la majorité des tissus produits, dont nous ignorons le plus souvent le rôle réel, tel que le recherche la physiologie, non tel que l'ont inventé certains esprits dans la conception de prétendues causes finales et d'une harmonie mesquine dont leur imagination avait fait tous les frais.

149. Pathologie des éléments épithéliaux [1]. La pathologie propre des noyaux et des cellules-épithéliales a pris une très-grande importance par les travaux des défenseurs de l'homœomorphisme (voy. n°s 6 et 64), qui ont montré que tous ces éléments nouveaux appelés *cellules spécifiques, cellules du cancer*, n'étaient que des épithélions plus ou moins altérés, et cela sans même dépasser la limite des modifications que montrent aussi parfois certains éléments épithéliaux normaux, quand on prend soin de les examiner dans des circonstances physiologiques données.

Sous une influence pathologique, les cellules-épithéliales peuvent d'abord passer d'une variété à l'autre. — Les noyaux passent souvent à l'état de cellules polyédriques par l'apparition du phénomène de la segmentation dans la matière amorphe qui les enveloppe (voy. n° 148). Si le partage est incomplet et enclave à la fois un certain nombre de noyaux dans un même fragment de matière amorphe, on aura les prétendues *plaques à noyaux multiples* du cancer.

Les noyaux peuvent s'hypertrophier et atteindre le double de leur volume habituel; ils présentent alors ordinairement plusieurs nucléoles. Mais ce mode d'altération constitue lui-même l'état normal de l'épithélium d'un certain nombre de glandes. Ces modifications s'offrent aussi bien sur les noyaux libres que sur ceux qui sont inclus dans les cellules, où ils peuvent aussi se dédoubler.

Le corps de l'élément, de son côté, s'hypertrophie parfois et arrive jusqu'à mesurer 0,100 de diamètre, c'est-à-dire qu'il devient visible à l'œil nu. Cette cellule hypertrophiée revêt souvent les formes les plus capricieuses et les plus bizarres. Quel-

[1] Voy. Ch. Robin, *Dictionnaire de Nysten*, 1857; article *Épithélioma*.

ques-unes ont été décrites sous les noms de *cellules en raquette*, de *cellules fusiformes* du cancer.

Les cellules-épithéliales sont parfois complétement remplies de granulations-graisseuses ou même de granulations-pigmentaires; c'est le cas dans beaucoup de tumeurs mélaniques. Tantôt ces granulations sont éparses dans tout le corps de l'élément, tantôt elles sont groupées seulement autour du noyau.

Enfin les cellules-épithéliales hypertrophiées peuvent, sous l'influence qui les altère, se creuser d'une cavité qui en occupe une partie plus ou moins grande, pendant que dans les parois de cette cavité, qui représentent la substance du corps même de l'élément, on retrouve le noyau ou les noyaux plus ou moins altérés de leur côté. Cette variété pathologique se rencontre surtout dans les vieux utérus, dans les plis de l'œsophage, dans certaines tumeurs. C'est ce que l'on a appelé les *cellules exca-vées* du cancer.

Dans ces cavités on trouve ordinairement un liquide tenant en suspension des amas de granulations animées du mouvement brownien (voy. n° 19); d'autres fois ce sont des éléments épi-théliaux mêmes de la variété noyau ou de la variété cellule qui sont nés là, par endogénèse. Les cellules où se produit ce phé-nomène avaient reçu le nom de *cellules mères* du cancer.

Enfin, il peut apparaître dans ces cavités des leucocytes dont la genèse spontanée au milieu d'un autre élément est sans con-tredit un des faits les plus remarquables de la physiologie élé-mentaire [1]. Il semble que la cellule soit pathologiquement alté-rée à l'égal d'un tissu, il semble qu'on ait affaire à un élément à l'intérieur duquel s'est déclaré un abcès. M. Ch. Robin indique ce phénomène comme se passant surtout dans les épithéliomas des mâchoires, de la peau, du rectum, du col de l'utérus.—Ces leucocytes restent généralement un peu plus petits que ceux qui sont libres dans les mêmes tumeurs et un peu moins réguliers, surtout lorsqu'ils sont entassés dans la cavité de l'épithélion; mais quand on les traite par l'acide acétique, ils laissent nette-

---

[1] Voy. Ch. Robin, *Sur quelques points de l'anatomie et de la physiologie des leu-cocytes;* dans le *Journal de la physiologie*, t. II, p. 41. Janvier 1859.

ment voir leur réaction caractéristique, c'est-à-dire les deux ou trois petits noyaux qui apparaissent au voisinage de la périphérie (voy. n° 29).

Les cellules-épithéliales lamelleuses peuvent aussi se présenter dans certaines circonstances sous la forme de *globes épidermiques*, que l'on trouve dans les articulations, — dans certaines glandes, telles que la prostate, — sous le prépuce, — dans l'œsophage quand il n'a pas fonctionné depuis longtemps, — ou bien dans des tumeurs auxquelles ils ont valu le nom de *tumeurs perlées*[1]. Ces globes épidermiques ne sont pas autre chose que des agrégats de cellules-épithéliales lamelleuses transparentes, sans granulations, avec ou sans noyau. Elles sont régulièrement imbriquées ; elles se recouvrent immédiatement les unes les autres, séparées seulement par les lignes de juxtaposition très-prononcées.

Dans les globes épidermiques considérables on peut trouver des cristaux de cholestérine interposés aux cellules. — Tous ces éléments sont groupés autour d'un centre qui est tantôt une petite masse de matière amorphe, tantôt une gouttelette graisseuse, tantôt une autre cellule-épithéliale à peu près sphérique et très-granuleuse.

150. **Tissu épithélial.** Ce tissu offre une variété de constitution qui est en rapport avec les nombreuses variétés morphologiques qu'offrent les éléments épithéliaux eux-mêmes : on peut dire toutefois d'une manière générale qu'il est toujours formé par l'union plus ou moins régulière d'un certain nombre d'épithélions. Quand ceux-ci appartiennent à la variété noyau-libre, il y a en plus une certaine quantité de matière amorphe.

Un tissu épithélial peut n'être constitué que par une seule rangée d'épithélions pavimenteux ou lamelleux, disposés en bel ordre, comme nous l'avons dit en parlant de ces éléments. — On trouve des tissus semblables dans les vaisseaux pendant le jeune âge, — à la face profonde de la cornée, de la capsule du cristallin, etc., pendant toute la vie, — sur toute la surface du

---

[1] Voy Ch. Robin, *Recherches sur le sarcocèle du testicule*, dans les *Mémoires de la Société de biologie*, 1856, p. 167.

corps pendant les premiers temps de la vie embryonnaire, dans beaucoup de glandes, etc., etc.

Le plus souvent les tissus épithéliaux ne sont pas aussi simples, et ils sont formés par une couche plus ou moins épaisse d'épithélions, qui eux-mêmes peuvent appartenir à différentes variétés. Quand la surface libre est constituée par des cellules de la variété cylindrique ou de la variété vibratile, la couche profonde est le plus souvent formée de noyaux, et dans la partie moyenne on trouve tous les intermédiaires entre ces formes extrêmes, ainsi que nous l'avons dit en décrivant la genèse des épithélions cylindriques (voy. n° 148).

Dans certains épithéliums on rencontre à la fois toutes les variétés d'éléments épithéliaux. Ceci se voit à la vessie : on dit alors que l'épithélium est mixte. — En général on l'appelle du nom de l'élément qui domine : *Épithélium cylindrique, vibratile*, etc.

Les tissus épithéliaux ne sont jamais vasculaires. Il y a cependant quelques exceptions, qu'on rencontre dans certaines glandes, et que nous signalerons en temps et lieu.

D'autres épithéliums sont en voie continuelle de régénération : il y a élimination des vieux éléments en même temps que production de nouveaux dans la profondeur du tissu. L'épiderme, pendant la vie extra-utérine, offre ce phénomène de la façon la plus marquée.

Mais ce pouvoir qu'a le tissu épithélial de se régénérer, paraît varier considérablement selon le lieu d'observation. Il existe chez le fœtus beaucoup d'épithéliums très-délicats qui tapissent les séreuses, les cavités vasculaires, etc., et qu'on ne retrouve plus que par places dans un âge plus avancé; ils subissent, à mesure que la vie progresse, une véritable usure, c'est-à-dire que les éléments de ces trames délicates disparaissent par places, et qu'ils ne se régénèrent point.

Dans les pertes de substance qui ont intéressé l'épiderme, l'épithélium des muqueuses, etc., la régénération se fait toujours à la surface des bourgeons charnus par genèse spontanée de nouvelles cellules; en sorte que les premières apparues, sans cesse repoussées de dedans en dehors par celles qui se forment continuellement à la limite de la matière amorphe sous-jacente (voy. n° 75), deviennent peu à peu les plus externes en même temps qu'elles passent par toutes les modifications morphologiques souvent considérables qui séparent les éléments des deux surfaces de la même membrane épithéliale.

Les éléments des tissus épithéliaux sont éminemment susceptibles d'hypergénèse. Il en résulte une hypertrophie du tissu qui peut être à son tour extrêmement limitée et par suite bénigne, ou qui peut entraîner dans les parties environnantes, des altérations aussi profondes que redoutables. Nous citerons la *pinguicula* comme exemple d'hypergénèse épithéliale aussi simple qu'il est possible de l'imaginer.

C'est une hypertrophie de l'épithélium pavimenteux conjonctival. — Les cellules adhèrent fortement l'une à l'autre, plus qu'à l'état normal. Elles sont toutes polyédriques ; elles augmentent assez régulièrement de volume de la profondeur de la tumeur à la périphérie. Dans les couches profondes, elles ont les dimensions normales des éléments de l'épithélium environnant, c'est à-dire à peu près 0,012 de diamètre ; à la surface, elles sont plus grandes du double. Tous ces épithélions sont remarquables par la régularité avec laquelle ils sont taillés, par leur élégance et par leurs fines granulations seulement un peu plus grosses autour du noyau, qui est ovoïde.

Nous rejetons plus loin l'étude des altérations profondes des épithéliums des glandes, que nous signalerons en faisant l'histoire de la mamelle, où ces lésions sont surtout fréquentes. Nous mentionnerons aussi les affections épithéliales des téguments, quand nous décrirons la peau.

II. — Ongles.

151. **Substance-onguéale.** Les ongles sont formés d'une matière spéciale homogène, finement striée.

Les coupes transversales, c'est-à-dire perpendiculaires à l'axe des doigts, ne laissent voir qu'une substance pâle, translucide, granulée çà et là, généralement sans trace de structure. Sur les coupes longitudinales perpendiculaires aux faces de l'ongle on découvre, au contraire, des lignes fines, serrées, droites ou courbes, un peu inclinées sur ces faces, et allant de l'une à l'autre. Vers la partie la plus reculée de la racine et au contact des tissus profonds, se montrent plus ou moins distinctement des cellules à noyau aplaties et disposées par couches dans le même sens que ces stries.

Quand on fait bouillir dans des alcalis caustiques ou dans l'acide sulfurique un fragment d'ongle, sa substance se ramollit et se montre composée de petites lamelles très-minces, polygonales, quelquefois munies d'un point plus obscur, qui semble être un noyau. Ces lamelles sont assez semblables aux cellules épithéliales les plus superficielles de l'épiderme. Elles mesurent en général de 0,027 à 0,036 de large. Seulement, pour les bien observer, il est urgent de procéder d'instant en instant, pendant l'ébullition, à l'examen de la substance ainsi traitée, parce que ces éléments ne s'isolent et ne sont bien distincts qu'à un moment donné de la coction, qu'il faut savoir saisir et ne pas dépasser.

D'après cette structure, il n'est pas douteux que la substance de l'ongle ne dérive incessamment par simple métamorphose, — comme cela est d'ailleurs le cas pour la plupart des tissus produits, — des cellules de la couche supérieure de l'épiderme sous-jacent.

III. — APPAREIL PILEUX

152. Division. Il faut entendre par appareil pileux le *poil* lui-même et l'appareil complexe qui le produit ou *follicule pileux*. Le poil seul offre à étudier :

1° Une substance fondamentale ou corticale ;

2° Une moelle ;

3° Un épiderme.

L'étude du follicule n'est pas moins complexe et comprend également trois divisions :

1° Une substance fondamentale ;

2° Un épiderme ;

3° Des glandes.

153. Poil. — *Substance fondamentale*. La substance fondamentale des poils, qui porte aussi le nom de substance corticale par opposition à la moelle qu'elle environne, est très-différente de celle des ongles quant à sa structure. Elle est dure, homogène, transparente, par elle-même incolore ou seulement un peu jaunâtre ; elle montre des stries longitudinales interrompues çà et là ; elle se déchire facilement dans le sens de sa longueur ; elle est très-élastique, en sorte qu'un cheveu de femme peut subir une traction qui l'allonge de plusieurs centimètres et revenir à sa longueur primitive. — Elle est très-hygroscopique, et se dilate d'une manière considérable sous l'influence de l'humidité. C'est à cette propriété de leur substance fondamentale que les cheveux ont dû d'être employés par de Saussure à la confection des hygromètres. — Traitée par la soude bouillante, cette substance devient friable et se laisse diviser par la pression dans le sens de sa longueur, comme ferait une matière molle et fibroïde.

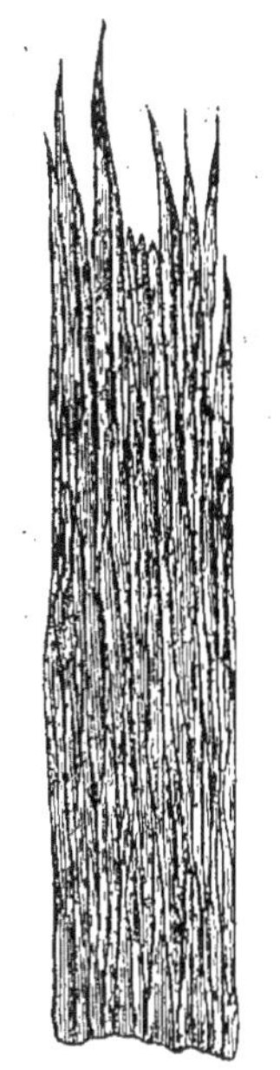

Fig. 54, d'après Kœlliker. — Grossissement de 250 diamètres. — Substance fondamentale d'un poil traité par l'acide sulfurique.

La substance fondamentale des poils, naturellement pâle ou un peu jaunâtre, est le plus souvent imprégnée d'une matière colorante spéciale à laquelle elle est unie molécule à molécule. C'est aux variétés de coloration de cette matière que les cheveux doivent en partie les variétés de teinte qu'ils présentent. Elle peut, dans certains cas, manquer congénialement et il en résulte le vice de conformation appelé *albinisme*.

Le changement de coloration que l'âge ou les révolutions morales amènent dans les cheveux, commence souvent par leur extrémité libre. Ce fait suffirait seul à prouver ce que nous avons dit des produits en général (voy. n° 60), à savoir, qu'ils sont bien vivants, et qu'ils sont tous le siége d'un mouvement nutritif plus ou moins actif.

La forme des poils, quand ils sont droits, est généralement cylindrique ; elle est irrégulièrement prismatique quand les poils sont frisés.

Pour se procurer des coupes de cheveux perpendiculaires à leur axe, il faudra les faire sur des poils maintenus immobiles entre deux lamelles de liége. On pourra encore, sur une petite mèche de cheveux, pratiquer avec des ciseaux des coupes successives, très-rapprochées ; et dans tous les fragments ainsi taillés on découvrira sous le microscope quelques tranches régulières, minces et très-propres à l'observation.

Quand on étudie un poil avec un grossissement suffisant, on voit en général le centre occupé par une substance plus foncée : c'est la moelle. La surface du poil, de son côté, est comme parcourue par un réseau très-fin, en même temps que ses bords montrent des dentelures extrêmement petites, et dont l'écartement est à peu près égal à la largeur des mailles du réseau dont nous parlons. Cette double apparence est due à l'épiderme.

Moelle. Le diamètre de la moelle des poils est environ au diamètre de la masse totale comme 1 est à 3 ou à 5. La cavité qui la loge, commence à peu près au niveau de la surface de la peau, du côté de la racine, et se termine en pointe vers l'extrémité du poil. Elle est parfois interrompue et d'autres fois variqueuse.

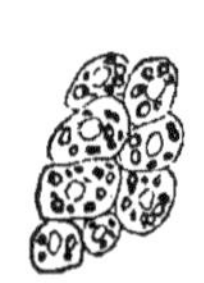

Fig. 55, d'après Kœlliker. — Grossissement de 550 diamètres. — Cellules-médullaires - des - poils prises sur un cheveu traité par la soude.

La moelle des poils est généralement formée d'éléments appartenant à l'espèce cellule, et que nous appellerons cellules-médullaires-des-poils ; elles sont polyédriques à angles arrondis, et régulièrement entassées les unes au-dessus des autres. Elles mesurent en général de 0,016 à 0,022 de diamètre. Quelques-unes montrent, quand elles n'ont pas été traitées trop énergiquement par la soude, une tache claire, sans doute un noyau.

Dans la masse du corps de l'élément, on peut trouver soit des granulations-pigmentaires, soit d'autres granulations brillantes, à contour foncé. Ce seraient des granulations-graisseuses d'après certains anatomistes ; ce sont de petites bulles d'air, selon

M. Kœlliker[1]. Il paraît au moins prouvé que ce sont bien réellement des bulles semblables qui donnent à certains cheveux blancs ce magnifique reflet argenté, qui fait comme une auréole au front du vieillard. — De plus, il est hors de doute que les poils contiennent, sous une forme ou sous une autre, un volume considérable de gaz, comme le montrent les bulles qui s'en détachent quand le corps est plongé dans un bain tiède.

Pour étudier les cellules-médullaires-des-poils, on choisira des cheveux blancs. On les fera bouillir dans la soude caustique jusqu'à ce qu'ils se gonflent et se crispent. Alors, si l'observation directe à travers la substance fondamentale ne suffit pas, l'on déchirera délicatement avec des aiguilles un poil traité de la sorte, et l'on isolera sans trop de peine des séries tout entières d'éléments médullaires. — Pour étudier les petites bulles d'air qui les remplissent, M. Kœlliker indique le mode de préparation suivant : On fait bouillir un cheveu blanc dans l'eau ou dans l'éther. La moelle devient tout à fait incolore et transparente. Si l'on fait alors sécher entre les doigts le poil ainsi traité, on le voit reprendre très-rapidement sa couleur primitive; si, aussitôt après l'avoir desséché, on le place sous le microscope sans y ajouter de liquide, ou en ne plongeant qu'une de ses extrémités dans l'eau, on voit l'air rentrer dans la moelle progressivement et lui rendre sa couleur foncée.

Épiderme. L'épiderme des poils forme à leur surface une membrane transparente excessivement fine, et qui adhère à la substance fondamentale. Il s'en détache cependant quelquefois, sur une étendue plus ou moins considérable. A l'état normal, il se manifeste sous l'apparence d'un réseau analogue à celui que dessinent des écailles qui se recouvrent en partie. Les mailles de ce réseau sont polygonales, limitées par des lignes minces, pâles, délicates; elles enveloppent le cheveu, et sont parfois très-visibles. On distingue en même temps, sur les bords du cheveu, des dents très-fines, espacées de 0,005 à 0,014, c'est-à-dire d'une quantité précisément égale au diamètre des mailles mesurées dans la direction de l'axe du cheveu. Ces dents sont

---

[1] A. Kœlliker, *Éléments d'Histologie humaine*, § 61.

tout à fait comparables à celles que produirait une imbrication de plaques minces vues de profil, c'est-à-dire qu'un des côtés de la dent est infiniment plus étendu que l'autre; que l'un forme avec les bords du cheveu un angle extrêmement aigu, et l'autre un angle presque droit. C'est en un mot l'aspect qu'offre la coupe idéale d'une toiture en ardoise.

Quand on traite un cheveu par un alcali et qu'on le gratte légèrement, l'épiderme se sépare de la substance corticale en plaques plus ou moins grandes, ou se divise même en ses éléments constituants, très-semblables à des cellules-épithéliales lamelleuses. Ce sont de petites lames plates, larges de 0,036 à 0,045, longues de 0,054 à 0,063. Elles sont généralement transparentes et à bords clairs, quadrilatères ou rectangulaires, montrant quelquefois une sorte de tache claire rayonnée qui est peut-être le vestige d'un noyau.

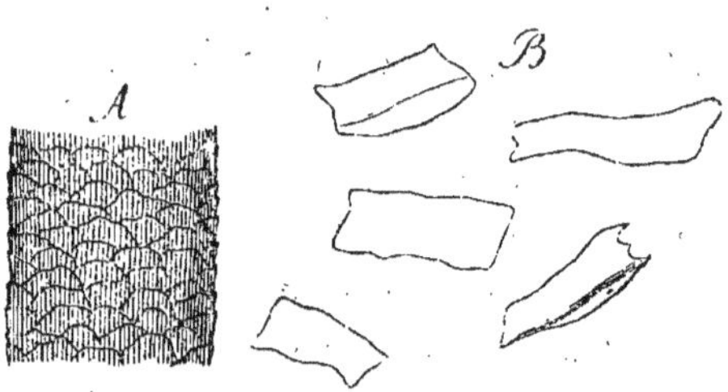

Fig. 56, d'après Kœlliker. — Grossissement de 160 diamètres. — *A* Surface d'un cheveu où l'épiderme se laisse voir; — *B* cellules lamelleuses formant cet épiderme.

Ces éléments sont disposés en travers sur le poil, et de telle sorte que le bord qui est tourné vers la racine du poil est immédiatement recouvert par le bord opposé de la cellule suivante. En un mot, ils sont imbriqués, et c'est cette disposition combinée avec leur contour irrégulier qui donne à la surface du cheveu l'apparence réticulée, et à ses bords l'aspect serré, dont nous avons parlé.

Quand on arrache un cheveu et qu'il vient sans ce qu'on appelle vulgairement la racine, les cellules imbriquées qui forment l'épiderme de la partie intra-folliculaire, et qui sont peut-être moins coriaces que les autres, se relèvent sur leurs bords par le frottement qu'on leur fait subir contre les parois de la gaîne qui les embrasse exactement et d'où se dégage le cheveu. Il en résulte que tout autour du poil, dans une certaine étendue, ces lamelles ainsi relevées figurent, — au lieu du réseau à lignes très-minces que nous avons décrit, — un réseau à mailles aussi grandes, mais à lignes de démarcation très-grosses, larges de 0,001 à 0,003, offrant deux bords foncés et une partie moyenne brillante. Ces lignes, rompues, continues ou anastomosées, ne sont autre chose que les bords libres des cellules épidermiques du cheveu, relevés, roulés sur eux-mêmes, et formant ainsi un ensemble que l'on a comparé, non sans quelque raison, à un treillis de fil de fer plus ou moins régulier.

Il n'est pas rare d'ailleurs de trouver, quand on étudie ce fait, des épithélions entièrement détachés et qui ont leurs bords roulés de la même manière. Ils aident à comprendre la cause de cet aspect, qui n'est qu'un phénomène de préparation, car sur les poils arrachés avec leur bulbe, c'est-à-dire où l'épiderme n'a pas subi de frottement, on ne retrouve pas le treillis en question. Il disparaît aussi au contact de l'eau prolongé une heure ou deux, parce que les cellules recoquillées s'étalent de nouveau [1].

154. **Follicule.** — *Substance-phanérophore*. Le follicule est le cul-de-sac d'où émerge le poil. Au fond est le bulbe, sorte de bouton à peu près sphérique, relié au follicule par un court pédicule. Le bulbe et une partie des parois du follicule sont constitués par une substance organique spéciale, à laquelle on a donné le nom de « substance-phanérophore [2]. »

Elle ne doit pas être confondue avec le tissu tout différent du derme, à la surface profonde duquel elle ne fait qu'adhérer par ses bords. En sorte que les parois du follicule sont constituées vers l'orifice par le derme perforé et vers le fond par la substance-phanérophore elle-même. Celle-ci forme une sorte de cul-de-sac assez semblable à un dé à coudre de femme, et au fond duquel proémine le bulbe. La substance-phanérophore n'est analogue à aucun autre élément anatomique ; elle est amorphe, granuleuse, parsemée de noyaux sphériques ou ovalaires.

Les capillaires ne la pénètrent pas, ils rampent à sa surface. Le bulbe adhérent au fond du follicule est composé également

[1] Voy. Ch. Robin, *Dictionnaire de Nysten*, 1857; article *Poil*.
[2] Voy. Idem, *Ibid*.

de substance-phanérophore, et n'est pas non plus vasculaire. On y rencontre seulement parfois des granulations-pigmentaires en assez grande abondance. Le bulbe est en rapport, par toute la moitié de sa surface qui regarde l'extérieur, avec la substance fondamentale du poil qui s'étale pour le recouvrir. Elle en est, cependant séparée par une couche unique de cellules-épithéliales pavimenteuses régulières, pâles, qui se trouvent interposées à la substance du poil et à la substance-phanérophore du bulbe.

Épiderme. L'épiderme qui tapisse l'intérieur du follicule est une dépendance de l'épiderme de la peau, avec lequel il se continue; il offre toutefois certaines particularités. Les cellules-épithéliales qui le composent sont en général plus petites que celles de l'épiderme; elles sont pavimenteuses et ont un noyau. Elles remplissent tout l'espace compris entre la paroi du follicule et le poil même. Enfin, elles se laissent facilement diviser en deux couches superposées, dont la plus externe, par rapport au poil, adhère intimement aux parois du follicule, pendant que la plus interne offre une adhérence presque aussi grande avec le poil lui-même.

Glandes. Les glandes de l'appareil pileux, appelées aussi *glandes pileuses,* viennent s'ouvrir en général dans le follicule, vers la limite du derme et du cul-de-sac de substance-phanérophore; elles se trouveront décrites plus loin sous le nom de *glandes sébacées.*

IV. — Appareil dentaire

155. Division. L'appareil dentaire comprend cinq tissus, dont quatre ont été distingués depuis longtemps dans tous les traités d'anatomie descriptive :

1° La pulpe;
2° L'ivoire;
3° L'émail;
4° La cuticule;
5° Le cément.

De ces tissus, les uns sont des produits, d'autres sont des tissus constituants. Nous les envisagerons à l'état parfait, et nous rejetterons dans un paragraphe spécial l'histoire de leur développement, qui ne saurait être faite individuellement pour chacun. Dans cette étude nous trouverons, chemin faisant, un certain nombre de tissus et même d'organes transitoires, tels que *l'organe de l'émail*, dont il nous faudra tenir compte[1].

156. Pulpe. La pulpe dentaire est constituée par du tissu lamineux (voy. n° 74). Les fibres-lamineuses sont réunies en faisceaux et en nappes parallèles entourant les vaisseaux et les nerfs, qui sont encore formés là d'un certain nombre de tubes-nerveux. Comme ces vaisseaux et ces nerfs s'enfoncent dans la pulpe selon l'axe de la dent, et que les fibres-lamineuses suivent la même direction, il en résulte que le tissu de la pulpe se déchire facilement dans le sens de sa longueur, et plus difficilement en travers.

Dans la matière amorphe, outre les noyaux-embryoplastiques que laissent découvrir les acides au milieu des faisceaux de fibres-lamineuses, on voit d'autres noyaux, d'ailleurs très-semblables à eux, longs d'environ 0,007 à 0,008, avec un contour net, grisâtre; seulement, ils sont plus granuleux et n'ont pas de nucléole. Nous dirons plus loin l'origine de ces éléments.

Il existe aussi dans la pulpe de petits amas de substance calcaire de forme ordinairement sphéroïdale, à surface mamelonnée, et d'un diamètre qui peut atteindre 0,050 à 0,060. Ces grains sont très-brillants, très-réfrangibles, et de plus solubles en grande partie dans l'acide chlorhydrique. Cette réaction indique que, selon toute apparence, ils sont formés de phosphate de chaux. —Leur nombre est surtout très-considérable à l'époque de la naissance.

On trouve enfin dans la pulpe, conjointement à ces amas de sels calcaires, des dépôts d'hæmatoïdine (voy. n° 13), soit à l'état amorphe, soit cristallisée en houppes ou en aiguilles.

157. Ivoire. L'ivoire des dents est constitué par une substance spéciale, sans analogue dans l'économie et que Richard a

---

[1] Voy. Ch. Robin et Magitot, *Mémoire sur la genèse et le développement des follicules dentaires;* dans les *Mémoires de la Société de Biologie*, 1860 et 1861.

nommée « dentine. » Elle donne de la gélatine par la coction.

La dentine est caractérisée par sa dureté, qui est beaucoup plus grande que celle de l'os, par son homogénéité parfaite et surtout par la présence d'un nombre infini de canalicules qui la traversent, et qu'on nomme « canalicules-dentaires. » Ce sont des tubes microscopiques, larges de 0,002 environ. Ils ont un orifice ouvert sur la paroi de la cavité dentaire, qu'il est d'usage de considérer comme leur origine; de là ils s'étendent à travers toute l'épaisseur de l'ivoire jusqu'à l'émail et au cément. — Partout leur direction est normale aux deux surfaces internes et externes de l'ivoire. Leur nombre est si considérable, qu'en beaucoup d'endroits leurs parois arrivent presque au contact. Leur trajet est plutôt onduleux que recti-

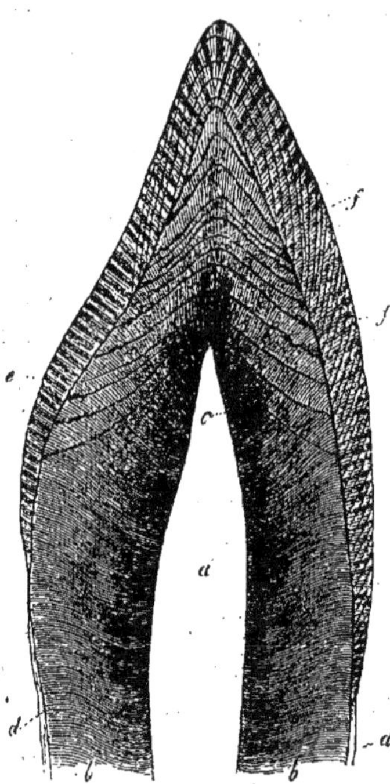

Fig. 57, d'après Kœlliker. — Grossissement de 7 diamètres. — Coupe mince d'une incisive, montrant la disposition générale des canalicules-dentaires dans l'ivoire *b*; — *a* cavité de la pulpe; *e f* émail; — *d d* cément.

gne. Chaque canalicule-dentaire décrit en général deux ou trois grandes courbes et un nombre très-considérable de courbes plus petites, plus ou moins prononcées. Ils sont, de plus, tantôt ramifiés, tantôt bifurqués; ces bifurcations sont très-nombreuses près de la cavité dentaire, où chaque tube se divise le plus souvent en deux autres, dont la lumière est à peu de chose près aussi large que celle du tube d'origine. Les canalicules qui succèdent à cette première bifurcation marchent parallèlement et se ramifient de nouveau en approchant de la surface externe de l'ivoire. Les extrémités des canalicules-dentaires, de ce côté, sont plus ou moins fines et quelquefois présentent une ténuité extraordinaire. D'autres fois elles conservent un diamètre uniforme et s'anastomosent en anses[1].

Les canalicules-dentaires présentent parfois vers leur terminaison de petites lacunes qui peuvent être très-nombreuses, et alors rapprochées les unes des autres ; elles sont irrégulièrement triangulaires ou étoilées ; elles se voient surtout dans le parcours des ramifications secondaires, vers la surface externe de la dent, et paraissent, par les extrémités de leurs rayons, s'aboucher dans autant de canalicules-dentaires. Ces vacuoles peuvent être assez nombreuses dans certains cas pour former un véritable réseau lacunaire.

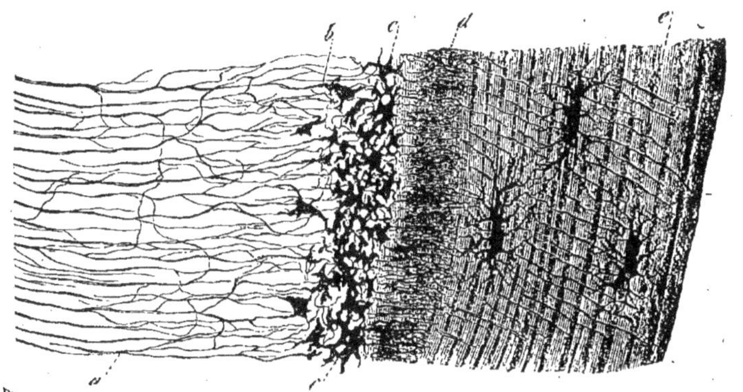

Fig. 58, d'après Kœlliker. — Grossissement de 350 diamètres. — Fragment de la racine d'une dent, pris vers la superficie. — D'un côté, *a*, sont les canalicules-dentaires qui viennent s'aboucher dans un réseau lacunaire extrêmement développé *b c*, vers la face extérieure de l'ivoire. — Au delà est le cément *d c*, formé de couches superposées, au milieu desquelles on distingue trois ostéoplastes.

Chaque canalicule dans son tronc principal, ses branches secondaires et ses cavités anastomotiques, est tapissé, ou plutôt formé par une paroi propre. — Pour l'observer on prépare une mince tranche d'ivoire qu'on traite par un mélange à parties égales d'eau et d'acide chlorhydrique du commerce. On chauffe légèrement jusqu'à cessation de dégagement de gaz. Alors on ajoute quelques gouttes d'eau et l'on continue de chauffer jusqu'à commencement d'ébullition. La préparation est rendue ainsi presque entièrement soluble, et les canalicules-dentaires dégagés deviennent tortueux et s'enroulent en masse. Ils sont

[1] Voy. A. Kœlliker, *Éléments d'Histologie humaine*, § 142.

14

désormais isolables sous forme de filaments très-déliés et brillants; et l'on constate que leur paroi propre est formée d'une substance homogène, transparente, sans granulations ni stries.

En pratiquant une coupe dans la dentine, on trouve très-souvent enclavés dans cette substance des globules solides assez régulièrement arrondis et qui sont eux-mêmes formés de dentine avec ses tubes caractéristiques.

Ces globules de dentine mesurent en général de 0,010 à 0,030 de diamètre, mais ils sont souvent plus petits. Ils peuvent aussi être réunis à plusieurs en masse mamelonnée.

Ils sont toujours en continuité de substance par un certain nombre de points de leur surface avec l'ivoire, au milieu duquel ils sont plongés; mais il peut arriver que plusieurs de ces globules au voisinage l'un de l'autre, soient in-complétement en-

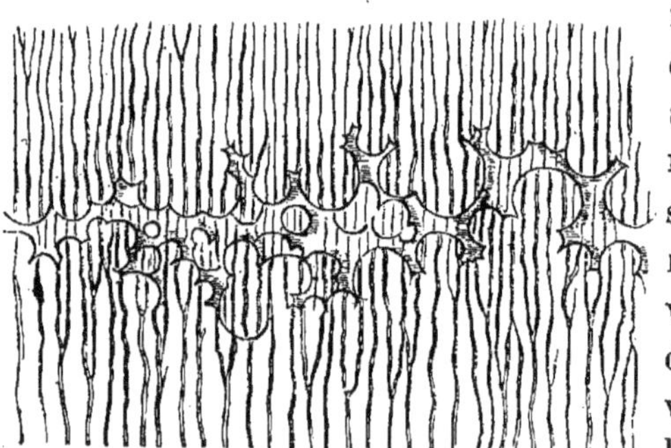

Fig. 59, d'après Kœlliker. — Grossissement de 350 diamètres. — Fragment d'ivoire montrant la zone des globules de dentine.

clavés et qu'il reste entre leurs surfaces libres des lacunes à parois arrondies, et que l'on appelle *espaces interglobulaires*. Ces lacunes sont parfois très-nombreuses dans certaines dents, et constituent alors un véritable vice de conformation. En général, elles forment vers la périphérie de la dentine une sorte de couche continue, qui a parfois reçu le nom de « zone des globules de dentine. » — On se gardera, en tous cas, de confondre les espaces interglobulaires avec les cavités anastomotiques de l'extrémité des canalicules-dentaires. Dans les espaces interglobulaires ne s'ouvrent que les troncs principaux ou secondaires des canalicules, par des orifices aussi nets que ceux qu'ils présentent dans la cavité centrale de la dent.

La glycérine agit sur le liquide qui remplit les espaces interglobulaires comme sur celui des ostéoplastes (voy. n° 97), c'est-à-dire qu'il provoque la production d'un gaz dans l'intérieur de ces cavités.

158. **Émail**. L'émail est encore plus dur que la dentine et ne donne point de gélatine par la coction. Sa cassure est fibroïde. C'est un tissu de la classe des produits composé d'éléments particuliers que l'on appelle « prismes-de-l'émail. »

Ces prismes ont cinq ou six pans ; ils sont un peu irréguliers, allongés. Ils mesurent de 0,003 à 0,005 de large, et n'ont pas d'autre dimension dans le sens de la longueur que l'épaisseur même de l'émail à l'endroit où on les prend. Chez l'adulte, ces éléments sont assez faciles à observer, tant sur des coupes parallèles à leur grand axe que sur des coupes transversales, mais ils sont toujours difficiles à isoler. Dans le jeune âge,

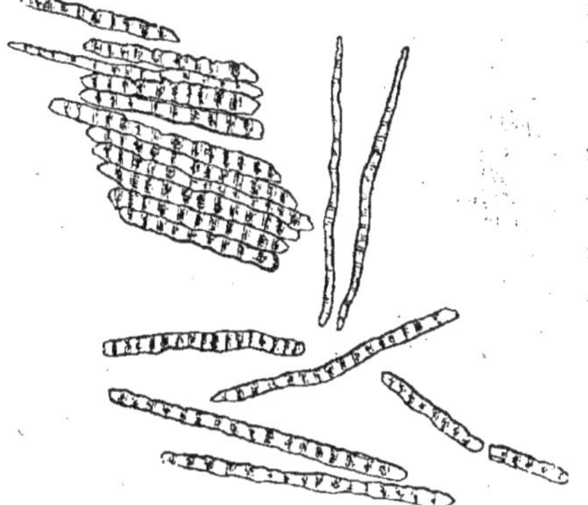

Fig. 60, d'après Kœlliker. — Grossissement de 350 diamètres. — Prismes-de-l'émail traités par l'acide chlorhydrique faible.

on les sépare plus aisément, et l'on y remarque en outre, surtout après qu'on a ajouté à la préparation un peu d'acide chlorhydrique étendu, des stries transversales distantes de 0,003 à 0,005 les unes des autres. L'action de l'acide prolongée fait pâlir les prismes-de-l'émail et efface leurs stries. Il ne reste plus alors qu'une espèce de charpente très-fine qui disparaît aussi après un certain temps.

Les prismes-de-l'émail sont immédiatement juxtaposés dans une direction à peu près normale à la surface qu'ils recouvrent, en sorte que le revêtement adamantin, observé par sa surface ou sur une coupe parallèle à elle, offre l'apparence d'une élégante mosaïque, faite de pièces à peu près régulièrement hexagonales. La direction des prismes-de-l'émail subit toutefois sur la face triturante de la dent des écarts considérables.

Fig. 61, d'après Kœlliker. — Grossissement de 350 diamètres. — Surface de l'émail.

159. Cuticule. L'émail est recouvert d'une membrane délicate qui a reçu le nom de *cuticule de l'émail*. Celle-ci est transparente et un peu granuleuse. Son épaisseur moyenne est de 0,001; elle est inattaquable par tous les acides, y compris l'acide chlorhydrique, et de plus très-résistante.

Pour préparer la cuticule de l'émail, on fait une mince coupe de la couronne d'une dent au moment de son éruption; on use peu à peu cette coupe en prenant soin de laisser intact le bord libre de l'émail; on place la préparation entre deux lames de verre et l'on ajoute à l'eau qui sert de véhicule, un peu d'acide chlorhydrique. On voit alors se dégager des bulles de gaz sur le bord libre apparent de l'émail, mais celles-ci repoussent peu à peu une fine membrane qui s'oppose à leur expansion dans le liquide ambiant; c'est la cuticule de l'émail.

160. Cément. Le cément est constitué par du tissu osseux (voy. n° 98), et conséquemment on y trouve des ostéoplastes, excepté toutefois quand il est trop mince, c'est-à-dire sur les dents temporaires des enfants, où il ne forme qu'une couche claire, et sur les dents définitives depuis les bords de l'émail, qu'il recouvre légèrement, jusqu'à la moitié ou aux deux tiers de la longueur de la racine.

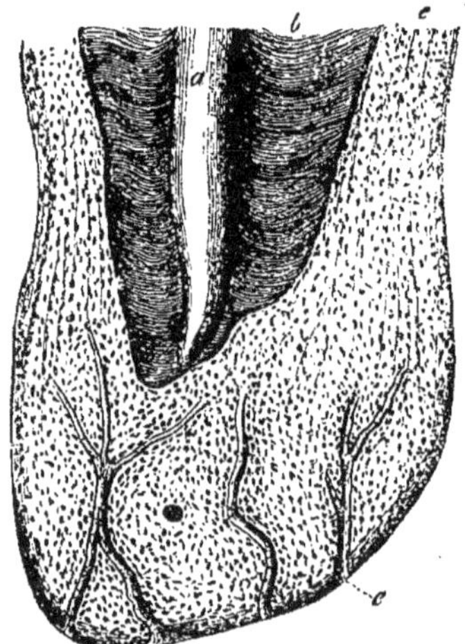

Fig. 62, d'après Kœlliker. — Coupe de l'extrémité de la racine d'une vieille dent; — *a* cavité de la pulpe; — *b* dentine avec ses canalicules-dentaires; — *c* cément avec *c* canaux de Havers.

Le cément offre des couches concentriques qui rappellent les zones de la substance osseuse (voy. n° 98). Elles sont épaisses de 0,020 à 0,040 dans les coupes transversales pratiquées sur les racines; les limites de ces zones se montrent sous l'aspect de lignes plus ou moins foncées, et la substance qui les compose, au moins pour les plus extérieures, est souvent finement striée.

Quand le cément, par les progrès de l'âge, arrive à dépasser un ou deux millimètres d'épaisseur, il s'y développe, comme dans les os qui offrent les mêmes conditions, des canaux de Havers.

On observe parfois sur la racine des dents de petites excavations ouvertes à la surface et qui plongent dans la dentine. Le diamètre de ces excavations varie de 0,040 à 0,300. Leur forme générale est à peu près sphérique ou ovoïde, leurs parois sont singulièrement excavées, comme pour loger des segments de sphère, et de telle sorte que le moule en serait mamelonné. Le cément se continue par leur orifice jusque dans leur intérieur, mais il ne les remplit pas en général tout entières : il ne fait que les tapisser d'une couche qui se relie aux zones les plus profondes du cément de la racine. C'est une expansion du périoste alvéolo-dentaire qui occupe le reste de l'excavation.

161. **Développement.** Vers le 56ᵉ ou le 60ᵉ jour de la vie intra-utérine, les mâchoires forment des sortes de gouttières osseuses dont les concavités sont tournées l'une vers l'autre. Ces gouttières sont remplies d'un tissu qui a reçu le nom de *tissu muqueux sous-gingival*. C'est simplement une des mille variétés de tissu lamineux que présente l'économie ; il est seulement remarquable par une proportion considérable de matière amorphe. C'est au milieu de ce tissu qu'on voit à cette époque apparaître le premier rudiment de la dent.

Ce rudiment, de forme arrondie, porte le nom de *follicule* et est bientôt composé de plusieurs parties. Si maintenant on envisage l'ordre d'apparition de ces parties, on voit que toujours le *bulbe*, ou ce qui deviendra en dernier lieu la pulpe, naît le premier ; la *paroi folliculaire*, qui sera plus tard le périoste alvéolo-dentaire, apparaît fort peu de temps après lui ; enfin vient l'*organe de l'émail*.

Avant la naissance des premiers vestiges du bulbe, la partie correspondante du tissu sous-muqueux des gencives devient plus opaque, plus vasculaire ; il s'y produit une accumulation de noyaux-embryoplastiques.

Bulbe. C'est au milieu de ce tissu où la vie semble s'être activée, qu'apparaît une petite masse obscure, formée de ces noyaux particuliers que nous avons décrits plus haut dans le tissu de la pulpe. Vers la base du bulbe on retrouve toutefois un certain nombre de noyaux-embryoplastiques mêlés aux précédents. Les uns et les autres sont plongés dans une matière amorphe finement granuleuse. Celle-ci dépasse seulement un peu les noyaux les plus superficiels, à la périphérie du bulbe, et forme ainsi une zone de 0,010 environ d'épaisseur, qui présente comparativement un très-petit nombre de granulations, et qui est plus dense que le reste du bulbe. Nous conserverons à cette zone le nom de *membrane préformative*, sous lequel on l'a décrite, mais sans attacher d'autre importance à cette désignation, et sans rien préjuger des fonctions physiologiques d'une partie élémentaire de l'économie qui n'a rien de commun avec les tissus stratifiés et complexes auxquels l'anatomie réserve en général le nom de membranes.

Le tissu du bulbe n'est pas vasculaire à l'origine; il le deviendra plus tard, à une époque que nous indiquerons.

Paroi folliculaire. Lorsque le bulbe, que l'on appelle aussi *germe de la dentine*, a atteint un certain volume, on voit se dessiner autour de lui une bande grisâtre qui représente la paroi folliculaire. Celle-ci est formée dès l'origine par les éléments ordinaires du tissu lamineux; on y trouve :

1° Des noyaux-embryoplastiques;

2° Des corps-fusiformes;

3° Des fibres-lamineuses;

4° Une matière amorphe finement granuleuse;

5° Des capillaires très-abondants.

Cette bande figure bientôt un sac autour du bulbe, mais celui-ci ne le remplit pas entièrement. Il n'en occupe que la partie profonde; la région tournée vers la muqueuse gingivale loge l'organe de l'émail. La surface qui sépare ces deux parties est onduleuse : c'est le vestige des irrégularités futures de la couronne de la dent.

Organe de l'émail. L'organe transitoire de l'émail se présente, à cette époque, sous l'apparence d'une masse claire, transparente, enveloppée d'un côté par la paroi folliculaire avec laquelle elle n'est que contiguë, reposant d'autre part à la surface du bulbe, dont elle dessine toutes les irrégularités, à la façon d'une lame gélatineuse, molle, d'une épaisseur à peu près uniforme, et qu'on aurait étendue sur une surface mamelonnée.

L'organe de l'émail est formé à l'origine de noyaux-embryoplastiques et d'une matière amorphe limpide. Ces noyaux deviennent bientôt le centre de génération d'autant de corps-fibroplastiques dont les prolongements s'anastomosent.

A la surface profonde ou bulbaire de l'organe adamantin, on découvre une rangée continue et unique de cellules-épithéliales prismatiques. C'est la *membrane de l'émail* de certains anatomistes.

Le grand axe de ces cellules est partout normal à la surface du bulbe. Elles sont à 5 ou 6 pans, très-étroites et allongées, de dimensions égales et toujours rectilignes. Leur largeur est de 0,003 à 0,005, leur longueur varie de 0,020 à 0,050 ; leur contour est ordinairement nettement limité et leurs extrémités sont coupées carrément. Elles sont parsemées de fines granulations pâles, grisâtres, d'égal volume. Au centre est un noyau ovoïde, à contour net, foncé, à centre finement granuleux et transparent. Sa longueur est de 0,014 à 0,018, sa largeur est celle de la cellule. — L'eau gonfle ces cellules et les rend cylindriques : la glycérine est sans action sur le noyau.

A la face opposée de l'organe adamantin, celle qui est en contact avec le follicule, on trouve également un épithélium ; il se continue même avec le précédent sur les bords de l'organe à la limite de ses deux faces bulbaire et folliculaire, mais il est autrement constitué : il est formé de noyaux sphériques, larges de 0,005 à 0,007, très-rapprochés, plongés au sein d'une substance amorphe grisâtre, molle, finement granuleuse. Quelquefois celle-ci contient des granulations-graisseuses, d'autres fois elle est partiellement segmentée (voy. n° 147). Cet épithélium nucléaire envoie dans la paroi folliculaire qui le recouvre, des prolongements cylindriques continus avec lui-même, et qui mesurent en général de 0,030 à 0,040 de diamètre. — Au voisinage de ces prolongements, on trouve aussi d'autres petites masses épithéliales à peu près semblables à eux par leurs dimensions, offrant seulement des noyaux de forme un peu allongée, mais ces masses plongent entièrement dans la substance de la paroi folliculaire et n'ont par conséquent aucune connexion avec l'épithélium nucléaire continu qui tapisse de ce côté l'organe de l'émail.

Le tissu de l'organe de l'émail n'est pas vasculaire.

Il se liquéfie et se réduit en gouttelettes pâles dès que le cadavre du fœtus commence à s'altérer, ou dès que les préparations que l'on a faites sur des sujets frais ont séjourné dans l'eau quelque temps.

Dentine. C'est seulement vers le 80e ou 85e jour qu'apparaissent enfin, entre le bulbe ou germe de la dentine et l'organe adamantin ou germe de l'émail, les éléments définitifs qui doivent constituer la dent. Jusqu'à cette époque le bulbe et la paroi folliculaire, ainsi que l'organe adamantin interposé à eux, se sont également accrus suivant tous les diamètres. C'est quand la dentine est enfin apparue sous forme de petits chapeaux qui coiffent le sommet des mamelons du bulbe, c'est quand ces petits chapeaux se sont réunis pour recouvrir celui-ci tout entier, c'est à partir de ce moment, en un mot, que le bulbe, étreint dans cette coque solide, cesse de grandir en largeur et ne subit plus qu'un allongement proportionnel à la longueur qu'atteindra la dent à venir. — C'est vers la même période que les fibres-lamineuses, les vaisseaux et les nerfs se développent dans le tissu du bulbe, qui en avait été jusque-là dépourvu. — En même temps aussi apparaissent au milieu de ces nouveaux éléments les globes de substance calcaire dont nous avons signalé plus haut la présence.

C'est dans la membrane préformative même que se montrent les éléments primitifs de la dentine ; ils sont donc inclus à l'origine, comme, au reste, pendant tout le temps de leur existence, dans la substance même du bulbe dont la membrane préformative, avons-nous vu, n'est qu'une dépendance. — Ces éléments primitifs sont de l'espèce cellule, et prennent le nom de cellules-de-la-dentine.

Ce sont les noyaux qui apparaissent les premiers, plusieurs ensemble, dans la membrane préformative, disposés l'un à côté de l'autre sur une même rangée, puis ils deviennent le centre de génération d'autant de cellules.

Les cellules-de-la-dentine forment, comme leurs noyaux à l'origine, une rangée continue où le grand axe de chaque élément est normal à la surface du bulbe. Les cellules-de-la-dentine sont cylindriques, ou plus généralement prismatiques par pression réciproque. Leur longueur varie de 0,020 à 0,040 ; leur largeur de 0,007 à 0,010 ; leur contour est pâle, leur substance granuleuse et également pâle. Le noyau est très-foncé, très-volumineux relativement au corps de la cellule ; il est ovoïde ou sphérique. Il mesure en général de 0,006 à 0,010 de diamètre, en sorte qu'il occupe toute la largeur du corps de l'élément, dont il dépasse même parfois les bords. Il est rejeté à une extrémité de la cellule souvent élargie pour le recevoir : cette extrémité est celle qui regarde le bulbe. — L'extrémité opposée, au contraire, est étroite, étirée, effilée, et toujours beaucoup

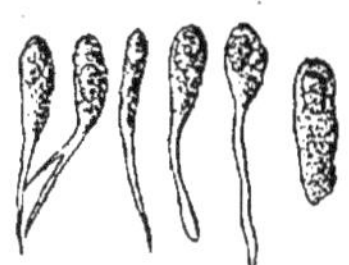

Fig. 65, d'après Ch. Robin. — Grossissement de 250 diamètres. — Cellules-de-la-dentine.

plus transparente par l'absence de granulations : on dirait une sorte de queue tout à fait hyaline annexée à l'élément. Mais, en tout cas, les cellules-de-la-dentine, même munies de ces prolongements, n'atteignent jamais en dehors la limite de la membrane préformative qui les contient : celle-ci les déborde toujours de 0,004 à 0,005 au moins.

La production de l'ivoire en tant que substance solide et résistante, n'est plus qu'un phénomène de métamorphose directe de ces cellules-de-la-dentine. Dès que, sur les parties culminantes du bulbe, elles ont atteint leur entier développement, on les voit en ce point devenir plus cohérentes par leurs extrémités périphériques, et plus réfringentes. En même temps elles se pressent l'une l'autre, ce qui les rend prismatiques, et elles tendent à composer une masse homogène. Ces modifications envahissant peu à peu l'extrémité de la cellule qui est au contact du bulbe, et qu'occupe le noyau, provoquent l'atrophie de celui-ci. — Chaque cellule-de-la-dentine devient ainsi en dernier lieu une masse homogène, dure, très-réfringente et enfin adhérente aux masses voisines. Ce phénomène, commencé par les cellules-de-la-dentine culminantes de chaque mamelon, s'étend à toutes celles de la périphérie, qui arrivent ainsi à constituer ce que l'on appelle le chapeau primitif de dentine. — Mais celui-ci, comme les éléments qui l'ont produit, reste toujours enveloppé en dehors par la membrane préformative.

En même temps qu'a lieu cette soudure des cellules-de-la-dentine, on observe qu'il reste au niveau des angles ou des arêtes de presque chacune un espace libre où ne s'opère pas cette fusion; telle est l'origine des canalicules-dentaires, qui sont à cette époque beaucoup plus larges, qui présentent aux deux faces de l'ivoire des orifices irréguliers, étoilés, et qui sont déjà munis d'une membrane propre.

Émail. Quand le chapeau de dentine mesure 1 millimètre de hauteur totale environ, l'émail apparaît et s'étend du sommet du chapeau de dentine vers ses bords, en s'amincissant progressivement à mesure qu'il s'avance vers eux, si bien qu'il disparaît même avant de les avoir atteints. Il résulte de là que l'épaisseur des bords de la couche d'émail qui arrive ainsi à néant, est infiniment moindre que ne sont longues les cellules-épithéliales prismatiques de la face profonde de l'organe adamantin, tandis qu'au sommet des mêmes chapeaux de dentine, c'est précisément l'inverse qui a lieu.

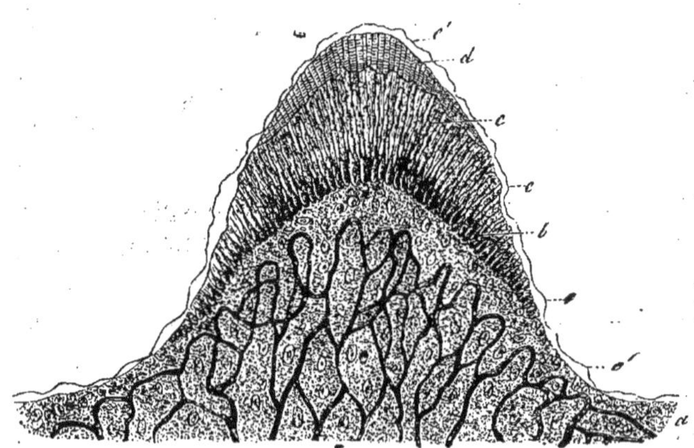

Fig. 64, d'après Lent. — Grossissement de 50 diamètres. — Coupe théorique des parties constituantes d'une dent chez le fœtus; — *a* pulpe avec ses noyaux et ses capillaires; — *b* cellules-de-la-dentine offrant déjà au-dessus d'elles *c* un chapeau de dentine; — *d* émail; — *ee* membrane préformative rendue visible par l'acide acétique.

La glycérine rend l'observation de tout cela facile sur des coupes bien faites ; mais de plus, si l'on ajoute de l'acide acétique à une préparation convenable, on voit instantanément se soulever sur toute la surface libre de l'émail et sur la portion de la dentine qu'il ne recouvre pas encore, une mince pellicule transparente, qui n'est autre que la membrane préformative. C'est donc entre cette membrane et la dentine qu'apparaissent par genèse spontanée les prismes-de-l'émail. Ils semblent bien à l'état normal être au contact des cellules-épithéliales prismatiques de l'organe adamantin ; cependant les réactifs que nous venons de signaler, montrent qu'ils en sont en réalité séparés par une pellicule homogène, transparente, à peine visible dans l'état de nature, mais qu'il est toujours facile de mettre en évidence par les forces chimiques. Toutefois, il faut noter qu'il existe entre les cellules-épithéliales prismatiques de la surface profonde de l'organe adamantin et les prismes qui naissent au-dessous de chacune d'elles, de l'autre côté de la membrane préformative, une correspondance absolue dans leurs diamètres et dans leur disposition.

Les prismes-de-l'émail commencent donc par être très-courts et s'allongent par leur extrémité périphérique. A cette époque, comme plus tard, ils sont simplement juxtaposés ; seulement, quand ils sont ainsi récemment formés, on peut plus facilement les séparer les uns des autres. Ils paraissent alors nettement prismatiques ; on reconnaît toutefois que leur extrémité périphérique est obtuse plutôt qu'aplatie, hérissant d'autant de petites sailles mousses la surface de l'émail.

Cuticule. Quant à la cuticule de l'émail, ce n'est, selon toute apparence, que cette lame persistante de substance hyaline, cette portion de la membrane préformative en dedans de laquelle nous avons vu successivement se former la dentine et l'émail. Nous rappellerons toutefois que cette cuticule est insoluble dans l'acide chlorhydrique chez l'adulte, pendant qu'il n'en est pas ainsi à l'époque où se forment les parties solides de la dent.

Quand le chapeau de dentine a enveloppé tout le bulbe, il continue de s'accroître comme beaucoup d'autres tissus par un mode de développement entièrement différent de son mode de naissance : il s'étend simplement de proche en proche pour former la racine. C'est alors qu'on voit à la surface profonde ou bulbaire de la dentine en état de croissance, apparaître les globules de dentine, qui se trouvent presque aussitôt envahis dans le développement général du corps de l'ivoire, et y demeurent enclavés.

C'est également quand le chapeau de dentine a recouvert tout le bulbe, que l'organe de l'émail commence à se ramollir et à diminuer progressivement d'épaisseur. Sa caducité est marquée par la production de fines granulations-graisseuses dans la substance des corps-fibroplastiques qui le composent, au voisinage de leur noyau. Puis tout le tissu de l'organe devient visqueux, demi-liquide, filant comme de la synovie. — Il a disparu complétement quand la dent n'est plus séparée de l'extérieur que par la muqueuse gingivale.

Cément. L'apparition du cément n'a lieu qu'à l'époque où la couronne est entièrement développée et où les racines prolongent la base de celle-ci. Ce moment correspond au début du phénomène de l'éruption. A cette période la paroi folliculaire, interposée à la dentine développée à son intérieur, et au maxillaire qui l'embrasse au dehors, est devenue le *périoste-alvéolo-dentaire*. — C'est entre ce dernier et l'ivoire de la racine que se produit le cément. Il apparaît de haut en bas à mesure que la racine s'allonge; et au contraire il se développe, il croît en épaisseur de bas en haut, c'est-à-dire, pour parler plus exactement, des extrémités des racines au collet de la dent.

La substance osseuse du cément apparaît sans production d'aucun cartilage préexistant, par ossification immédiate (voy. n° 102).

V. — Appareil cristallinien

162. **Division.** L'appareil cristallinien, considéré de la périphérie au centre, présente à étudier la capsule et la lentille du cristallin.

La capsule du cristallin est composée de deux membranes dissemblables qui enveloppent la lentille, l'une en arrière, l'autre plus complexe en avant. On les nomme l'une et l'autre *cristalloïdes*.

La lentille du cristallin, de son côté, offre trois couches d'éléments anatomiques assez régulièrement superposées, et qui ne représentent peut-être que trois phases de développement d'un élément unique ; chaque variété mérite cependant d'être décrite à part, dans l'ordre où on les rencontre, de la périphérie au centre ; ce sont :

1° Les cellules-de-Morgagni ;

2° Les fibres-nucléées ;

3° Les prismes-denticulés.

Nous joindrons à l'histoire des cristalloïdes et du cristallin quelques mots sur les lésions qui peuvent atteindre ces deux organes, et qui forment les différentes espèces de cataractes. Écartant tout point de vue sémiotique, nous suivrons la classification purement anatomique, et nous les diviserons seulement en deux groupes : les cataractes capsulaires et les cataractes lenticulaires, que nous étudierons après chacun des organes auxquels elles se rapportent.

163. Cristalloïde postérieure. La cristalloïde postérieure, ou segment profond de la capsule du cristallin, mesure 0,017 d'épaisseur environ. C'est une lame parfaitement homogène et d'une transparence absolue. Sa substance offre une certaine résistance, et, lorsqu'on la divise, les bords des fragments sont remarquables par la netteté de leurs arêtes, comparables à celles du verre. Les plis qu'elle présente, quand on la froisse sur le porte-objet, offrent les mêmes caractères.

Chez de très-jeunes embryons on peut constater que la face postérieure ou hyaloïdienne de cette cristalloïde porte un fin réseau de capillaires. Ils sont en partie logés dans des sillons creusés sur cette face, mais trop peu profonds pour les contenir tout entiers, en sorte qu'ils font surtout saillie dans l'humeur vitrée.

Ce réseau, très-net dans le premier âge de la vie intra-utérine, a déjà disparu chez l'enfant : la cristalloïde postérieure est devenue lisse sur ses deux faces, ou bien elle ne présente plus que des traînées un peu granuleuses qui indiquent quelquefois, mais non chez tous les sujets, la trace des vaisseaux qui ont existé antérieurement. Enfin, chez l'adulte, rien ne vient plus même troubler la limpidité absolue de la cristalloïde postérieure.

164. Cristalloïde antérieure. La cristalloïde antérieure, ou segment antérieur de la capsule du cristallin, est environ plus épaisse du double que la cristalloïde postérieure. Ce n'est pas non plus comme celle-ci un simple diaphragme homogène : c'est une véritable membrane dont la structure est complexe.

De dehors en dedans la cristalloïde antérieure est d'abord formée par une lame homogène, hyaline, transparente, épaisse de 0,030 à 0,035, en tout analogue par ses propriétés physiques à la cristalloïde postérieure ; mais, de plus, elle possède sur sa face interne, c'est-à-dire du côté qui regarde le cristallin, un revêtement épithélial constitué par une couche unique d'épithélions pavimenteux juxtaposés.

Les cellules de cet épithélium offrent à peu près le même diamètre dans toutes leurs dimensions. Elles sont régulièrement rangées les unes contre les autres ; leur surface libre, c'est-à-dire celle qui est tournée du côté du cristallin, est à peu près hexagonale ; elle est aussi un peu bombée, arrondie. Cette forme se dessine encore davantage si l'on vient à ajouter de l'eau. — Ces cellules mesurent environ 0,020 de diamètre. Elles sont pâles, ainsi que les lignes qui les séparent. — Leur masse est uniformément granuleuse : au centre elles ont un noyau généralement sphérique ou un peu ovoïde, plus granuleux et plus foncé que le reste de la cellule. Ce noyau laisse voir un ou deux nucléoles ; quelquefois il n'en a pas.

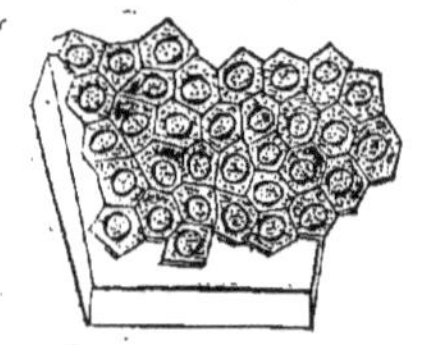

Fig. 65. — Grossissement de 250 diamètres. — Fragment de la cristalloïde antérieure, en partie recouvert de son épithélium.

Ce revêtement épithélial, vu en dessus dans le champ du microscope, est un des tissus les plus élégants de l'économie. Sa disposition toute géométrique, et d'une observation relativement très-facile, rappelle les mosaïques les plus régulières de l'histologie végétale ou les alvéoles les mieux dessinés des rayons de miel.

Ces cellules-épithéliales, comme d'ailleurs presque toutes celles de l'économie, ont une pathologie propre très-accentuée. Elles peuvent, dans certaines circonstances, et généralement en même temps que le cristallin devient cataracté, prendre des formes bizarres ; tantôt elles se montrent plus granuleuses, et tantôt moins granuleuses qu'à l'état normal ; elles passent même parfois à la variété de cellules-épithéliales cylindriques.

Constamment chez le vieillard, et quelquefois chez l'adulte, l'épithélium de la cristalloïde antérieure présente une modification très-analogue à ce qui existe fréquemment dans beaucoup de glandes hypertrophiées. Un certain nombre de cellules, au milieu des autres, se montrent claires, limpides, transparentes, tout à fait dépourvues de granulations ; en même temps leur diamètre augmente du double ou même du triple. Tantôt elles gardent leur forme, tantôt elles deviennent sphériques ou ovoïdes. Habituellement aussi, dans ce cas, le noyau est pâle, homogène, sans granulations et sans nucléole. — Ces cellules ainsi hypertrophiées restent néanmoins plus petites que les éléments que nous décrirons plus bas sous le nom de cellules-de-Morgagni, et qui constituent la partie corticale du cristallin. Leurs noyaux sont également plus petits et moins granuleux que ceux des cellules-de-Morgagni ; enfin le siége, la disposition en rangée unique permettront toujours de distinguer d'une manière suffisante les éléments pathologiques dont nous parlons des éléments normaux assez semblables à eux, que l'on trouve dans leur voisinage immédiat.

Dans certaines cataractes l'épithélium de la cristalloïde antérieure est interrompu et manque par places. Les cellules qui restent alors sont plus granuleuses. Ces granulations sont presque toutes à contour foncé, et donnent à la lumière qui les traverse une teinte légèrement jaunâtre.

165. **Cataractes capsulaires.** La capsule du cristallin peut être le siége de diverses altérations que les histologistes, d'accord en cela avec les pathologistes, ont rangées sous deux chefs différents : les cataractes crayeuses, et les cataractes néo-membraneuses.

Cataracte capsulaire crayeuse[1]. Cette forme de cataracte est constituée par l'accumulation, dans la lame hyaline de la cristalloïde antérieure, de grains microscopiques de carbonate de chaux. Ces grains siégent vers la face externe de la capsule, de

[1] Voy. Ch. Robin, dans J. Sichel, *Iconographie ophthalmologique*, in-4°. Paris, 1852-1859

telle sorte qu'une moitié de leur volume est logé dans l'épaisseur même de la cristalloïde et que l'autre fait saillie à sa surface irienne, et y détermine de petites élevures microscopiques. Toutefois, ces grains ne sont pas simplement appliqués contre la cristalloïde; ils sont inclus dans sa substance même : elle les recouvre d'une couche mince, de 0,001 à 0,003 d'épaisseur, qui passe au-devant d'eux.

Un certain nombre de ces grains sont isolés; parmi eux il en est dont le diamètre peut atteindre 0,020 à 0,030; ils sont parfois nettement arrondis, ou bien ils ont des contours un peu onduleux; ils sont complétement homogènes ou légèrement marqués de lignes concentriques; ils réfractent fortement la lumière. La trame qui reste après l'action des acides sur eux est presque homogène et très-pâle.

Le plus souvent ces granules calcaires sont réunis en groupes plus ou moins considérables. Leur diamètre ne dépasse pas alors 0,005 à 0,010. Les amas qu'ils forment sont tantôt sphériques et tantôt irréguliers; ils sont contenus dans de petites cavités de la lame hyaline, qu'ils remplissent très-exactement. — Enfin ces grains peuvent être disposés en plaques, en traînées ou en nappes irrégulières, occupant une surface qui atteint parfois 0,100 de diamètre et plus.

Dans certains cas, il existe, au milieu de ces amas de granules, des cristaux prismatiques de carbonate de chaux dont la grosseur varie entre 0,005 et 0,012. Ils sont logés, comme les grains, dans la substance même de la cristalloïde et près de sa surface irienne.

Enfin cette même surface peut être uniformément couverte de très-fines granulations jaunâtres, offrant également la réaction du carbonate de chaux, mais en telle quantité, que la cristalloïde malade mesure jusqu'à un millimètre d'épaisseur.

2° *Cataracte capsulaire néo-membraneuse* [1]. Cette espèce de cataracte est caractérisée par la production d'un tissu de nouvelle formation, quelquefois végétant, et qui prend naissance au-

---

[1] Voy. Ch. Robin, *Mémoire contenant la description anatomo-pathologique de diverses espèces de cataractes capsulaires et lenticulaires;* dans les *Mémoires de l'Académie de médecine,* 1857.

devant de la cristalloïde antérieure à laquelle il reste adhérent. Les éléments constituants de cette néoplasie sont les suivants :

1° (*E. F.*) Des fibres-lamineuses ;
2° (*E. A.*) Des granulations de nature diverse ;
3° — Des noyaux particuliers ;
4° — De la cholestérine.

Ce tissu rentre donc dans la grande classe des tissus de fibres-lamineuses ; il offre seulement ceci de particulier qu'il n'est point vasculaire.

Comme certains tissus fibreux dont il se rapproche sensiblement, il est incolore, transparent. Les fibres-lamineuses sont réunies en faisceaux plus ou moins larges, et qui donnent par place à cette membrane une apparence aréolaire. Ces faisceaux sont striés, à stries parallèles, quelquefois onduleuses. Mais l'acide acétique a moins d'action sur elles que sur le tissu lamineux normal ; la déchirure de ce tissu indique également une texture beaucoup plus dense.

Ce sont les granulations qui donnent à la néomembrane son opacité ; elles sont pour la plupart très-fines, grisâtres, et masquent en partie l'aspect strié des faisceaux de fibres-lamineuses ; elles sont pâlies mais non dissoutes par l'acide acétique. — Mélangées à ces granulations, on en trouve encore d'autres qui, elles, sont jaunâtres, à contour foncé, à centre brillant. L'acide acétique et surtout l'acide chlorhydrique les dissolvent en partie, pendant qu'elles laissent dégager des gaz. Ces granulations sont donc constituées par des carbonates terreux ; elles atteignent d'ailleurs quelquefois un volume considérable. — D'autres granulations enfin paraissent de nature graisseuse.

Les noyaux particuliers que nous avons signalés sont assez nombreux. On les trouve par places contigus l'un à l'autre. Leur diamètre varie de 0,005 à 0,007 ; ils sont sphériques ou ovoïdes, à contour pâle, peu régulier : leur substance est finement granuleuse : on ne voit pas de nucléole dans leur intérieur.

La cholestérine se présente ordinairement sous son état le plus habituel, en tables rhomboédriques (voy. n° 12). Cependant elle est souvent sous la forme d'aiguilles cristallines, longues de

0,070 à 0,080, d'une ténuité extrême, au point qu'on en peut trouver de courbées en arc ou en cercle, sans qu'elles se soient rompues.

La cristalloïde, au contact de ce dépôt qui la recouvre, devient rugueuse, amincie, adhérente à la néoplasie. — A la face profonde l'épithélium pavimenteux manque, ou les éléments en sont déformés; ils sont quelquefois devenus prismatiques et leurs granulations sont moins uniformément distribuées que dans l'état normal.

Sur la portion de la cristalloïde antérieure qui paraît encore saine, autour de la néoplasie, M. Ch. Robin a décrit des filaments cylindriques, contournés, d'aspect régulier, larges de 0,010 à 0,040, et ne se rapprochant d'aucun élément normal connu de l'économie; ceux-ci adhèrent à la surface même de la cristalloïde, et s'incrustent de quelques millièmes de millimètre dans son épaisseur. Ces corps sont constitués par une matière amorphe homogène, non striée, assez résistante. Ils se brisent nettement et contiennent un grand nombre de granulations. Celles-ci sont grisâtres, ou quelquefois un peu brillantes au centre ; elles varient d'un diamètre presque incommensurable à un diamètre de 0,002. La transparence de ces corps singuliers change avec leur grosseur ou avec le nombre de granulations qu'ils contiennent. Leur configuration générale peut offrir aussi quelques différences : tantôt ils se replient sur eux-mêmes en se ramifiant et quelquefois en s'anastomosant; d'autres fois ils présentent des étranglements plus ou moins subits, qui leur donnent par places une apparence fusiforme ou même moniliforme. — Ils peuvent enfin être chargés de cristaux de cholestérine ou de grains de carbonate de chaux.

Quand on étudie la genèse du tissu lamineux qui constitue la fausse membrane, on voit à l'origine apparaître des éléments très-analogues aux corps-fusiformes (voy. n° 48). Ils sont souvent étroits et très-allongés comme eux, mais pourtant en général un peu plus larges. Le noyau est homogène, à peine pourvu de quelques fines granulations ; il est sphérique ou légèrement ovoïde et n'a pas de nucléole. Il est rare de trouver des noyaux libres.— Ces éléments de nouvelle formation sont généralement écartés les uns des autres de une à trois fois leur diamètre; enfin leurs prolongements s'anastomosent.

Dans les régions du tissu morbide dont le développement est plus avancé, on voit ces prolongements, grossis considérablement, se ramifier et s'anastomoser les uns avec les autres de manière à donner naissance à des alvéoles de formes très-diverses. Puis, comme ils deviennent de plus en plus gros et de plus en plus larges, ces alvéoles finissent par disparaître entièrement, pendant que la substance qui les comble ainsi de proche en proche, se montre plus opaque, plus granuleuse, et finit par constituer le tissu-fibroïde que nous avons décrit.

Les filaments cylindriques qui avoisinent la masse principale, naissent, de leur côté, sous forme de corps ayant 0,010 à 0,020 de diamètre, et que l'on pourrait considérer comme des cellules s'ils ne manquaient de noyau. Leur contour est plus régulier et plus pâle que celui des éléments initiaux de la masse principale. Ils sont en même temps beaucoup plus granuleux et le sont dans toute leur étendue. Ces corps ont toutes les formes et toutes les dimensions possibles; mais la plupart, à mesure qu'ils grandissent, changent d'aspect. Ils s'allongent de manière à être plus ou moins effilés à leurs deux extrémités et renflés en fuseau vers leur milieu, ou bien ils affectent une disposition sinueuse, contournée. Souvent on voit aussi deux ou un plus grand nombre de ces corps s'unir l'un à l'autre, soit directement, soit en s'envoyant des prolongements d'une substance analogue à eux-mêmes.

166. **Cellules-de-Morgagni** [1]. En procédant vers le centre du cristallin, on trouve immédiatement au-dessous de l'épithélium pavimenteux de la face profonde de la cristalloïde antérieure, et en contact avec lui, de grandes cellules appelées cellules-de-Morgagni (syn. *globuli lentis*). Elles forment là, à la face irienne du cristallin, une couche de consistance gommeuse, molle, mais qui s'étend à peine sur les bords de la face postérieure de la lentille.

Ces cellules sont pâles, sans granulations, ovoïdes ou sphé-

[1] Voy. Ch. Robin, dans J. Sichel, *Iconographie ophthalmologique*, in-4°. Paris, 1852-1859, p. 288-295.

riques, quelquefois polyédriques par pression réciproque. Elles mesurent de 0,040 à 0,070 de diamètre, c'est-à-dire qu'elles sont bien plus grandes que les éléments normaux de l'épithélium pavimenteux de la cristalloïde antérieure. Quelques-unes de ces cellules n'ont pas de noyau, et, dans toutes, il naît au sein de l'élément quand celui-ci est déjà formé. C'est, comme on voit, une marche assez peu commune dans l'histoire du développement des éléments anatomiques. Nous rappellerons, toutefois, que les cellules-du-cartilage nous ont déjà offert quelque chose d'analogue (voy. n° 92). Le noyau des cellules-de-Morgagni se manifeste d'abord comme un amas de fines granulations qui occupe leur milieu. Cet amas est sphérique, mal défini ou irrégulier; mais, plus on s'avance vers le centre de la lentille, plus cet amas se limite. On arrive enfin à des cellules dont le noyau, ovalaire ou sphérique, a des contours bien nets et bien accentués. En même temps on distingue un nucléole large d'environ 0,001.

Il faudra bien se garder de confondre les cellules-de-Morgagni avec les cellules-épithéliales pavimenteuses hypertrophiées, sphériques et sans granulations, du revêtement interne de la cristalloïde antérieure (voy. n° 164). Les cellules-de-Morgagni ont un volume et un noyau généralement plus grands; celui-ci est aussi plus granuleux. Les cellules-de-Morgagni ne siégent pas, comme les secondes, au milieu des cellules regulièrement taillées d'un épithélium pavimenteux. Enfin elles sont d'autant moins abondantes que le sujet est plus âgé, pendant que c'est précisément l'inverse pour les épithélions altérés du revêtement cristalloïdien.

Les cellules-de-Morgagni, comme plusieurs autres éléments, se liquéfient très-vite après la mort du sujet, et c'est le produit de cette altération purement cadavérique qui constitue l'*humeur de Morgagni*. Elle n'existe pas chez le vivant.

Sur des préparations de cellules-de-Morgagni faites depuis quelques heures, l'observateur les voit se résoudre sous ses yeux en gouttes claires susceptibles de prendre un volume et des formes très-variables.

Quand on reçoit sur une lame de verre l'humeur de Morgagni

d'un cadavre, et qu'on la porte sous le microscope, on y retrouve les mêmes gouttelettes en suspension dans un liquide incolore à peine granuleux ; seulement elles sont généralement plus petites que celles qui se produisent sur le porte-objet.

Dans la plupart des formes de cataractes les cellules-de-Morgagni disparaissent et sont remplacées par divers produits morbides dont nous renvoyons plus loin l'étude. Parfois, cependant, elles subsistent : elles sont seulement remplies de granulations grisâtres, petites, distribuées d'une manière égale dans toute l'étendue de l'élément.

167. **Fibres-nucléées** [1]. Ces éléments anatomiques ont été découverts à Paris en 1849, par M. Samuel Bigelow, élève de M. Ch. Robin.

Les fibres-nucléées forment, sur les deux faces du cristallin, une couche de 0,300 environ. Elles sont disposées parallèlement les unes aux autres sans interposition d'aucune substance. Leur longueur est inconnue, leurs bords sont parallèles ; leur largeur est de 0,007 à 0,009 ; leur épaisseur est moitié moindre. Elles n'offrent sur leurs contours ni saillies ni dentelures comme les éléments que nous étudierons plus loin sous le nom de prismes-denticulés. Enfin, elles sont pâles et présentent dans leur intérieur un certain nombre de granulations grisâtres.

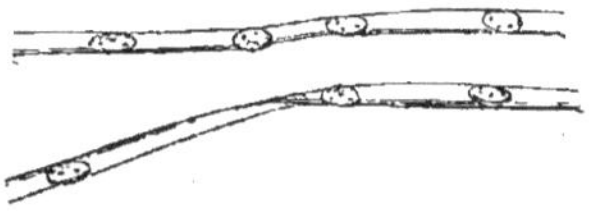

Fig. 66. — Grossissement de 250 diamètres. — Fibres-nucléées.

De distance en distance se voient les noyaux qui ont valu à ces éléments anatomiques leur nom. Ils sont un peu aplatis, sphériques ou ovoïdes, éloignés les uns des autres de plusieurs centièmes de millimètres ; leur contour est régulier, leur substance finement granuleuse ; généralement ils n'ont pas de nucléole.

On peut, sur des embryons de deux à trois mois, constater que les fibres-nucléées procèdent, par métamorphose, des cellules-de-Morgagni qui s'allongent et se soudent bout à bout. A cette époque, plus on pénètre profondément dans la substance corticale du cristallin, plus les cellules-de-Morgagni se montrent allon-

---

[1] Voy Ch. Robin, dans J. Sichel, *Iconographie ophthalmologique*, in-4°, Paris, 1852-1859, p. 288-295.

gées, étroites, comprimées latéralement les unes contre les autres. Plus loin on voit des fibres avec des renflements et des étranglements successifs, formées évidemment de plusieurs cellules qui se sont soudées par les extrémités de leurs grands axes. Ces fibres moliniformes se continuent même souvent avec de véritables fibres-nucléées, qui ne laissent plus voir aucune trace de soudure, et dont les différentes parties composantes se sont si bien mariées ensemble qu'elles forment un tout continu à bords parallèles. Cependant l'élément nouveau qui a pris ainsi naissance, ne montre pas encore les fines granulations qu'il aura plus tard.

Ce sont les fibres-nucléées qui forment, avec les cellules-de-Morgagni dont elles dérivent, la substance gommeuse ou corticale du cristallin. Toutefois celle-ci n'occupe pas seulement la superficie de la lentille : elle pénètre presque jusqu'au centre de l'organe dans les points que voici :

1° A la face antérieure, suivant la direction de trois lignes qui rayonneraient du centre de cette face vers la circonférence, à la manière de méridiens écartés de 120°; l'une de ces lignes est verticalement dirigée en bas, les deux autres sont ascendantes et obliques;

2° A la face postérieure, suivant la direction de trois lignes pareillement espacées, mais disposées d'une manière inverse à celles de la face antérieure, en sorte qu'elles correspondent au milieu des segments sphériques interceptés par les rayons de celle-ci. Il faut seulement noter qu'à la face postérieure, le rayon supérieur et souvent les deux autres se bifurquent très-près du centre [1].

Quand les fibres-nucléées commencent à s'altérer sur le cadavre, on peut distinguer à leur intérieur des gouttelettes pâles, parfois régulièrement disposées dans la partie centrale de la fibre. Ces gouttelettes sont composées d'une substance qui ne se mêle pas à l'eau, mais qui est beaucoup moins réfrangible que les corps gras ordinaires. Leur présence au centre des fibres peut donner à penser que l'intérieur de ces éléments est creux, ou au

---

[1] Voy. Ch. Robin, *Dictionnaire de Nysten*, 1857, article *Cristallinien*.

moins qu'il le devient après la mort, en laissant se séparer sous forme de gouttelettes une partie de la substance qui les composait.

Les fibres-nucléées présentent dans les cataractes différentes altérations qu'il nous faut signaler ici :

1° Elles peuvent devenir un peu plus granuleuses qu'à l'état normal et revêtir en même temps la forme de bandelettes minces, aplaties, réfractant la lumière avec une légère teinte jaunâtre. La largeur, la régularité des bords de l'élément sont restées les mêmes, mais ses noyaux ont entièrement disparu. Les bandelettes sont encore très-flexibles, et se montrent souvent tordues sur elles-mêmes. C'est alors qu'on distingue très-bien qu'elles sont rubannées, à les voir tantôt de face et tantôt de profil. — Les fibres-nucléées ainsi altérées et transformées sont devenues généralement cohérentes et plus difficiles à isoler les unes des autres qu'à l'état normal. Quand elles se présentent plusieurs ensemble par le travers, elles prennent l'aspect d'une masse striée ; mais le séjour dans l'eau les gonfle, ramollit la masse qu'elles forment, et rend plus facile leur isolement ;

2° Une autre altération des fibres-nucléées dans certaines cataractes est la suivante : elles ont perdu leur disposition normale et régulière ; elles sont devenues légèrement granuleuses, cassantes, onduleuses, plus étroites qu'à l'ordinaire ; elles sont réunies en faisceaux cohérents, qui ont un aspect strié, onduleux tout particulier. Ces faisceaux sont très-difficiles à dissocier, il semble que tous les éléments qui les constituent, ne composent plus qu'une masse homogène qui a quelque chose de l'apparence des vieux dépôts de fibrine (voy. n° 57). — Ce rapprochement est d'ailleurs très-superficiel, et, sans parler des autres différences, les fibres-nucléées, même en cet état, ne sont pas attaquées par l'acide acétique.

168. **Prismes-denticulés.** On donne le nom de prismes-denticulés aux éléments qui forment le centre ou noyau du cristallin et sa partie la plus dense. Ils sont un peu plus étroits que les fibres-nucléées, plus transparents, plus pâles, sans granulations à leur intérieur, au moins tant que le sujet n'est pas avancé en âge. Ils sont à quatre ou à cinq pans, mais toujours un peu apla-

tis, en sorte que le même prisme, légèrement tordu par les accidents de la préparation, peut apparaître plus large dans une place, plus étroit dans une autre. Ils mesurent, dans un sens, de 0,005 à 0,010 de diamètre, et dans l'autre de 0,020 à 0,030.

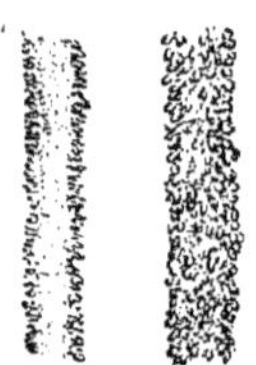

Fig. 67, d'après Ch. Robin. — Grossissement de 500 diamètres. — Prismes-denticulés.

Leurs bords sont finement dentelés, mais ces dentelures n'existent que sur les deux faces étroites du prisme; quelquefois cependant il y en a sur toute sa surface. — C'est par les inégalités de ces faces étroites que les prismes s'engrènent mutuellement. En sorte que ceux d'une même couche tiennent bien plus fortement ensemble par leurs bords latéraux qu'ils n'adhèrent par leurs faces larges aux faces homologues des prismes qui sont au-dessus et au-dessous d'eux. Cette particularité histologique a pour conséquence un fait bien connu d'anatomie descriptive : nous avons vu que chaque hémisphère du noyau du cristallin était divisé en trois segments par des prolongements de la couche corticale qui s'enfoncent dans sa substance ; or chacun de ces segments, en raison de ce mode d'adhérence des prismes, se laisse diviser à son tour en lames superposées, emboîtées les unes dans les autres, et seulement plus serrées vers le centre.

Pour se faire une idée exacte de la direction des prismes-denticulés, il faut se rappeler que la substance corticale forme à chaque pôle de la lentille du cristallin une figure étoilée. Or, chaque prisme denticulé dans chaque lame se dirige d'un point-limite de la surface étoilée antérieure à un point-limite de la surface étoilée postérieure, en suivant assez exactement le plan d'un méridien. Et comme les deux surfaces étoilées antérieure et postérieure ne sont pas symétriques, comme, par conséquent, les points de départ et d'arrivée de chaque prisme denticulé ne se correspondent pas, il arrive que ces éléments peuvent engendrer les surfaces courbes des lames dont nous venons de parler, sans cesser d'être sensiblement parallèles.

Dans le noyau des cataractes molles, les prismes-denticulés offrent des altérations peu sensibles au microscope, lors même que cette partie de l'organe est devenue plus dure et plus foncée qu'à l'état normal. Ils sont devenus un peu plus consistants, un peu plus rigides, très-finement granuleux et plus foncés, mais ils ont conservé toute leur transparence. On les a alors comparés à de petits fragments de bois rugueux, roides bien que flexibles encore. Dans ces conditions, ils s'isolent et se rompent plus facilement qu'à l'état normal, leurs dentelures sont devenues plus nettement visibles, et leurs bords surtout sont bien plus foncés.

Il faut avoir soin toutefois de ne pas confondre les prismes entièrement couverts de dentelures avec des prismes devenus granuleux. Les dentelures offrent toujours un diamètre appréciable et beaucoup plus considérable que les granulations moléculaires qui peuvent se trouver répandues dans la substance de l'élément.

Dans les cataractes dites pierreuses les prismes-denticulés sont masqués par une quantité énorme de granulations calcaires déposées tant entre ces éléments que dans leur intérieur même. Avec l'acide chlorhydrique on dissout ces granulati ns et on retrouve les prismes-denticulés, qui sont fort peu altérés dans leur forme générale et que l'on reconnaît parfaitement.

Dans un cas de *cataracte noire*, MM. Sichel et Ch. Robin [1] ont trouvé, sur les prismes-denticulés, une altération toujours rare en pathologie élémentaire. Nous voulons parler d'un changement de couleur, lésion qu'il ne faut pas confondre avec le dépôt à l'intérieur d'un élément figuré de granulations plus ou moins foncées qui sont elles-mêmes des éléments nouveaux. — Dans le cas dont nous parlons, les prismes-denticulés étaient devenus plus fermes, plus durs, plus cassants qu'à l'état normal ; ils étaient aussi plus faciles à isoler. Mais, ce qu'ils offraient surtout de spécial, c'était une coloration foncée de leur substance même ; ils étaient noirâtres sur les bords et brunâtres dans la partie centrale. Cette teinte brune était surtout manifeste quand plusieurs prismes-denticulés pouvaient être observés réunis.

169. **Cataractes lenticulaires.** Nous avons indiqué, en faisant l'histoire de chacun des éléments du cristallin, quelques-

<hr>

[1] *Note sur la cataracte noire;* dans les *Mémoires de la Société de biologie,* 1857, p. 95.

unes des altérations qu'ils subissent dans différents cas de cataractes lenticulaires. L'étude histologique de cette maladie est extrêmement complexe en raison même de la facilité avec laquelle tous les éléments des tissus produits se transforment, et aussi en raison de la facilité particulière avec laquelle se liquéfient et disparaissent les éléments de la couche corticale du cristallin. Une classification anatomique des différentes lésions comprises en séméiologie sous les noms de *cataractes molles, demi-molles, dures*, etc., manque encore; nous nous bornerons donc, pour compléter ce que nous avons dit déjà de la pathologie propre des cellules-de-Morgagni, des fibres-nucléées et des prismes-denticulés, à énumérer ici un certain nombre de productions accidentelles ou d'éléments transformés mais en tout cas d'origine douteuse, dont on a signalé la présence dans les cristallins altérés, ou plutôt dans le liquide qui les remplace presque toujours soit en totalité, soit en partie [1].

Ces éléments douteux pour la plupart peuvent être de neuf espèces. Ce sont :

1° De très-fines granulations moléculaires, d'un volume remarquablement uniforme, larges de 0,001 environ. Vues par transparence, ces granulations offrent un centre jaunâtre et un contour noir, foncé, large par rapport à la partie centrale. Elles sont douées d'un mouvement brownien extrêmement prononcé. Elles peuvent être réunies en petites masses de 0,020 à 0,100 de diamètre dans la couche des fibres-nucléées et entre les prismes-denticulés les plus superficiels. Quand elles ne sont pas encore très-abondantes, elles apparaissent sous forme de traînées entre ces divers éléments. — L'acide chlorhydrique et la potasse ne dissolvent pas ces granulations, au moins d'une manière appréciable. L'acide acétique au contraire les dissout presque instantanément, et la glycérine peu à peu, en les pâlissant beaucoup. — Ces réactions semblent indiquer que ces granulations sont formées de substances azotées ; toutefois elles réfractent plus fortement la lumière que ne le font ordinairement celles-ci.

---

[1] Voy. Ch. Robin, *Mémoire contenant la description anatomo-pathologique des diverses espèces de cataractes capsulaires et lenticulaires*, dans les *Mémoires de l'Académie de médecine*, 1859.

2° Des gouttes claires, limpides, incolores ou à reflet un peu rosé ; elles sont sphériques lorsqu'elles ne sont pas très-pressées les unes contre les autres, ou polyédriques par pression réciproque ; elles forment alors dans le champ du microscope un élégant réseau. Elles offrent en général des dimensions assez uniformes. Le plus grand nombre mesure de 0,008 à 0,010 de diamètre, mais quelques-unes ont jusqu'à 0,050 ou 0,060 : ce sont les plus grosses.

3° Des gouttes d'aspect graisseux ; elles réfractent la lumière faiblement, en lui donnant, comme les précédentes, une teinte légèrement rosée ; leurs contours sont assez nets et presque toujours sinueux ; elles sont molles, se compriment réciproquement, et se déforment quand elles rencontrent un obstacle. Souvent elles englobent d'autres gouttes, qui elles-mêmes en renferment à leur tour de plus petites dans leur intérieur. Ces gouttes ressemblent assez bien, sauf leur pouvoir réfringent qui est beaucoup moindre, aux gouttelettes de substance-médullaire qu'on trouve au voisinage des tubes-nerveux traités par l'eau.

4° Des granulations, calcaires selon toute apparence, d'un jaune blanchâtre, larges de 0,001 à 0,005, arrondies, ovoïdes ou régulièrement polyédriques, à contour foncé, à centre assez brillant. Elles sont solubles dans l'acide chlorhydrique, et laissent en même temps dégager une grande quantité d'acide carbonique. Après la réaction il reste, quand le diamètre de la granulation permet de l'apprécier, une légère trame amorphe formée de substance azotée.

5° Des granulations jaunâtres à contour plus foncé que n'en ont généralement les corps gras eux-mêmes, et qu'on trouve d'ordinaire entre les fibres-nucléées du cristallin. Ces granulations, traitées par l'acide chlorhydrique, se dissolvent en ne produisant qu'une faible quantité d'acide carbonique. L'acide acétique, donne aussi lieu au même phénomène, mais seulement avec moins de rapidité. — Il semble, en conséquence, que ces granulations soient un mélange de phosphates et de carbonates terreux.

6° Des grains solides de forme très-variable, légèrement ambrés ; leurs contours sont pâles mais bien limités, arrondis ou sinueux ; leur volume peut varier de 0,010 à 0,100; leur surface est quelquefois chargée de saillies mousses ou arrondies. La plupart de ces corps sont entièrement homogènes; quelques-uns sont très-finement granuleux dans toute leur étendue, à granulations grises de volume uniforme, toujours très-petites.

7° Des globules granuleux, grisâtres, de nature spéciale. Ils sont sphériques, ovoïdes ou un peu irréguliers, assez pâles et finement granuleux. Leur diamètre varie de 0,010 à 0,040. Quelques-uns, mais en très-petit nombre, offrent au centre une ou deux granulations plus volumineuses que les autres : c'est peut-être un noyau. Les granulations répandues dans la masse de ces corps sont très-fines, ordinairement nombreuses et pressées, d'autres fois écartées. Il n'est pas impossible que ces globules granuleux ne soient qu'une variété des grains solides que nous venons de décrire.

8° Une substance homogène, d'un faible pouvoir réfringent, incolore, transparente, pâle; elle est friable et la moindre pression la réduit en fragments ; la surface de ceux-ci est tantôt lisse, tantôt un peu rugueuse ou sinueuse, ou chargée de place en place de saillies. La plupart des fragments qui se présentent à l'observation, renferment de ces mêmes grains solides sur lesquels la substance amorphe s'est exactement moulée. En sorte qu'il peut arriver que la cassure intéresse quelqu'une des cavités qui les renferment; alors les grains en question sont mis en liberté, ou bien ils restent en partie engagés dans leur matrice, et font saillie à la surface des fragments.

9° Des cristaux de cholestérine (voy. n° 12).

10° Des cristaux prismatiques larges de 0,005 et longs du double environ. Ces cristaux ont des bords très-nets et une coloration jaunâtre qui les rapprochent un peu des granulation minérales dont nous avons parlé plus haut, et auxquelles on les trouve mélangés, quoique cela soit d'ailleurs rare. Ils se dissolvent dans l'acide chlorhydrique sans laisser dégager de gaz. Cette réaction, ainsi que leur couleur ambrée, montre que ces cristaux sont formés, selon toute apparence, de phosphates terreux.

CHAPITRE X

PARENCHYMES

170. Généralités. Nous appliquons le nom de « parenchyme »
à un certain nombre d'organes, dont la composition offre des
caractères histologiques spéciaux [1], et que l'on désigne pour la
plupart sous le nom de *glandes*. En physiologie, on les classe en
deux groupes :

1° Les parenchymes glandulaires ;

2° Les parenchymes non glandulaires.

Cette distinction est purement physiologique et repose exclusivement sur la nature des substances versées au dehors par ces
organes. Les parenchymes glandulaires *fabriquent* avec les matériaux que leur apporte le sang, des principes immédiats qui
n'existent pas dans celui-ci : les mamelles donnent la caséine ;
les glandules de l'estomac, la pepsine, etc...; et l'on n'est pas
encore parvenu jusqu'ici à découvrir ces matières dans le sang.

Les parenchymes non glandulaires *séparent* du sang un certain nombre de principes qui existent toujours en proportion
plus ou moins grande dans le système circulatoire. Les reins
et les glandes sudoripares, à travers lesquels filtre l'urée ;
les poumons, à travers lesquels se fait l'exosmose de l'acide carbonique, sont des parenchymes non glandulaires.

Mais cette différence fonctionnelle ne se traduit à nos sens
par aucun caractère sensible. Nous dirons même plus : le manque de données est tel de ce côté, qu'on ignore jusqu'au rôle
probable de chacun des éléments d'un parenchyme, et qu'on
ne saurait dire auquel revient la plus grande part dans la fonction de l'organe. Nous retrouvons ici cette obscurité profonde
qui entoure partout le rôle des cellules-épithéliales : il semble
que leurs fonctions varient d'une cellule à sa voisine, et qu'elles
soient en tous cas absolument indépendantes des caractères mor-

---

[1] Voy. Ch. Robin, *Du microscope et des injections*, p. 47.

phologiques que présentent ces cellules. On peut dire que la science, si avancée sur d'autres points de la physiologie élémentaire, ne tient pas même encore le fil qui pourra la conduire à la découverte des fonctions propres des différentes espèces d'éléments épithéliaux.

Les parenchymes sont des tissus constituants (voy. n° 60); par conséquent, ils sont vasculaires et ne se régénèrent point. Mais, contrairement aux tissus constituants que nous avons étudiés jusqu'ici, au tissu lamineux, au tissu musculaire, etc., etc., ils offrent cette particularité de ne présenter dans leur trame aucun élément anatomique qui l'emporte sensiblement en masse sur les autres, aucun élément qui soit fondamental.

Ce qui distingue seulement les tissus parenchymateux les uns des autres, c'est le mode d'agencement des éléments qui les constituent; et encore peut-on dire qu'il existe pour eux un plan général, dont la texture de chacun, prise en particulier, n'est qu'une variante.

Nous venons de faire pressentir que tous les parenchymes contenaient des éléments épithéliaux. — En général, cet épithélium est exactement enveloppé par une membrane propre qui l'isole des tissus ambiants, et que ne traverse aucun vaisseau sanguin, aucun capillaire; or, la forme de cette membrane, que l'on pourrait appeler *isolante*, varie dans certaines limites, et ces variétés ont fourni une base assez naturelle pour classer anatomiquement les glandes.

Le cas le plus simple est celui où la membrane propre, comme la substance-phanérophore du follicule-pileux (voy. n° 154), se présente sous l'aspect d'un simple cul-de-sac. Celui-ci, plongé au milieu des autres tissus constituants, est par sa surface convexe en contact immédiat avec eux et en rapport avec les fluides nourriciers que leur verse le torrent circulatoire. A l'intérieur du cul-de-sac est l'épithélium; il le tapisse ou le remplit.

Ce cul-de-sac s'ouvre, soit à l'extérieur comme le follicule-pileux, soit dans quelque cavité du corps communiquant plus ou moins directement avec l'extérieur : dans les voies respiratoires, dans le tube intestinal, etc. La partie du cul-de-sac qui avoisine son orifice, celle qui déverse à l'extérieur les principes élaborés tant par la membrane propre que par l'épithélium du fond du cul-de-sac, joue donc, par rapport à celui-ci, un rôle accessoire et tout passif. C'est une sorte de canal excréteur élémentaire. — Cette distinction entre le fond du cul-de-sac et le collet du sac n'est pas d'ailleurs seulement physiologique ; elle est toute anatomique, et presque constamment ce sont deux épithéliums différents qui tapissent ces deux régions.

Tel est le plan général réduit à son expression la plus simple, sur lequel sont construits les tissus parenchymateux. Les organes qui n'offrent pas une complication plus grande portent le nom de *follicules simples*. Les glandes des parois de l'utérus, de l'estomac et de l'intestin appartiennent à cette classe.

On peut se figurer que le fond ou la partie sécrétante d'un follicule simple s'est énormément allongée sans que son diamètre ait d'ailleurs augmenté. Que cette extrémité soit de plus repliée, contournée sur elle-même, de manière à former une sorte de peloton, et l'on aura le type de ce que l'on appelle un *follicule glomérulé*. Les glandes de la sueur sont de cette espèce.

Il peut arriver que le follicule simple, au lieu d'être allongé comme dans le cas dont nous venons de parler, soit bifurqué, variqueux à son extrémité, divisé même en plusieurs culs-de-sac distincts, s'ouvrant tous à l'extérieur par le même orifice. Celui-ci constitue alors un véritable canal excréteur auquel les culs-de-sac sont comme appendus. Cette variété de glandes a reçu le nom de *glandes en grappe simples*. Il arrive alors souvent qu'autour de tous ces culs-de-sac pressés les uns contre les autres, et séparés seulement par un peu de tissu lamineux, on

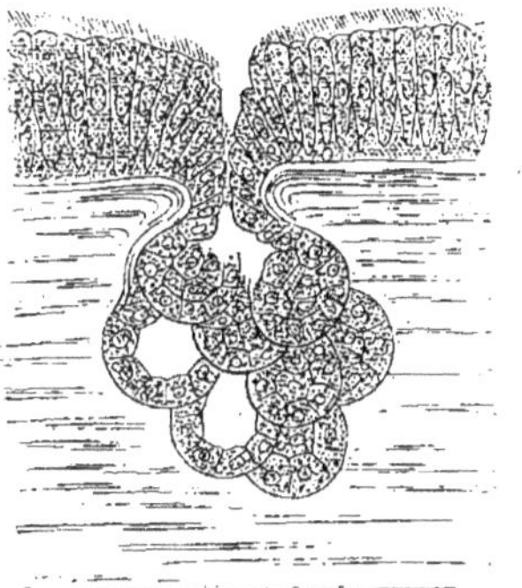

Fig. 68, d'après Leydig. — Grossissement de 60 diamètres. — Schéma d'une glande en grappe simple de l'œsophage ; — des culs-de-sac glandulaires, les uns sont tapissés par un épithélium pavimenteux, les autres sont remplis par un épithélium polyédrique ; — l'épithélium du canal déférent se continue directement avec l'épithélium vibratile de la muqueuse, dont il prend insensiblement les caractères.

trouve des fibres-cellules qui étreignent le groupe tout entier. Elles semblent destinées par leur contraction à comprimer la partie sécrétante de l'organe, et à favoriser l'expulsion des matières élaborées. Les capillaires se répandent de leur côté autour du même groupe pour y porter la vie ; mais ils ne s'interposent pas aux culs-de-sac. — Les glandes de Brunner, les glandes de la pituitaire appartiennent à cette variété.

Les choses se compliquant toujours, on peut maintenant imaginer plusieurs glandes en grappe simples agglomérées et disposées de telle sorte, que tous les canaux excréteurs s'abouchent les uns dans les autres et finissent par se réunir en un large canal unique. On aura ainsi le plan général des *glandes en grappe composées*, c'est-à-dire des glandes salivaires, des mamelles, etc.

Chacune des glandes en grappe simples dont l'ensemble constitue la glande en grappe composée, porte en anatomie le nom de *grain glandulaire* ou d'*acinus* : ils sont tous la reproduction, à peu près exacte, les uns des autres. L'étude histologique d'un parenchyme ainsi constitué, se borne donc, en définitive, à la description d'un acinus, à celle des parois du canal excréteur et à la disposition qu'affectent sur lui les grains glanduleux.

En effet, à mesure que la structure de la glande s'est compliquée, le canal excréteur a revêtu une individualité plus grande. Ce n'est plus simplement une continuation du cul-de-sac sécréteur, tapissé seulement d'un épithélium différent, comme dans les follicules proprement dits : ce canal a des parois véritables, dont la structure est plus ou moins complexe, et dont la composition s'écarte, en tous cas, considérablement de celle de la paroi des cul-de-sac.

Au point de vue pathologique, aussi bien qu'au point de vue physiologique ou anatomique, ce canal reste tout à fait distinct du corps de la glande. L'un et l'autre ont leurs maladies spéciales. Ils peuvent s'atrophier l'un ou l'autre, sans que cette atrophie atteigne en rien l'organe corrélatif. Les lésions élémentaires semblent même être souvent en raison inverse des deux côtés ; et il arrive, par exemple, que la glande s'hypertrophie pendant que le canal excréteur s'atrophie ; et *vice versâ*.

L'histoire du développement des glandes ne montre pas moins nettement cette individualité propre, cette indépendance des deux parties du même organe. C'est l'appareil sécréteur qui se développe d'abord, plongé au milieu des tissus et sans communication aucune avec les cavités où il versera plus tard ses produits. Puis le canal excréteur apparaît à son tour, et quelquefois il semble se diriger dans son développement, de dehors en dedans, comme s'il allait au-devant de l'organe dont il va faire bientôt partie intégrante.

La description sommaire que nous venons de donner du tissu des glandes ne s'applique pas à tous les organes auxquels on prête ce nom. Il est tels parenchymes, comme le foie, la prostate, dont la structure, comparée au type des glandes en grappe, présente des écarts plus ou moins considérables : ils devront être étudiés à part. Tout un autre groupe, dans lequel rentrent le rein et le testicule, offre au lieu de culs-de-sac, de longs tubes plus ou moins anastomosés ou ramifiés, en sorte qu'il rappelle dans certaine mesure la constitution des follicules glomérulés.

Il existe enfin une dernière série de parenchymes qui forment une classe spéciale, très-bien caractérisée par l'absence de tout canal excréteur. Les éléments épithéliaux qui entrent dans la composition du tissu de ces organes, sont en général isolés des vaisseaux par une membrane propre. Celle-ci est l'analogue de la paroi propre des culs-de-sac glandulaires, avec cette différence qu'elle ne s'ouvre point à l'extérieur ; cette paroi forme donc une cavité fermée de toutes parts, et qui prend le nom de *vésicule close*. Les organes eux-mêmes s'appellent *glandes closes*, et les matériaux élaborés par eux sont, selon toute apparence, directement versés dans le système veineux efférent.

Nous n'avons pas fait rentrer dans ce chapitre les différents parenchymes dont l'histoire se rattache, non plus à la vie de l'individu, mais à la vie de l'espèce ; nous en rejetons l'étude à la fin de ce livre, parce que nous trouverons là des parties élémentaires d'un ordre supérieur, aptes à reproduire l'organisme, et qui ont, en réalité, une signification équivalente à celle de l'individu lui-même. Nous voulons parler de l'œuf et des corps animés du sperme.

I. — FOLLICULES SIMPLES

171. Division. Les follicules simples (voy. n° 170) que l'on rencontre dans l'économie sont de six espèces :

1° Les follicules de la muqueuse utérine ;

2° Les follicules du col utérin ;

3° Les follicules des canaux déférents ;

4° Les follicules gastriques ;

5° Les follicules intestinaux ;

6° Les follicules du gros intestin.

On peut dire d'une manière générale que l'étude de ces glandes devra toujours être faite en place, sur des lambeaux mêmes de la muqueuse qui les contient. On rendra la trame où ils sont plongés, transparente par l'emploi de l'acide acétique, réactif sans influence, comme nous l'avons dit, sur les éléments épithéliaux qui peuvent tapisser ou remplir la cavité des follicules.

172. Follicules de la muqueuse utérine [1]. Ces organes sont disposés normalement à la surface de la muqueuse et assez rapprochés les uns des autres. Leur longueur diffère d'une place à l'autre comme l'épaisseur de la membrane même qui les contient. Ils mesurent en général 0,100 de largeur. Ils sont légèrement ondulés, et leur extrémité terminée en cul-de-sac n'est pas plus large que le reste du follicule. — Ces organes sont difficiles à voir ; on les aperçoit cependant sur des coupes minces traitées, comme nous venons de le dire, par l'acide acétique ou encore par l'acide tartrique. Il faudra observer ces coupes à un grossissement de 50 ou 60 diamètres environ.

La paroi propre est finement granuleuse, grisâtre, un peu striée en long, épaisse d'environ 0,010 et très-adhérente à la trame de la muqueuse où elle est plongée.

L'épithélium est difficile à voir en place au dedans de la paroi propre, mais on le trouve sous forme de gaînes flottant dans la préparation. Ces gaînes sont formées par des noyaux-épithé-

---

[1] Voy. Ch. Robin, *Mémoire sur les modifications de la muqueuse utérine.* Dans les *Mémoires de l'Académie de médecine*, 1861.

liaux ovoïdes, contigus ou un peu écartés, avec une petite quantité de matière amorphe finement granuleuse interposée à eux. Ils mesurent de 0,008 à 0,009 de long sur 0,005 à 0,006 de large. Leur contour est noirâtre et un peu dentelé. On peut constater que chaque gaîne n'est formée que par une seule rangée de ces noyaux.

Le col du follicule se dilate en entonnoir à la surface de la muqueuse utérine ; il est tapissé jusqu'à une certaine profondeur par un épithélium prismatique.

Pendant la première période de la grossesse, les follicules de la muqueuse utérine offrent quelques modifications qu'il importe de signaler. Leur paroi propre est alors molle, facile à déchirer, épaisse de 0,020 environ et légèrement striée en long ou obliquement. L'épithélium remplit entièrement la cavité de la glande : il est formé d'épithéliums polyédriques anguleux, larges de 0,018 à 0,025, et ayant à leur centre un noyau un peu plus gros que ceux qu'on trouve dans l'état de vacuité. Ce noyau a de plus, parfois, un nucléole. Enfin, le corps de la cellule contient un nombre plus ou moins grand de granulations grisâtres ou même de granulations-graisseuses. — Quand cette dégénérescence de l'élément arrive à un point avancé, il devient sphérique.

Le liquide qui s'écoule des follicules utérins, soit pendant la grossesse commençante, soit à l'époque des règles, présente une abondance considérable d'éléments semblables à ceux que nous venons de décrire, mélangés de granulations-graisseuses libres.

Pathologie. L'épithélium nucléaire de ces follicules peut se modifier dans les cas de kystes, de polypes et de fongosités de la muqueuse utérine ; pendant que les glandes s'hypertrophient, cet épithélium passe à l'état pavimenteux par segmentation de la matière amorphe interposée aux noyaux. Quand le follicule encore plus hypertrophié a donné naissance à un kyste, on peut trouver en suspension dans le liquide qu'il renferme, les éléments suivants :

1° Des hématies plus ou moins altérées ;

2° Des cellules-épithéliales pavimenteuses libres analogues à celles de la paroi ;

3° Des corps granuleux particuliers ;

4° Des sympexions ;

5° Des granulations azotées ;

6° Des granulations-graisseuses.

173. **Follicules du col utérin.** Les follicules du col utérin s'ouvrent à la surface de la muqueuse par un orifice presque linéaire, formant une sorte de boutonnière. Le fond du follicule est ordinairement très-élargi, variqueux ; son diamètre transversal égale presque son diamètre longitudinal.

La paroi est très-adhérente à la muqueuse ambiante.

Un épithélium prismatique tapisse la totalité de l'intérieur du follicule. Le canal excréteur n'existe pas en réalité et n'est représenté que par l'épaisseur des lèvres de l'orifice en boutonnière de la glande.

Pendant la grossesse les varicosités du fond de l'organe augmentent jusqu'à représenter des espèces de culs-de-sac. L'organe passe en quelque sorte de l'état de follicule simple à l'état de glande en grappe.

La sécrétion des follicules du col utérin est épaisse et gluante. Cette considération, unie à cette autre que la disposition de l'orifice est peu favorable au rejet des matières sécrétées, explique comment la cavité de ces glandes vient souvent à s'hypertrophier, et à former des kystes, désignés depuis longtemps par les anatomistes sous le nom d'*œufs de Naboth*.

174. **Follicules des canaux déférents.** On trouve ces follicules dans la muqueuse de la dernière portion des canaux déférents. Ils mesurent en long à peu près l'épaisseur de cette membrane à ce niveau, c'est-à-dire 1 millimètre ; ils ont environ 0,070 à 0,080 de large.

La paroi propre est homogène, granuleuse, assez résistante, facile à isoler.

L'épithélium est nucléaire, à noyaux ovoïdes. Il passe souvent à l'état prismatique. Il offre cette particularité d'être en desquammation incessante, c'est-à-dire qu'il se renouvelle continuellement par sa face profonde au contact de la paroi propre, pendant que les éléments de la face libre se séparent au fur et à mesure et sont éliminés.

Le liquide sécrété par ces glandes est jaunâtre ou brunâtre. On y trouve :

1° Des cellules-épithéliales prismatiques et des noyaux ovoïdes, débris de l'épithélium des culs-de-sac ;

2° Des granulations arrondies ou polyédriques, irrégulières, réfractant fortement la lumière, à centre brillant et à contour brunâtre foncé[1].

175. Follicules gastriques. Les follicules gastriques ne diffèrent pas beaucoup de ceux qui ont été décrits depuis longtemps dans les parois de l'intestin, et qu'on connaît sous le nom de glandes de Lieberkühn. — Ils mesurent 1 millimètre environ de longueur sur les points où la muqueuse gastrique offre la plus grande épaisseur, et 0,600 à 0,800 sur ceux où elle devient le plus mince. Leur diamètre est de 0,060 environ. — La partie moyenne de la glande est régulièrement cylindrique : le fond du cul-de-sac présente un renflement légèrement recourbé : souvent cette extrémité est bifurquée.

La membrane propre est finement granuleuse, peu résistante, extrêmement mince et transparente.

L'épithélium remplit plutôt qu'il ne tapisse la cavité du follicule. C'est un mélange de cellules-épithéliales sphériques très-granuleuses, et de noyaux.

Vers l'orifice on retrouve un épithélium qui se rattache directement, par sa nature, à l'épithélium de l'estomac : il est prismatique comme lui.

Les follicules gastriques s'hypertrophient considérablement dans certaines maladies des voies digestives. Il en est de même dans le diabète.

176. Follicules de l'intestin grêle. On trouve ces follicules, appelés aussi *glandes de Lieberkühn*, en abondance prodigieuse, serrés les uns contre les autres, depuis le pylore jusqu'à la valvule iléo-cœcale. Ils viennent s'ouvrir entre les villosités de l'intestin ; ils sont très-courts et mesurent environ 0,250 à 0,500 de long sur 0,050 de large. — Ils sont toujours simples et seulement parfois un peu renflés à leur extrémité. Leur épithélium

---

[1] Voy. Ch. Robin, *Dictionnaire de Nysten*, 1857, article *Sperme*.

est exclusivement nucléaire et remplit tout le fond du cul-de-sac.

177. Follicules du gros intestin. Les follicules sécrétant ne sont pas moins nombreux dans le gros intestin que dans l'intestin grêle. Quelquefois ils sont réunis, par places, en groupes plus denses que dans le reste de la muqueuse. Ils sont du double plus grands que ceux de l'intestin grêle ; leur extrémité est souvent variqueuse, bosselée, surtout dans le rectum.

L'épithélium est nucléaire.

Dans le col du follicule, l'épithélium prismatique de l'intestin descend plus bas que dans celui des glandes de l'intestin grêle.

Quand on observe les polypes du rectum, on reconnaît que les bosselures du fond du follicule sont devenues autant de culs-de-sac hypertrophiés que tapisse jusqu'au fond l'épithélium prismatique du collet de la glande. Cet épithélium peut aussi devenir sphérique ou pavimenteux. Ceci se voit surtout dans les cas particuliers d'hypertrophie de ces glandes, que l'on désignait autrefois sous le nom de *colloïde du rectum*.

II. — Follicules glomérulés

178. Division. On ne trouve, dans l'économie, que trois sortes de follicules glomérulés (voy. n° 170), et toutes trois, abstraction faite de leur siége, se rapprochent même beaucoup l'une de l'autre par leurs caractères morphologiques : c'est plutôt au point de vue physiologique qu'elles se distinguent réellement. Ces trois variétés sont :

1° Les glandes sudoripares ;

2° Les glandes du cérumen ;

3° Les glandes de l'aisselle.

179. Glandes sudoripares. Ces organes sont constitués comme tous les follicules glomérulés, par un tube très-étroit, très-allongé, dont une partie représente le canal excréteur de la glande, pendant que l'autre, contournée, pelotonnée sur elle-même, est la partie sécrétant.

Le glomérule constitue une petite masse arrondie, ou ovalaire,

de couleur jaunâtre, mesurant de 0,200 à 1 millimètre de diamètre, selon les parties du corps où on l'observe.

Les glomérules sont petits aux paupières, à la peau du pénis, au scrotum, au nez, à la face convexe du pavillon de l'oreille ; ils sont grands sur l'aréole du mamelon et au périnée. Partout ils sont logés dans la partie la plus profonde du derme au voisinage du pannicule graisseux. Le tube enroulé offre un diamètre uniforme dans toutes ses parties, et se termine en cul-de-sac simple. Sa largeur est en moyenne de 0,067. Entre ses circonvolutions serpentent de petits capillaires.

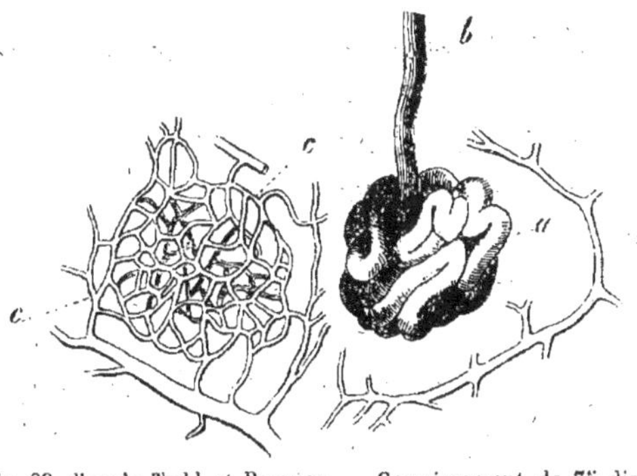

Fig. 69, d'après Todd et Bowman. — Grossissement de 35 diamètres. — Glomérule d'une glande sudoripare et ses vaisseaux ; — *a* glomérule ; — *b* origine du canal excréteur ; — *cc* distribution des capillaires autour d'un glomérule.

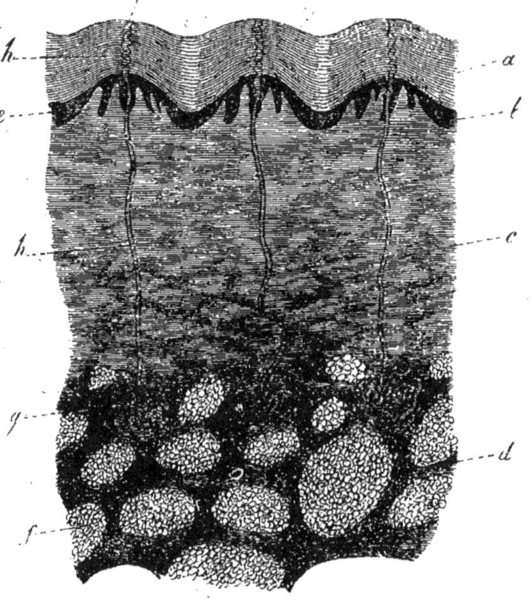

Fig. 70, d'après Kœlliker. — Grossissement de 20 diamètres. — Schéma montrant les rapports des glandes sudoripares ; — *a* glomérules situés à la limite du pannicule sous-cutané *fd* ; — *hh* canal excréteur traversant *c* le derme, *eb* la couche profonde de l'épiderme, et *a* la couche cornée ; — *i* pore de la sueur.

La paroi propre est très-transparente, uniformément granuleuse, très-résistante ; elle mesure en épaisseur de 0,004 à 0,007.

Enfin, elle jaunit et devient plus dure au contact de l'acide azotique étendu.

L'épithélium est constitué par des noyaux ovoïdes plongés dans une matière amorphe finement granuleuse assez abondante; il remplit entièrement le tube.

Le canal excréteur se détache du peloton glandulaire du côté qui regarde la surface de la peau; il se dirige d'abord directement vers elle à travers le derme, puis il pénètre dans l'épiderme en passant entre les papilles. Là il se contourne en spirale et décrit suivant l'épaisseur de l'épiderme un nombre plus ou moins grand de tours; enfin il s'ouvre à la surface de la peau par un petit orifice arrondi ou quelquefois infundibuliforme. On l'appelle *pore de la sueur.*

Le canal, qui est en général un peu plus étroit que le reste du tube glomérulé, est tapissé par un épithélium pavimenteux.

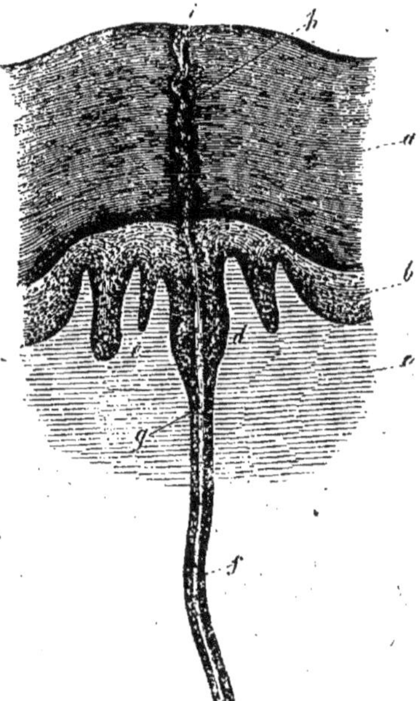

Préparation. Pour étudier les glandes sudoripares, on se procurera des coupes très-minces faites sur la peau fraîche ou légèrement desséchée. On les pratiquera de préférence à la paume de la main ou à la plante du pied, et on les rendra transparentes au moyen de l'acide acétique ou de la soude. — On a encore conseillé l'emploi de la peau durcie et rendue diaphane par une solution de carbonate de potasse; ou bien on en fait macérer un fragment pendant vingt-quatre heures dans l'acide

Fig. 71, d'après Kœlliker. — Grossissement de 50 diamètres. — Schéma montrant le trajet du canal excréteur d'une glande sudoripare; — *b* couche profonde de l'épiderme se continuant avec *gf* l'épithélium du conduit excréteur, entre les papilles *ed* du derme *c*; — *h* spirales du canal excréteur dans *a* la couche superficielle de l'épiderme; — *i* pore de la sueur.

azotique étendu, puis on le laisse dans l'eau pendant le même espace de temps. Ce traitement a l'avantage de donner aux glandes une couleur jaune qui les fait parfaitement ressortir sur le reste de la préparation. — Quand des lambeaux de peau ont macéré dans l'eau et qu'on enlève l'épiderme, celui-ci entraîne souvent avec lui une partie du revêtement épithélial du canal excréteur de la glande. M. Kœlliker a montré que le même phénomène se produisait quand on traite par l'acide acétique concentré un fragment de peau pris dans des régions du corps où elle est fort mince[1].

180. Glandes du cérumen. Ces glandes se rapprochent beaucoup des précédentes. Elles existent dans le conduit auditif externe, mais seulement dans la partie cartilagineuse. Elles forment là, entre la peau et le cartilage, une sorte de couche parenchymateuse continue.

Dans ces glandes, le glomérule a environ 1 millimètre de diamètre. Il est souvent pyriforme au lieu d'être sphérique comme c'est le cas le plus ordinaire pour les glandes sudoripares. — Le tube présente souvent çà et là de petits diverticules latéraux.

Le conduit excréteur est court, rectiligne : il a environ 0,100 de diamètre.

C'est le liquide sécrété par ces glandes qui se concrète en cérumen.

181. Glandes de l'aisselle. M. Ch. Robin a distingué sous ce nom[2] un certain nombre de gros follicules glomérulés, que l'on trouve dans l'aisselle, qui sont d'ailleurs très-semblables aux deux sortes de glandes précédentes par leurs caractères morphologiques, mais qui s'en éloignent tout à fait au point de vue physiologique. En effet, tandis que celles-là sécrètent des liquides acides, les glandes de l'aisselle produisent un liquide alcalin.

Le glomérule est plus volumineux que dans les autres glandes du même ordre : il mesure en général 1 à 2 millimètres de diamètre. Il est appliqué contre la face profonde du derme de la région sous-axillaire à la manière d'un bouton ou d'un clou à tête.

L'épithélium est pavimenteux dans toute la longueur du tube glomérulé.

---

[1] Kœlliker, *Éléments d'histologie humaine*, § 74.
[2] Voy. *Annales des sciences naturelles*, 1845, p. 380.

C'est à la sécrétion de ces glandes qu'il faut attribuer l'odeur particulière aux aisselles et aussi l'odeur pénétrante qu'exhalent certaines races humaines et spécialement les nègres. Celle-ci est si forte qu'elle imprègne un navire négrier tout entier, et si caractéristique qu'elle constitue à elle seule, dans les affaires de traite, une présomption grave.

Il paraît exister certaines maladies, entre autres la fièvre typhoïde, dans lesquelles la sécrétion des glandes de l'aisselle est profondément modifiée, et semble se rapprocher beaucoup de la sécrétion des glandes du cérumen.

III. — GLANDES EN GRAPPE SIMPLES.

182. **Division.** Les glandes en grappe simples (voy. n° 170) que l'on rencontre dans l'économie, sont les suivantes :

1° Les glandes sébacées ;
2° Les glandes de la pituitaire ;
3° Les glandes des amygdales ;
4° Les glandes œsophagiennes ;
5° Les glandes de Brunner ;
6° Les glandes des voies biliaires ;
7° Les glandes de Littre.

183. **Glandes sébacées.** Les glandes sébacées sont le plus souvent annexées aux poils, et prennent alors le nom de *glandes pileuses*, parce qu'elles font partie intégrante de l'appareil pileux (voy. n° 154). Elles s'ouvrent en effet dans le follicule même, et leur dimension est en général en raison inverse de la grosseur du poil qu'elles accompagnent : petites pour les cheveux, elles arrivent pour les poils follets et en particulier pour ceux de la caroncule lacrymale, à un volume considérable, au point que c'est plutôt le poil qui paraît alors un organe accessoire de la glande.

Les *glandes de Tyson* au prépuce, et les glandes de l'aréole du mamelon appartiennent au groupe que nous décrivons.

Les glandes sébacées offrent, en général, deux à quinze culs-de-sac larges de 0,035 à 0,060.

La paroi propre est homogène, épaisse, à peine granuleuse. A sa surface adhèrent des élastiques minces et des fibres-lamineuses.

Les culs-de-sac sont tapissés de larges cellules-épithéliale polyédriques ; elles sont parfois à peu près sphériques et n'ont pas de noyau. Elles peuvent contenir : — soit des granulations-graisseuses ; — soit des gouttelettes de matières grasses remplissant autant de petites cavités du corps de la cellule ; — soit une seule goutte d'huile autour de laquelle le corps de l'élément ne constitue plus qu'une mince enveloppe comme la paroi d'une vésicule-adipeuse. Toutes ces cellules se rompent sur place et laissent écouler leur produit huileux, dans lequel on retrouve nageant

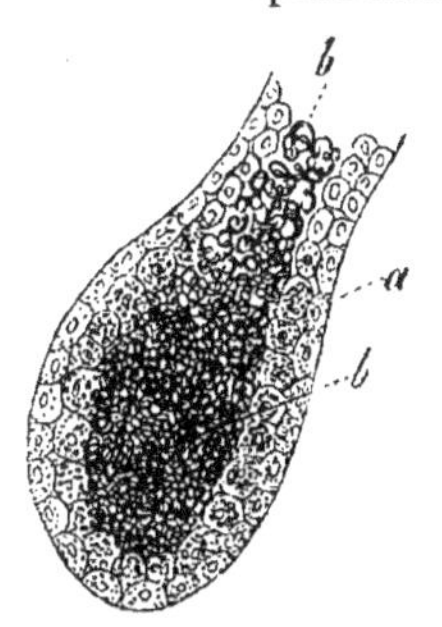

Fig. 72, d'après Kœlliker. — Épithélium d'un cul-de-sac d'une glande sébacée ; — *a* couche de cellules-épithéliales polyédriques tapissant la paroi ; — *b* cellules avec contenu huileux emplissant le cul-de-sac.

les enveloppes vides ; d'autres fois les cellules sont directement rejetées au dehors avec leur contenu.

Le canal excréteur est tantôt plus étroit que les culs-de-sac et s'ouvre dans un follicule ; tantôt il est plus large, et son orifice se trouve alors à la surface de la peau.

Le *smegma* de l'embryon et le *sébum* de l'adulte ne sont que le produit de la sécrétion des glandes sébacées. On y trouve, au milieu d'une grande proportion de matières grasses huileuses, les cellules-épithéliales qui ont élaboré celles-ci, vides et fanées. Avec elles sont d'autres cellules-épithéliales pavimenteuses provenant par desquammation, soit de l'épiderme chez le fœtus, soit de l'épithélium des organes génitaux à tous les âges. — Si l'on traite le smegma ou le sébum par un alcali étendu d'eau, on voit tous ces éléments se gonfler au bout d'un certain temps et prendre la forme globuleuse.

Préparation. Pour étudier les glandes sébacées [1], on les disséquera par la face profonde de la peau, et on les enlèvera en conservant les rapports qui les unissent aux follicules pileux ; ou

---

[1] Voy. KOELLIKER, *Éléments d'histologie humaine*, § 79.

bien on pratiquera sur la peau des sections verticales d'une certaine épaisseur. Il sera bon de commencer cette étude par les glandes du scrotum, du pénis ou des petites lèvres, qu'on isole sans peine. On emploiera avec beaucoup d'avantage l'acide acétique pour donner de la transparence aux tissus environnants; les alcalis rendent les mêmes services. — Pour étudier l'épithélium des glandes sébacées, on peut faire macérer la peau; après quelque temps, en arrachant les poils, on enlèvera du même coup tout l'épithélium qui les remplit. Si l'épiderme est peu épais, on arrive très-rapidement au même résultat, en faisant tomber goutte à goutte de l'acide acétique concentré sur un lambeau de peau; ou bien en employant la soude: mais celle-ci a l'inconvénient d'altérer davantage les cellules-épithéliales. Quant aux cellules qui sont devenues vésiculeuses et qui renferment de la graisse,

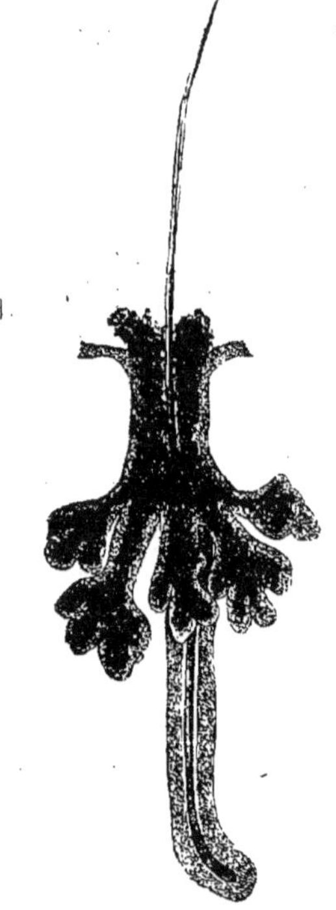

Fig. 73, d'après Kœlliker. — Grossissement de 50 diamètres. — Glande pileuse s'ouvrant directement à la surface de la peau.

elles s'isolent avec la plus grande facilité lorsqu'on déchire une glande sébacée un peu volumineuse.

Pathologie. Les *comédons* [1] sont dus à l'accumulation, dans l'intérieur d'un follicule pileux, des produits de sécrétion versés par la glande ou les glandes du follicule. Ils sont donc surtout formés de cellules-épithéliales analogues à celles que nous avons décrites, parsemées ou remplies de granulations-graisseuses. A ces éléments viennent s'ajouter de petits poils, nés évidemment tour à tour sur le bulbe, et qui sont *tombés* dans la cavité même du follicule avant d'avoir pris aucun développement extérieur.

[1] Voy. Ch. Robin, *Dictionnaire de Nysten*, 1858; article *Comédon*.

Les *tannes*, les *taupes*, les *mélicéris*, les *athéromes*, etc., toutes les tumeurs dermiques connues sous ces différents noms sont de simples dilatations d'une glande sébacée. La dilatation d'une glande est une lésion qu'il faut se garder de confondre avec l'hypertrophie. L'hypertrophie est une multiplication hors nature du nombre des culs-de-sac. C'est, au reste, une maladie qui existe pour les glandes sébacées aussi bien que pour les autres, et qui s'est même montrée généralisée à la surface du corps entier[1]. Mais la *dilatation* est tout autre chose. Elle est très-probablement toujours consécutive à l'oblitération du canal excréteur de la glande : les parois de celle-ci continuant de sécréter, le produit de la sécrétion s'accumule, et bientôt, augmentant toujours, il dilate outre mesure la cavité de la grappe glandulaire, dont les culs-de-sac s'effacent pour former une vaste vésicule.

Il en résulte que la paroi de toutes les tumeurs kystiques dont nous parlons, est la paroi propre même de la glande dilatée et déformée ; — et que le contenu du kyste est le produit de sécrétion de la glande altéré en raison du temps qu'il a séjourné dans l'économie, altéré en raison des changements survenus dans la paroi sécrétant.

Le contenu de ces kystes est toujours complexe ; on y trouve selon les cas :

1° Des cellules-épithéliales aplaties, et d'autres vésiculeuses avec un contenu homogène ou granuleux ;

2° Des granulations-graisseuses ;

3° Très-souvent des cristaux de cholestérine ;

4° Des granulations minérales, parfois très-nombreuses, et formées en général de carbonates de chaux et de magnésie ;

5° Un liquide plus ou moins abondant interposé aux autres éléments.

184. Glandes de la pituitaire[2]. Ces glandes sont très-répandues au niveau des cornets. Elles s'étendent à la voûte du pharynx, un peu en arrière ; il en existe aussi dans les sinus maxillaires, mais seulement aux faces internes, inférieures et

---

[1] Voy. Lutz, *De l'Hypertrophie générale du système sébacé*. Paris, 1860. Thèse.
[2] Voy. Ch. Robin, *Dictionnaire de Nysten*, 1857 ; article *Pituitaire*.

postérieures. On retrouve des glandes analogues, mais plus petites, derrière l'épiglotte, dans le larynx et dans toutes les bronches.

Les culs-de-sac sont groupés autour d'un axe fictif dont le canal excréteur figure le prolongement. Chacun de ces culs-de-sac est très-court et offre un diamètre de 0,050 à 0,080.

La paroi propre n'a guère que 0,002 à 0,003 d'épaisseur. Elle est homogène, très-molle, très-friable, très-adhérente à la trame de la muqueuse ambiante. Elle se déchire avec la plus grande facilité, et il est très-difficile de l'isoler.

Les culs-de-sac sont remplis plutôt que tapissés par un épithélium nucléaire. Les noyaux sont libres, parfaitement sphériques, larges de 0,005 à 0,008, mais en général de 0,006 à 0,007; leur contour est net, leur substance peu foncée; ils renferment quelques granulations grisâtres, mais il n'y a pas de nucléole proprement dit.

Le canal excréteur est généralement tourné vers l'extrémité profonde des voies aériennes; il s'ouvre soit à la surface de la muqueuse, soit dans le fond de ses plis par un orifice disposé en boutonnière et large de 0,100 à 0,200. Ce canal est tapissé dans toute sa longueur par un épithélium vibratile.

La sécrétion de ces glandes est un mucus visqueux, gluant, grisâtre ou même presque opaque. Il doit sa coloration au plus ou moins grand nombre de noyaux qu'il tient en suspension.

Les glandes de la pituitaire peuvent être le siége d'hypertrophies donnant lieu à des tumeurs friables et très-vasculaires des fosses nasales. C'est une des nombreuses lésions que l'on réunissait autrefois sous la dénomination commune de *polypes.*

185. Glandes des amygdales. La description des glandes des amygdales s'applique à celles qui se trouvent sur la langue en arrière du V, et qui leur sont analogues de tous points.

Ces glandes sont constituées par huit à douze culs-de-sac assez larges.

La paroi propre est très-mince, très-molle, très-adhérente au tissu ambiant; partant, très-difficile à étudier.

L'épithélium remplit la cavité des culs-de-sac tout entière. Il est formé de noyaux libres. Ceux-ci mesurent environ 0,008 de diamètre. Dans les amygdales hypertrophiées, cet épithélium peut devenir pavimenteux ou sphérique.

Le canal excréteur est extrêmement court et moins large que les culs-de-sac. Plusieurs canaux excréteurs s'ouvrent ordinairement près l'un de l'autre, tant dans les lacunes des amygdales, que dans les dépressions qui sont en dedans du bourrelet des papilles calicinales, à la langue[1].

Pour M. Sappey[2] comme pour M. Kœlliker[3], les glandes que nous venons de décrire, n'auraient pas de canal excréteur et seraient, par conséquent, des glandes closes (voy. n° 170) qu'il faudrait rapprocher alors des parenchymes qui se trouveront décrits sous ce nom.

186. Glandes œsophagiennes. Les culs-de-sac de ces glandes réunis en petites masses lenticulaires blanchâtres, sont immédiatement appliqués à la face profonde du chorion de la muqueuse œsophagienne, au-dessous de laquelle ils font saillie, et par laquelle ils sont entraînés quand on arrache cette membrane.

Chaque glande se compose de vingt à trente culs-de-sac très-allongés.

La paroi propre est très-résistante.

L'intérieur des culs-de-sac est rempli par un épithélium nucléaire ovoïde.

Le conduit excréteur est tapissé par un épithélium pavimenteux.

187. Glandes de Brunner. Les glandes de Brunner sont sous-jacentes au chorion du duodénum. On les trouve dans la paroi de l'intestin sous la forme de petits grains grisâtres, ronds ou aplatis.

Les culs-de-sac, qui sont quelquefois divisés en deux ou trois groupes, sont plus allongés que ceux du pancréas; ils mesurent 0,070 à 0,140 de diamètre; ils sont irréguliers, un peu variqueux et se rapprochent plutôt par leur forme de ceux de la mamelle.

[1] Cu. Robin, Leçons 1859.
[2] *Traité d'anatomie descriptive*, t. III, p. 46.
[3] *Éléments d'histologie humaine*, § 139.

La paroi propre s'isole très-bien. Elle est résistante, tenace, transparente, homogène.

L'épithélium est de la variété pavimenteuse, à éléments petits, quelquefois prismatiques, assez granuleux. Les noyaux sont sphériques ou ovoïdes.

Le liquide sécrété diffère du suc pancréatique ; il est très-visqueux et bien plus analogue à celui des glandes sous-maxillaires qu'à celui du pancréas. Il ne décompose pas les graisses neutres. L'eau dans laquelle on laisse macérer des glandes de Brunner, ne rougit jamais ni par le chlore, ni par l'acide azotique[1].

188. **Glandes des voies biliaires.** Les voies biliaires contiennent dans l'épaisseur de leurs parois une grande quantité de petites glandes en grappe jaunâtres. Elles ont 0,550 à 2 millimètres de diamètre.

Les culs-de-sac ont à peu près la même forme que ceux des glandes de la pituitaire.

Le canal excréteur est très-court.

On voit facilement ces glandes en traitant la muqueuse des voies biliaires par l'acide tartrique étendu.

189. **Glandes de Littre.** Nous décrivons sous ce nom, outre les glandes de l'urèthre, d'autres petites glandes tout à fait analogues à celles-ci par leur structure intime, et que l'on trouve chez la femme sur les petites lèvres et au pourtour de l'orifice de la glande vulvo-vaginale.

Les culs-de-sac de toutes ces glandes sont très-écartés les uns des autres. Ils sont placés soit au fond, soit sur les côtés du canal excréteur. Ils sont assez longs, larges, réguliers. On en compte de cinq à dix.

La paroi propre est très-mince.

L'épithélium est pavimenteux, mêlé de cellules prismatiques et aussi de quelques noyaux-épithéliaux.

Le canal excréteur est extraordinairement large et parfois aussi très-long. Ce sont ces canaux excréteurs qui sont décrits, dans les traités d'anatomie, sous le nom de « lacunes de Mor-

----

[1] Voy. Cl. Bernard, *Mémoire sur le pancréas et le suc pancréatique*, 1856.

gagni ». Ils sont tapissés par un épithélium en tout semblable à celui de l'urèthre.

La sécrétion des glandes de Littre est un mucus grisâtre, demi-solide, assez tenace, se délayant difficilement dans l'eau.

IV. — Glandes en grappe composées

190. Division. Les glandes en grappe composées (voy. n° 170) que présente à étudier l'économie, appartiennent à six espèces ; ce sont :

1° Les glandes de Meibomius ;
2° Les glandes de Méry ;
3° Les glandes lacrymales ;
4° Les glandes salivaires ;
5° Le pancréas ;
6° Les mamelles.

Nous étudierons à part les altérations histologiques de la mamelle, qui offrent, en raison de leur grande fréquence, un intérêt tout particulier, et qui pourront, de plus, servir de type aux altérations des glandes en général. Nous joindrons aussi à ce chapitre la description d'un tissu morbide qui se rapproche intimement des parenchymes glandulaires par sa structure, et auquel on a donné le nom de « tissu hétéradénique ».

491. Glandes de Meibomius. Ces glandes représentent exactement une série de glandes en grappe simples, appendues le c long d'un canal excréteur très-allongé, ramifié, et qui mesure en général 0,100 de diamètre. Ce sont, en réalité, des glandes sébacées (voy. n° 183) passées, par une sorte d'hypertrophie, à l'état de glandes en grappe composées.

La description de chaque acinus des glandes de Meibomius serait donc une répétition de ce que nous avons dit plus haut des glandes sébacées proprement dites.

La sécrétion des deux organes que nous mettons en parallèle, ne diffère pas plus que leur structure : c'est également une huile onctueuse que produisent les glandes de Meibomius. Quand elle est versée en trop grande abondance, on l'appelle *chassie*.

192. Glandes de Méry[1]. La description de ces glandes s'applique également aux glandes vulvo-vaginales qui sont leurs analogues chez la femme.

Les acini sont difficilement isolables; la trame lamineuse qui les environne, est dense et serrée.

Les culs-de-sac sont étroits, très-allongés, réguliers. Ils sont tapissés par de petites cellules-épithéliales pavimenteuses disposées sur une seule rangée. Ces cellules ont un noyau sphérique. Le conduit excréteur présente un épithélium également pavimenteux, mais à cellules beaucoup plus larges et analogues à celles de l'urèthre.

La sécrétion des glandes de Méry est un mucus filant, incolore, sans éléments figurés.

193. Glandes lacrymales. Les acini des glandes lacrymales offrent autour d'eux une couche musculaire de fibres-cellules relativement très-considérable (voy. n° 170).

Les culs-de-sac sont allongés, mais assez étroits. Ils mesurent en général 0,050 à 0,050 de diamètre. Ils sont souvent un peu variqueux.

L'épithélium qui les tapisse, forme une couche extrêmement épaisse. Il ne reste au milieu de chaque cul-de-sac qu'un étroit conduit. Les cellules qui constituent cet épithélium, sont sur une seule rangée, mais irrégulières, en sorte qu'elles sont plutôt prismatiques que pavimenteuses. Ces cellules sont molles, friables, très-granuleuses, très-serrées les unes contre les autres. Elle ont toutes un noyau.

Il n'est pas rare de trouver certains culs-de-sac très-volumineux, dans lesquels les noyaux ont augmenté de diamètre, et sont simplement plongés dans une matière amorphe, aussi granuleuse que le corps des cellules, mais non segmentée. Ces noyaux sont souvent alors moins réguliers.

194. Glandes salivaires. Nous avons mentionné plus haut (voy. n° 170) l'obscurité profonde qui entourait en physiologie tout ce qui touche à la fonction de sécrétion. Les glandes salivaires nous offrent un exemple remarquable de cette indépen-

---

[1] Voy. Ch. Robin, *Dictionnaire de Nysten;* article *Glande.*

dance apparente dont nous avons parlé, entre la structure de l'organe sécrétant et la qualité des matières sécrétées. Malgré les caractères profondément tranchés qui distinguent les différentes espèces de salives, les glandes d'où elles proviennent, offrent toutes une constitution identique et doivent être confondues dans la même description.

Les acini sont volumineux. Ils sont légèrement polyédriques, ils se compriment l'un l'autre, séparés seulement par des couches de tissu lamineux extrêmement minces. Cette trame toutefois, est un peu plus lâche dans la parotide que dans les autres glandes salivaires, et par suite le tissu de celle-ci moins ferme.

Les culs-de-sac sont allongés, mais étroits. Ils ne dépassent pas 0,050 ou 0,060 de diamètre. Ils sont souvent un peu variqueux. On trouve entre eux des vésicules-adipeuses. Chez l'enfant, ils sont beaucoup plus courts que chez l'adulte, et sont, au contraire, un peu plus larges.

La paroi propre est homogène, transparente, mince, mais résistante, en sorte que les culs-de-sac se laissent facilement isoler.

Les glandes sous-maxillaires ont en tout temps un épithélium pavimenteux à cellules très-distinctes. Il n'en est pas de même pour la parotide. Chez les suppliciés, l'épithélium des parotides est pavimenteux, pendant que sur les cadavres des amphithéâtres les lignes de démarcation des cellules ont disparu : l'on ne trouve plus qu'une couche de noyaux un peu ovoïdes plongés dans de la matière amorphe [1].

Les canaux excréteurs des glandes salivaires ont des parois très-épaisses et constituées principalement par une couche de tissu lamineux ; on y trouve aussi, surtout dans le canal de Wharton, quelques fibres-cellules disposées, en général, parallèlement à l'axe du conduit [2]. Ces parois sont peu vasculaires. Elles sont munies en dedans d'un épithélium lamelleux (voy. n° 146), à cellules plus petites que celles de la muqueuse buccale.

C'est la dilatation morbide du conduit excréteur des glandes

[1] Ch. Robin, Leçons, 1859.
[2] Koelliker, *Éléments d'Histologie humaine*, § 140.

sub-linguales qui donne lieu à la plupart des kystes désignés sous le nom de *grenouillette*. On les trouve tapissés d'un épithélium semblable à celui du conduit, surtout à celui de son extrémité profonde. Contre les parois du kyste, on peut encore découvrir le plus souvent des acini adhérents à ce qui fut autrefois leur canal excréteur.

195. **Pancréas.** La consistance du pancréas diffère notablement selon les sujets. Ces variétés sont dues à l'existence, entre les acini, d'une quantité de tissu lamineux plus ou moins abondante, et à ce que celui-ci est plus ou moins fourni de vésicules-adipeuses. La grosseur des acini varie aussi. Ils sont, en général, polyédriques par pression réciproque.

Les culs-de-sac, au lieu d'être allongés et variqueux, comme dans la parotide ou dans les glandes lacrymales, sont très-courts et arrondis. Ils mesurent de 0,050 à 0,100 de diamètre. Comme ils sont serrés les uns contre les autres, l'étude en est difficile.

La paroi propre est mince, friable, finement granuleuse, plus molle que dans les glandes précédentes.

Les culs-de-sac sont tapissés et presque remplis par un épithélium à grandes cellules pavimenteuses. Celles-ci sont très-molles et se laissent facilement écraser. Très-souvent elles offrent deux noyaux par suite de la segmentation incomplète de la matière amorphe (voy. n° 149).

Le canal excréteur a des parois beaucoup plus minces que celui des glandes salivaires. On y trouve des fibres-cellules en assez grande abondance. Enfin, il est tapissé par un épithélium prismatique, à cellules très-courtes, presque pavimenteuses.

196. **Mamelles.** Chez les femmes mortes pendant la lactation, les acini de la mamelle sont visibles à l'œil nu, sous la forme de grains jaunes, un peu rougeâtres, plongés dans la trame plus blanche du tissu ambiant. Entre les acini il existe en effet toujours une certaine quantité de tissu lamineux, et au milieu de celui-ci des vésicules-adipeuses en plus grand nombre que dans tout autre parenchyme.

Chaque acinus est formé de vingt à quarante culs-de-sac.

Les culs-de-sac sont assez irréguliers, presque toujours un

peu variqueux, souvent élargis ou bilobés à leur extrémité terminale. Leur diamètre, pendant la lactation, est de 0,060 à 0,080. Ils deviennent plus petits entre les grossesses.

La paroi propre est homogène, transparente, non granuleuse. On peut facilement l'isoler. L'acide acétique la rend transparente, la contracte et lui donne une forme irrégulière.

L'épithélium qui tapisse les culs-de-sac, est nucléaire, à noyaux ovoïdes. Ces noyaux se touchent presque et sont plongés dans une très-faible quantité de matière amorphe. Dans les acini de la périphérie de la glande, cette matière amorphe est souvent segmentée. Elle forme alors des cellules très-petites. Cet épithélium s'observe pendant toute la grossesse ; mais quand la lactation devient très-active, il disparaît complétement. Il est en raison inverse du nombre des globules du lait, et il semble qu'on soit en droit, dans la mamelle, d'attribuer exclusivement la sécrétion du fluide nourricier à l'action spéciale de la paroi propre sur les matériaux du sang.

Les canaux excréteurs sont formés par une trame d'élastiques très-fines, très-abondantes, souvent anastomosées. On y trouve aussi des fibres-cellules et des fibres-lamineuses disposées obliquement ou transversalement sur leurs parois. L'épithélium est pavimenteux.

Lait. Le fluide sécrété par les mamelles montre, quand on le soumet à l'examen microscopique, une grande abondance de granulations-graisseuses tenues en suspension dans un sérum particulier, auquel elles donnent l'apparence d'une émulsion. Ces granulations-graisseuses sont mêlées à des gouttelettes de matières grasses : on a donné à ces dernières le nom de *globules du lait*; mais on voit que ce ne sont pas des éléments anatomiques figurés. Leur composition chimique n'est pas simple non plus. Quand le lait est refroidi, on trouve au milieu de ces globules la margarine séparée des autres principes gras, et cristallisée en houppes absolument comme dans les gouttelettes de graisse des vésicules-adipeuses (voy. n° 41). Le mécanisme de production des aiguilles cristallines de ces houppes est le même de part et d'autre : il est simplement dû au refroidissement, qui provoque la précipitation de la margarine soluble à une température moins élevée que les autres principes gras auxquels elle est unie.

On rencontre encore dans le lait différents éléments anatomiques figurés, surtout des leucocytes. Ils dominent dans le colostrum et lui donnent ses propriétés physiques spéciales. On peut enfin trouver dans certains cas, des hématies en suspension dans le sérum du lait [1].

197. Altérations de la mamelle. Les altérations histologiques de la mamelle n'ont, en réalité, aucun caractère spécifique, aucun caractère propre à cette glande. En faire l'histoire, c'est faire l'histoire des altérations glandulaires en général, et si nous essayons de les décrire à propos de la mamelle, c'est qu'elles se montrent beaucoup plus fréquemment dans ce parenchyme que dans tout autre. Les principales lésions histologiques, les seules dont nous voulions nous occuper, peuvent être ramenées à trois modes différents :

Premier mode. Il peut d'abord y avoir dans la mamelle *hypergénèse* pure et simple de culs-de-sac glandulaires, et disons de suite que cette hypergénèse n'est pas moins fréquente dans les glandes salivaires qu'à la mamelle et jusque dans toutes les petites glandes en grappe simples sous-muqueuses.

C'est donc une *hypertrophie* de l'organe ; mais très-souvent aussi il arrive qu'un grand nombre des acini où s'est manifestée l'hypertrophie, sont comme perdus au milieu des tissus ambiants, et ne montrent plus trace de connexions avec le conduit excréteur commun. Ils forment une sorte de néoplasie complétement enkystée. C'est un exemple emprunté à la pathologie, de ce balancement organique que nous avons signalé en parlant des glandes en général (voy. n° 170). C'est pendant que l'organe de l'excrétion s'atrophie, que l'organe de la sécrétion s'hypertrophie. Le premier disparaît ; le second, détaché du reste de la glande dont il faisait autrefois partie, s'entoure peu à peu d'une couche épaisse de tissu lamineux qui l'isole parfaitement, et il continue de vivre dans ces conditions, et même d'augmenter de volume. — C'est aux productions pathologiques de cette

---

[1] Ch. Robin, *Dictionnaire de Nysten*, 1857 ; article *Lait* ; — leçons, 1859.

espèce qu'il convient de réserver le nom de *tumeurs adénoïdes*, et encore mieux de « tumeurs adéniques. »

Le tissu morbide qui a ainsi pris naissance est ordinairement peu vasculaire ; à la coupe il se présente comme divisé en lobules ; on y distingue même parfois des lobes séparés par du tissu lamineux. Il est fréquent aussi d'y trouver des masses jaunâtres où les vésicules-adipeuses dominent : cette circonstance peut en changer profondément l'aspect extérieur.

Ces hypertrophies mammaires sont parfois le siége d'épanchements sanguins, surtout quand il se trouve une grande proportion de matière amorphe interposée aux fibres-lamineuses. Ce sont ces altérations que l'on a désignées sous les noms d'*encéphaloïdes* et de *fungus* de la mamelle.

Dans ces cas d'hypergénèse des culs-de-sac, l'épithélium nucléaire passe à l'état pavimenteux ou prismatique. Les cellules qui le forment, sont finement granuleuses, très-pâles. Elles restent petites et le noyau n'augmente pas de volume.

Deuxième mode. Il est une autre sorte d'altération des culs-de-sac mammaires, qui offre la simultanéité de deux procès morbides très-différents, l'*hypertrophie* et l'*hypergénèse* d'une part, et l'*atrophie* de l'autre, attaquant des éléments anatomiques distincts, dans un même organe.

Au début de la maladie, on voit d'abord l'épithélium atteint à la fois d'hypertrophie et d'hypergénèse. Les culs-de-sac se remplissent de matière amorphe, ils se gonflent, ils se distendent et représentent bientôt des cylindres pleins ramifiés, constituant des acini encore reconnaissables. La matière amorphe qui les emplit, se segmente alors en petites cellules polyédriques, contenant chacune un noyau. Ces noyaux sont ovoïdes, mais presque deux fois aussi gros qu'à l'état normal.

Pendant que l'hypergénèse et l'hypertrophie portent sur l'épithélium, d'autres éléments de la glande s'atrophient de leur côté. C'est d'abord la paroi propre qui environne cet épithélium. C'est aussi, et en même temps, tout le tissu lamineux interposé aux culs-de-sac et aux acini. En sorte que les épithéliums des différents culs-de-sac arrivent finalement au contact les uns des autres : toutefois ils restent distincts.

Le résultat général de ce double procès morbide est l'*atrophie* de l'organe, c'est-à-dire qu'au point de vue de sa masse l'atrophie des parois propres des culs-de-sac et du tissu lamineux interposé à eux, ne compense pas l'hypertrophie et l'hypergénèse des éléments épithéliaux. Cependant, au milieu de cet amoindrissement général de la glande, il est un élément qui résiste beaucoup plus longtemps que tous les autres à cette force éliminatrice : c'est le tissu élastique des conduits galactophores. Toutes les parties constituantes des parois des canaux excréteurs de la mamelle ont disparu depuis longtemps; lui seul reste, formant un cordon jaune, ou plutôt un tube qui est quelquefois partiellement distendu par une matière crémeuse également jaunâtre.

Le tissu dur qui constitue alors la mamelle est gris, avec une demi-transparence particulière. Il est peu vasculaire. On l'a appelé *squirrhe*. Le *réticulum élastique* du squirrhe n'est que le reste des conduits galactophores et de leurs ramifications, dont nous venons de parler.

Cette altération a une grande tendance à l'envahissement (voy. n° 64), c'est-à-dire qu'en même temps que l'hypergénèse et l'hypertrophie épithéliales prennent place dans la glande, on voit, au milieu des éléments environnants, apparaître, par genèse spontanée, des cellules-épithéliales analogues à celles de la glande malade : on en découvre, par exemple, jusque dans les gaînes de myolemme des faisceaux-striés du muscle grand pectoral : c'est une hétérotopie élémentaire qui se manifeste et qui peut se montrer même très-loin de l'organe primitivement atteint. Comme ces éléments épithéliaux portent partout avec eux leur puissante vitalité, tous les tissus sans exception disparaissent pour leur faire place, et l'économie succombe étouffée sous cette prolifération parasite.

Troisième mode. Une troisième lésion de la mamelle consiste dans une hypertrophie considérable des culs-de-sac, qui deviennent en même temps plus nombreux. Ils peuvent atteindre jusqu'à 0,100 ou 0,200 de diamètre. L'épithélium augmente aussi ; tantôt il reste nucléaire, tantôt la matière amorphe se segmente, et il devient pavimenteux. Alors les cellules ont parfois deux ou trois noyaux ou bien elles sont creusées d'excavations. Souvent aussi le noyau prend un nucléole.

En même temps qu'a lieu cette hypertrophie des culs-de-sac et cette hypergénèse des cellules-épithéliales, il se produit dans la substance même de ces derniers éléments, ou entre eux, des granulations-graisseuses, et quelquefois des granulations calcaires. C'est une sorte de superfétation morbide, qui amène nécessairement un changement dans la coloration du tissu. Celui-ci peut aussi devenir plus encéphaloïde et il se ramollit souvent.

Il arrive parfois, dans ce genre de lésion, que la paroi propre des culs-de-sac gonflés outre mesure par l'épithélium qui s'hypertrophie à leur intérieur, atteigne les dernières limites possibles de distension. Alors cette paroi propre s'atrophie et disparaît, et l'épithélium qui finit par se trouver au contact des tissus constituants, se substitue à eux en raison de sa plus grande puissance de vie.

198. Tissu hétéradénique. De tous les tissus pathologiques, le plus intéressant sans contredit est celui qui va nous occuper. Il offre, avec le tissu des glandes en grappe, une analogie frappante, et c'est avec raison qu'on l'a appelé du nom d'hétéradénique [1].

On rencontre ce tissu dans tous les points de l'économie, même là où il n'existe normalement aucune glande. On peut donc dire qu'il est toujours de production nouvelle, toujours né de toutes pièces. Sa structure est essentiellement caractérisée par la présence de tubes ramifiés, formés par une paroi propre, repliés sur eux-mêmes et remplis d'épithélium. Ces tubes sont cylindriques et en général plus longs qu'un millimètre; ils mesurent 0,030 à 0,080 de diamètre, quelquefois même 0,150.

D'après l'aspect spécial et le mode d'agencement de ces tubes

---

[1] Voy. Ch. ROBIN, *Mémoire sur la production accidentelle d'un tissu ayant la structure glandulaire,* dans les *Mémoires de la société de biologie,* 1854, p. 92; — P. LORAIN et Ch. ROBIN, *Mémoire sur deux nouvelles observations de tumeurs hétéradéniques,* dans les *Mémoires de la Société de biologie,* 1854, p. 209; — MARCÉ et Ch. ROBIN, *Note sur un nouveau cas de tumeur hétéradénique,* dans les *Mémoires de la société de biologie,* 1854, p. 223.

et de leur contenu, on a pu ranger les différents tissus hétéradéniques observés jusqu'à ce jour en trois variétés:

Première variété. Les tubes portent à une de leurs extrémités, des subdivisions en cul-de-sac, disposées comme celles
dont l'ensemble constitue les acini des glandes en grappe. Ces
culs-de-sac, ordinairement de grandeur différente et réunis en
nombre variable, sont serrés les uns contre les autres. Autour
de la masse commune, comme autour des véritables acini, on
trouve une mince couche de tissu lamineux. A l'autre extrémité
le tube se termine lui-même en cul-de-sac, ou bien il se continue avec l'extrémité similaire d'un ou de plusieurs tubes
portant pareillement au bout opposé un grain glanduleux. Dans
un langage plus simple on peut dire que le canal excréteur de
l'acinus anormal s'anastomose avec le canal excréteur d'un ou
de plusieurs acini voisins.

La paroi propre est isolable, transparente, homogène et finement granuleuse. Elle est épaisse de 0,002 à 0,005.

Cette paroi est tapissée à l'intérieur par un épithélium. Celui-
ci est en général formé de deux rangées d'éléments superposés.
Ce sont tantôt des noyaux libres, tantôt des cellules pavimenteuses.

Dans la cavité que limite cet épithélium, au centre des tubes,
est un liquide en général peu abondant, incolore.

Deuxième variété. Dans cette variété on ne retrouve plus rien
de comparable à la disposition en acini des glandes en grappe.
Les tubes sont très-longs, repliés sur eux-mêmes sans ordre
appréciable. De place en place ils offrent: 1° soit des prolongements cylindriques aussi larges ou plus étroits qu'eux-mêmes,
brusquement terminés en cul-de-sac ; 2° soit des appendices
pyriformes, pouvant atteindre jusqu'à un millimètre de diamètre, et rattachés au tube par un mince pédicule.

La paroi propre est homogène, un peu granuleuse, ou striée.

L'épithélium est nucléaire, pavimenteux, ou prismatique, par
places. Les noyaux sont plus petits et plus foncés que dans la variété précédente. Tantôt les éléments épithéliaux tapissent
seulement la paroi interne du tube et de ses appendices, tantôt
ils la remplissent toute entière.

Au milieu de cet épithélium on trouve parfois des corps qui semblent constituer un nouvel élément anatomique. On les a nommés « corps-oviformes ». Ils sont en général sphériques, mais ils peuvent être bosselés ou présenter des faces planes par pression réciproque. Leur diamètre varie considérablement, depuis 0,030 ou 0,040 jusqu'à 0,200. Au point de vue de leur structure, les corps-oviformes sont constitués par une enveloppe à contours très-nets, homogène, incolore, sans granulations, transparente, offrant quelquefois de très-fines stries concentriques et réfractant faiblement la lumière. Cette paroi est élastique, elle revient sur elle-même quand elle a été comprimée. Le centre du corps-oviforme est occupé par un contenu granuleux ou strié toujours grisâtre.

Troisième variété. La troisième variété de tissu hétéradénique ne présente que peu de tissu lamineux interposé à ses parties constituantes fondamentales, et peu de vaisseaux. La conséquence naturelle de cette particularité de structure est une friabilité très-grande.

Il n'y a pas non plus, à proprement parler, de paroi propre. L'épithélium est simplement maintenu par une matière amorphe finement granuleuse, friable, interposée en petite quantité aux cylindres qu'il forme. Ces cylindres sont courts ; ils sont en même temps plus larges que les tubes des deux variétés précédentes ; comme les tubes de la seconde, ils offrent d'espace en espace des prolongements en forme de doigt de gant ; mais on n'y trouve pas d'appendices pyriformes.

L'épithélium est généralement nucléaire ; par places, il est souvent prismatique ou pavimenteux. Les noyaux n'ont pas de nucléole ; ils sont seulement plus gros et plus granuleux que dans les autres variétés.

A cet épithélium peuvent être mêlées des sortes de concrétions incolores, transparentes, plus friables et plus dures que les corps-oviformes. Leur volume ne dépasse généralement pas 0,040 à 0,070 de diamètre. Elles offrent aussi parfois des stries concentriques et sont constituées par une substance azotée.

V. — Prostate.

199. Structure[1]. Tous les parenchymes qu'il nous reste maintenant à étudier, s'écartent dans certaines limites du type normal des glandes, tel que nous l'avons fait concevoir.

C'est ainsi que la prostate diffère notablement des glandes en grappe composées dont il faut pourtant la rapprocher. Au lieu de culs-de-sac appendus par groupes à l'extrémité de chaque division du canal excréteur, nous voyons dans le parenchyme qui nous occupe, les culs-de-sac s'aboucher sur tous les points de la longueur des conduits par lesquels se fait l'excrétion, à des intervalles inégaux et relativement assez grands. Il n'y a donc pas d'acini ; les culs-de-sac ainsi distribués plongent directement au milieu de la trame de l'organe, séparés par elle, formant avec leur canal excréteur un angle à peu près droit, et éloignés les uns des autres de 0,010 à 0,060 ou même davantage.

Les culs-de-sac prostatiques ont une largeur qui varie de 0,037 à 0,070. Les uns sont cylindriques, mais la plupart sont un peu aplatis. Leur plus grand diamètre mesure alors de 0,070 à 0,100. Leur forme n'est pas régulière. Ils présentent surtout vers l'extrémité terminale, des varicosités latérales plus ou moins prononcées. La longueur totale de ces culs-de-sac égale généralement deux à quatre fois leur largeur.

La paroi propre est épaisse de 0,002 à 0,003. Elle est très-adhérente à la trame ambiante ; elle se déchire facilement, en sorte qu'il est très-difficile de l'isoler.

Cette paroi est tapissée à l'intérieur par un épithélium pavimenteux, à cellules un peu irrégulières, granuleuses. Leur noyau est sphérique ou ovoïde ; la forme sphérique est la plus commune. Ce noyau a des contours un peu irréguliers ; il est granuleux, de teinte assez foncée, mais sans nucléole proprement dit.

On trouve dans les culs-de-sac, très-fréquemment sinon toujours :

[1] Voy. Ch. Robin, *Dictionnaire de Nysten*, 1857, article *Prostate*.

1° Une matière jaunâtre, demi-solide, granuleuse, à granulations jaune-brunâtres extrêmement nombreuses, irrégulières, mesurant 0,004 à 0,002 de diamètre;

2° Des cellules-épithéliales libres, ainsi que des noyaux, provenant de l'épithélium qui tapisse les culs-de-sac;

3° Des corps-amyloïdes (voy. n° 23 et fig. 5).

Lorsque les culs-de-sac, en s'abouchant successivement dans le même tube, ont fini par donner naissance à un conduit de 0,200 à 0,300 de diamètre, celui-ci offre dans sa paroi les éléments suivants :

1° Une certaine quantité de fibres-lamineuses;

2° Une matière amorphe finement granuleuse;

3° Des fibres-cellules qui entrent quelquefois pour moitié dans la composition de cette paroi.

A la face interne, on voit, à mesure que l'on s'éloigne des culs-de-sac, l'épithélium prendre peu à peu la forme prismatique; puis dans les conduits plus larges encore, les cellules présentent des cils vibratiles. Tous ces éléments offrent autour de leur noyau des granulations-graisseuses d'un jaune foncé et passablement volumineuses.

La trame de la prostate est formée par les éléments suivants .

1° Des fibres-lamineuses;

2° Une matière amorphe;

3° Des fibres-cellules;

4° Des éléments nerveux;

5° Des capillaires.

Les fibres-lamineuses sont assez abondantes, disposées en faisceaux confus, mal limités, dirigés en tous sens. Ils affectent cependant plutôt une direction à peu près parallèle à l'axe des culs-de-sac sécréteurs et des conduits excréteurs. C'est à ces fibres-lamineuses qu'est mélangée la matière amorphe. — Les fibres-cellules sont, comme partout, disposées en faisceaux; la plupart de ces faisceaux s'unissent à la surface de la glande avec la couche musculaire continue qui l'enveloppe.

Les éléments nerveux sont abondants dans la prostate. Chaque filet est composé, en général, de quatre à six tubes-nerveux minces, accompagnés d'une petite quantité de fibres-lamineuses, et en même temps d'un nombre considérable de fibres-de-Remak serrées. Ce sont elles qui forment la plus grande partie des filets nerveux. La prédominance de ces éléments dans un tissu aussi riche en fibres-cellules que l'est la prostate, vient encore à l'appui de ce que nous avons dit de leurs fonctions (voy. n° 118).

Le liquide sécrété par la prostate offre à l'examen microscopique les corps suivants :

1° Des granulations-graisseuses jaunâtres, analogues à celles des épithéliums des conduits excréteurs ;

2° des granulations grisâtres d'une nature particulière ;

3° Des cellules-épithéliales vibratiles provenant des conduits excréteurs ;

4° Des corps-amyloïdes.

Il faut signaler au nombre des lésions du tissu de la prostate, l'*hypertrophie* simple de cet organe chez le vieillard. On trouve aussi dans ce parenchyme des tumeurs dites *fibreuses* qui ont la même constitution que les corps fibreux de l'utérus, c'est-à-dire qui sont en partie composées de fibres-lamineuses, et en partie de fibres-cellules (voy. n° 80). C'est, comme on peut le remarquer, une néoplasie qui se rattache directement à un tissu aussi riche en fibres-cellules que l'est celui de la prostate.

VI. — FOIE

200. Structure. Le foie est un parenchyme que ses affinités naturelles rapprochent du groupe des glandes en grappe composées, mais qui s'éloigne pourtant encore plus que la prostate du type normal de ces glandes.

Il est difficile de donner du tissu du foie une idée exacte, tant parce que chacun des éléments qui le composent, entre dans sa constitution à peu près pour une quantité égale, que parce que tous ces éléments sont profondément enchevêtrés les uns au milieu des autres.

On compte actuellement dans la science cent cinquante travaux spéciaux environ sur la structure du foie. Nous avons dû choisir les idées actuellement régnantes en Angleterre, et qui nous ont semblé donner la meilleure explication de toutes les particularités signalées jusqu'à ce jour dans l'étude anatomique de cet organe.

Quand on déchire le tissu du foie, il se sépare en granulations, qui ont depuis longtemps reçu en anatomie descriptive le nom d'acini. Or ces grains glanduleux n'ont en réalité qu'une analogie lointaine avec ce que nous avons appelé du même nom dans les glandes en grappe composées.

Dans le foie, il n'y a pas, à proprement parler, de culs-de-sac. — Chaque acinus renferme un certain nombre de canaux auxquels nous laisserons le nom de *conduits sécréteurs* de la bile. Ces canaux mesurent environ 0,100 de diamètre. Ils sont contournés, ils se ramifient et s'anastomosent plusieurs fois les uns avec les autres dans l'intérieur de l'acinus. La plupart ont une extrémité terminée en cœcum pendant que l'autre vient sur différents points de la périphérie des acini s'ouvrir dans les canaux *excréteurs* qui circulent entre ceux-ci. — Mais, en même temps, d'autres conduits sécréteurs émergeant également de l'acinus, vont s'anastomoser directement avec les mêmes conduits des acini voisins. L'injection démontre péremptoirement ce fait. Il y a en effet longtemps qu'on sait que, poussée dans une branche quelconque du canal hépatique, elle pénètre dans tout l'organe, ce qui n'arrive pas pour les autres glandes où le conduit excréteur se ramifie mais ne s'anastomose jamais, et où chaque branche de celui-ci aboutit directement à un nombre plus ou moins grand d'extrémités borgnes. — Cette disposition des conduits sécréteurs du foie a reçu le nom de *lacunaire*.

Les conduits sécréteurs sont formés par une paroi propre très-mince, finement granuleuse, molle, peu résistante.

L'épithélium qui tapisse leur intérieur, est polyédrique, et ses éléments portent communément le nom de « cellules-hépatiques ». Elles se laissent isoler avec une grande facilité : il suffit, pour cela, de promener le tranchant d'un scalpel sur une coupe du foie.

Il peut arriver que l'on découvre dans le champ du microscope, au milieu d'éléments libres, d'autres cellules ayant conservé leurs connexions, plusieurs ensemble. Elles offrent alors souvent un aspect qui les rapproche beaucoup des cellules-épithéliales prismatiques. Elles sont allongées, ont une extrémité libre arrondie, un peu bombée et adhèrent à leurs voisines par leurs faces latérales. Toutefois, la grande irrégularité des conduits sécréteurs en entraîne nécessairement une correspondante

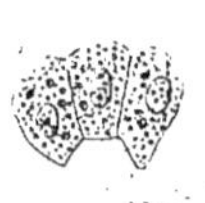

Fig. 74. — Grossissement de 250 diamètres.—Cellules-hépatiques.

dans l'épithélium qui les tapisse, et l'on comprend que les éléments de celui-ci, quoique formant peut-être une couche unique, se rapprochent beaucoup plus de la forme polyédrique que des épithéliums prismatiques, si réguliers partout où on les rencontre.

Les cellules-hépatiques ont un noyau et quelquefois deux. Celui-ci est sphérique, ou plus rarement oval et alors volumineux. Il peut aussi, dans ce cas, avoir un nucléole chez certains sujets.

Le corps de la cellule est finement granuleux, mais il contient en plus un certain nombre de granulations jaunes très-grosses, et pouvant mesurer de 0,001 à 0,002 de diamètre. Celles-ci semblent constituées par le produit de la sécrétion même de l'organe ; elles sont solubles dans l'eau, et quand on examine au microscope des cellules-hépatiques très-fraîches avec ce véhicule, on voit ces granulations se résoudre, au milieu même de la substance de l'élément, en un petit nuage jaune. Les granulations-graisseuses qu'on rencontre presque constamment dans les éléments épithéliaux du foie, paraissent malgré leur fréquence devoir être cependant rapportées à un état anormal, comme nous le verrons plus bas.

Les conduits sécréteurs circulent dans chaque acinus entre les mailles d'un réseau capillaire extrêmement serré, et qui est le seul élément concourant avec la paroi des conduits et leur épithélium à former les *acini*. Ce réseau va des derniers ramuscules de la veine porte aux premiers des veines hépatiques; mais il importe de signaler que ces deux ordres de vaisseaux gardent dans chaque acinus des rapports constants.

Les derniers ramuscules de la veine porte se répandent autour des acini ; de là part le réseau capillaire extrêmement riche qui

converge vers le centre de l'acinus, où il aboutit à un ramu-
scule d'origine des veines hépatiques. Il en résulte que l'aci-

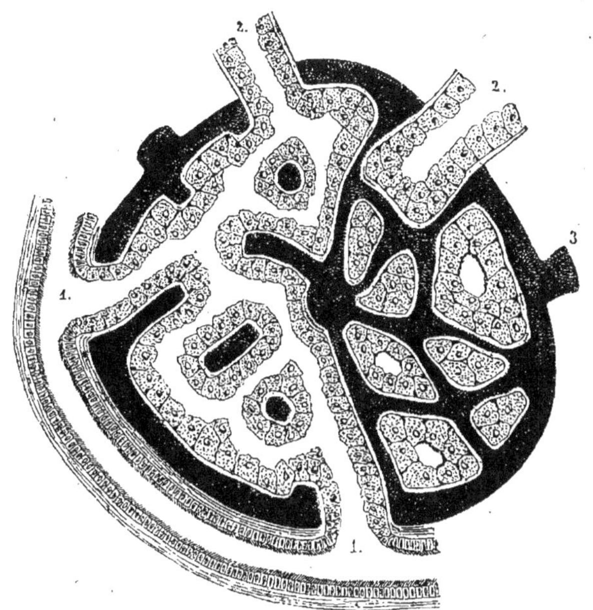

Fig. 75. — Coupe idéale d'un acinus du foie : — la partie gauche de la figure montre la
continuité des conduits secréteurs; la partie droite la continuité des capillaires allant des
derniers rameaux de la veine porte 5, qui occupent la périphérie de la figure, au rameau
d'origine des veines hépatiques, qui occupe le centre de l'acinus; — les conduits secréteurs
tapissés de leur épithélium se rendent soit dans les conduits biliaires 1, 1, tapissés d'un
épithélium vibratile, vers la périphérie de l'acinus; ou bien ils vont s'anastomoser, avec
2, 2, les conduits sécréteurs des acini voisins.

nus paraît en quelque sorte suspendu à la manière d'un grain,
à l'extrémité de la veinule hépatique qui en occupe la partie centrale.

Quand l'on vient à faire la section d'un acinus, toujours c'est
une veine hépatique ou plutôt un vaisseau capillaire appartenant à ce système, qui en occupe le centre, toujours ce sont les
branches de la veine porte qui circulent à la périphérie.

Aucun autre élément que ceux que nous venons de signaler,
n'entre dans la composition des éléments glanduleux du foie.
Entre les acini, on ne trouve, avec les plus fins ramuscules de
la veine porte, que les origines des canaux excréteurs; il n'y a
donc pas, en réalité, de trame solide pour soutenir tout ce vaste
organe, et c'est là l'origine de sa friabilité. Il faut, toutefois, se

rappeler qu'une certaine quantité d'un tissu lamineux très-dense accompagne les troncs de la veine porte, de l'artère hépatique et des conduits biliaires. Chez les jeunes sujets, ce tissu lamineux contient beaucoup de corps-fusiformes. C'est lui qui constitue ce que l'on a appelé longtemps en anatomie descriptive les *prolongements* de la capsule de Glisson.

Les canaux excréteurs de la glande ou conduits biliaires offrent une paroi formée de fibres-lamineuses avec des faisceaux de fibres-cellules disposés transversalement à l'axe du vaisseau. Ils sont tapissés par un épithélium vibratile ; enfin leurs parois sont traversées à leur tour par les conduits excréteurs des glandes des voies biliaires (voy. n° 188).

201. **Altérations.** La structure du foie, telle que nous venons de la décrire, est l'état normal ; c'est ainsi que le foie se présenterait sans doute toujours chez l'homme à l'état de nature, l'homme vivant de la vie sauvage. Mais il est rare, dans les amphithéâtres, de trouver des cellules-hépatiques qui méritent en réalité l'épithète de *normales*. On les reconnaît à ce caractère qu'elles sont très-nettement polyédriques, à arêtes vives, et qu'elles répondent de tous points à la description que nous en avons donnée. C'est que la civilisation paraît avoir pour effet à peu près constant sur l'homme, d'altérer les éléments épithéliaux du foie, en faisant apparaître dans leur intérieur une certaine quantité de matières grasses. Celles-ci se présentent le plus souvent à l'état de granulations, et elles modifient alors légèrement la coloration du foie, dont elles rendent le tissu plus jaune et moins transparent.

Toutefois ces granulations ne paraissent pas uniformément répandues dans toutes les cellules-hépatiques, et il semble qu'on puisse formuler cette loi que « dans les acini le degré d'altération des éléments épithéliaux est en raison directe de leur éloignement du centre de l'acinus. » Les cellules-hépatiques de la périphérie, au contact des ramifications de la veine porte, baignées les premières par le sang qui vient à l'organe, sont toujours plus malades que celles qui environnent les origines des veines hépatiques au centre des acini.

La dégénérescence graisseuse des cellules-hépatiques peut

aussi se traduire par une lésion plus avancée que la présence de simples granulations. La substance des épithéliums se creuse de cavités, et celles-ci contiennent des gouttelettes d'huile. Ces cavités, prenant de l'extension, se réunissent parfois en une seule, et le corps de l'épithélium est alors réduit à l'état d'une simple membrane ayant conservé son noyau et enveloppant une grosse goutte de graisse. Des gouttelettes semblables paraissent également interposées aux différents éléments altérés.

Ce degré avancé de la dégénérescence graisseuse des cellules-hépatiques semble, comme le précédent, procéder toujours de la périphérie au centre des acini.

Comme ce genre de lésion entraîne une modification correspondante dans la couleur du tissu malade, qui devient d'un jaune opaque, il en résulte que la circonférence des acini prend cette coloration pendant qu'au voisinage de la veinule hépatique, au centre de l'acinus en un mot, le tissu du foie conserve une teinte rouge-brun transparente, toute différente, et qui est son apparence normale. De ce contraste, quand il est nettement accusé, résulte l'aspect spécial connu en pathologie sous le nom de *foie muscade*.

Si toutes les cellules-hépatiques ont subi la dégénérescence graisseuse avancée, le foie devient blanc-jaunâtre, complétement opaque dans toutes ses parties, et prend le nom de *foie gras*.

Quelquefois, au lieu de granulations-graisseuses, ce sont des granulations-pigmentaires qui se trouvent répandues en grand nombre, tant entre les cellules-hépatiques que dans leur substance même. Dans ce cas encore, la lésion est beaucoup plus marquée vers la périphérie de l'acinus que vers son centre [1] : la dégénérescence pigmentaire semble suivre la même marche que la dégénérescence graisseuse.

Tous les éléments épithéliaux du foie peuvent, dans certains cas, être simultanément atteints d'atrophie. La conséquence naturelle de cette lésion est l'atrophie totale de l'organe; aussi, quand on en fait l'analyse histologique, ne trouve-t-on plus que quelques rares cellules-hépatiques plongées dans une

---

[1] Voy. FRERICHS, *Maladies de foie*, Atlas, pl. IX, fig. 3.

proportion relativement considérable de tissu lamineux. Celui-ci n'a cependant pas augmenté, et n'est que le tissu normal qui accompagne toujours les ramifications de la veine porte, de l'artère hépatique et des vaisseaux biliaires.

M. Ch. Robin a encore décrit[1], dans plusieurs cas d'*ictère grave*, une lésion particulière des cellules-hépatiques. Celles-ci, le noyau aussi bien que le corps de l'élément, passent de l'état figuré à l'état amorphe ; il y a dissolution, liquéfaction des éléments. C'est au reste un phénomène, un mode de terminaison des éléments anatomiques que nous avons eu déjà plusieurs fois l'occasion de signaler, soit à propos du tissu embryoplastique du fœtus, soit à propos des cellules-de-Morgagni (voy. n°s 43 et 166).

Le microscope ne découvre plus dans la trame du foie une seule cellule ; on ne trouve en leur place qu'une substance amorphe finement granuleuse, transparente, demi-solide, assez facile à écraser, parsemée d'une quantité considérable de fines granulations d'aspect graisseux, et de gouttelettes huileuses. — On peut encore parfois découvrir de rares cellules-hépatiques, mais elles sont sans noyau ; en sorte qu'il semble que la disparition de celui-ci précède la désorganisation du corps de l'élément.

Cependant l'organe n'est pas toujours atrophié dans cette maladie. D'abord la substance amorphe de nouvelle formation peut occuper la place tout entière des éléments auxquels elle succède ; dans d'autres cas, on voit, en même temps que les cellules disparaissent, se produire au milieu de la substance amorphe, des fibres-lamineuses qui compensent ce que celle-là a pu perdre sur le volume primitif des éléments épithéliaux.

VII. — REINS

202. **Structure.** Le rein diffère encore plus que le foie du type général des glandes en grappe. Il rentre dans la catégorie des

[1] *Note sur l'état anatomo-pathologique des éléments du foie dans l'ictère grave ;* dans les *Mémoires de la Société de biologie.* 1857, p. 9.

parenchymes formés de tubes ; ceux-ci, toutefois, ne sont pas
homogènes d'une extrémité à l'autre, et la physiologie ne nous a
pas encore appris dans quelle mesure les fonctions si différentes
de l'excrétion et de la sécrétion se combinent ou s'excluent sur
les différents points de leur trajet. Le tissu du rein présente à
considérer deux substances distinguées depuis longtemps dans
les traités d'anatomie descriptive, et qui offrent d'aussi grandes
différences sous le rapport de leur structure histologique que de
leur aspect extérieur. Nous voulons parler de la Substance corticale et de la Substance médullaire.

Substance corticale. Elle est essentiellement formée de canalicules cylindriques,
ayant en moyenne 0,034 à 0,054 de largeur, et qui portent le nom de *tubes uri-*
nipares (Syn. *tubes propres, tubes de Fer-*
rein, canalicules urinifères). Ces tubes sont
flexueux, recourbés sur eux-mêmes ; ils
sont constitués par une membrane revêtue
à l'intérieur d'un épithélium.

La paroi propre est complétement transparente, homogène et hyaline. Elle mesure en général moins de 0,001 d'épaisseur, mais elle est relativement solide et
élastique ; on parvient avec facilité à l'isoler dans une certaine étendue.

L'épithélium qui tapisse à l'intérieur
cette membrane, est ordinairement pavimenteux. Les cellules qui le forment, ont
0,018 à 0,027 de largeur et 0,010 d'é-
paisseur ; elles ont un ou deux noyaux
sphériques relativement volumineux ; elles
sont molles, friables, faciles à écraser. Au
contact de l'eau, elles se gonflent et deviennent irrégulières ; dans ce cas, les
tubes paraissent complétement remplis, et
l'on n'aperçoit plus de traces du canal
central. L'épithélium peut aussi, à l'état normal, être simple-

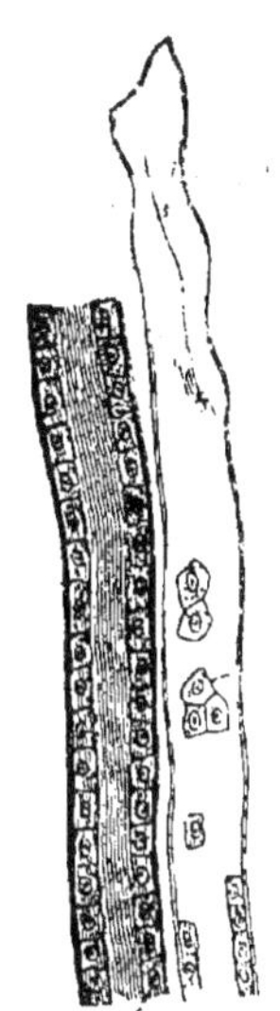

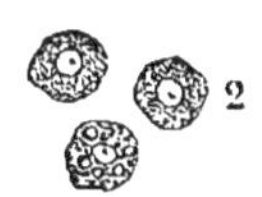

Fig. 76, d'après Kœlliker. —
1 — Grossissement de 250
diamètres. — Coupe idéale
de deux tubes urinipares ;
— le premier à l'état normal ; — le deuxième ne laissant voir que la paroi propre
avec quelques cellules dans
son intérieur.
2 — Grossissement de 300
diamètres. — Cellules-épithéliales des tubes urinipares ; — l'une contient des
granulations-graisseuses.

ment nucléaire, à noyaux sphériques semblables à ceux des cellules. Quelquefois il en est ainsi dans la plupart des tubes, pendant que d'autres offrent un épithélium pavimenteux. Un seul tube urinipare peut même présenter les deux variétés.

Il n'est pas rare que la cavité centrale de ces tubes soit remplie d'une matière spéciale, granuleuse, amorphe, offrant dans certains cas des granulations-graisseuses, et même des grains d'hématosine amorphe.

Les tubes urinipares du rein présentent, tantôt à leur extrémité, tantôt au voisinage de celle-ci, un renflement large de 0,100 à 0,200, qui porte le nom de *capsule de Müller*. Quand la capsule de Müller n'est pas tout à fait terminale, le tube propre finit à quelques centièmes de millimètre au delà, en cul-de-sac. D'autres fois, deux tubes partent en divergeant d'un renflement commun.

La capsule de Müller est tapissée à l'intérieur par un épithélium semblable à celui des tubes urinipares, et qui n'est d'ailleurs que sa continuation. Elle renferme de plus un peloton vasculaire revêtu lui-même d'un épithélium, et qui prend le nom de *glomérule de Malpighi*. En effet, la paroi propre de la capsule se laisse traverser en un de ses points par une artériole qui se divise aussitôt en cinq à huit branches. Puis chacune de ces dernières se subdivise à son tour en un faisceau de capillaires plus petits, qui décrivent tous ensemble de nombreuses circonvolutions et s'enlacent étroitement pour former le glomérule, mais sans s'anastomoser.

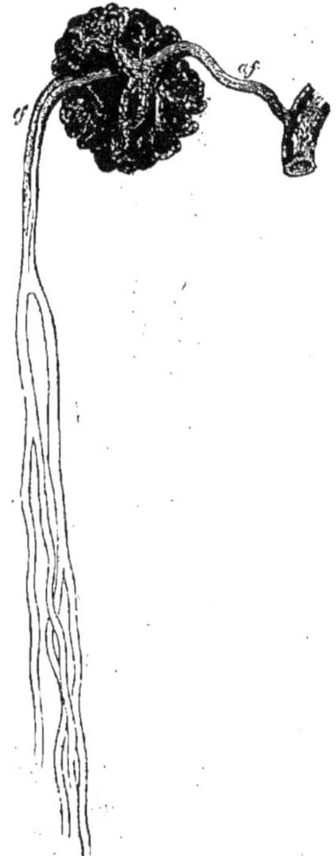

Fig. 77. — Grossissement de 70 diamètres. — Figure montrant comment est constitué un glomérule de Malpighi; — *a f* artériole afférente; — *e f* veinule efférente.

Ces capillaires mesurent environ 0,010 à 0,018 de diamètre; ils ont des noyaux courts, mais nombreux.

A l'extrémité de leur trajet dans le glomérule, ces capillaires convergent vers un tronc veineux unique de la même manière qu'ils se sont séparés du vaisseau afférent, c'est-à-dire qu'ils forment d'abord un certain nombre de branches plus volumineuses, cinq ou six, qui se réunissent à leur tour en une seule veinule. En sorte que le sang se trouve avoir ainsi traversé dans le glomérule une espèce de plexus vasculaire, un véritable réseau admirable bipolaire. La veinule émerge du glomérule et traverse la capsule de Müller dans un point rapproché de l'entrée de l'artériole. Elle n'est pas toujours unique : on peut compter deux et même quatre veinules pour un seul glomérule. Ce point d'émergence des vaisseaux est en général lui-même opposé à celui où le tube propre continue la capsule de Müller.

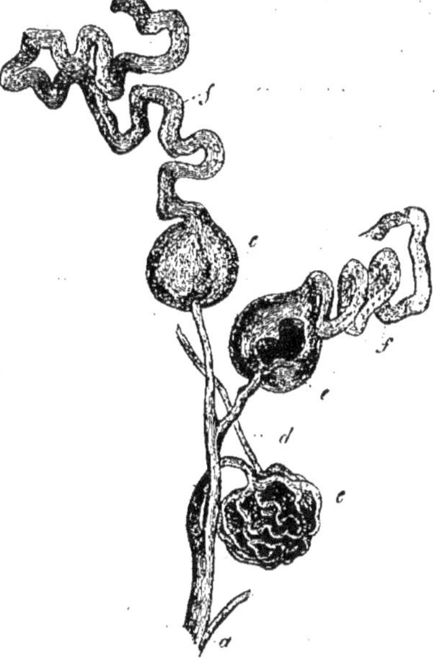

Fig. 78, d'après Bowman. — Grossissement de 70 diamètres. — Trois glomérules de Malpighi appendus sur les branches d'une artériole *a*; — deux de ces glomérules, *e*, *c*, sont enveloppés par leurs capsules de Müller qui se continuent avec *ff*, les conduits sécréteurs qui en émanent; — *d* veinule d'un glomérule *c*, dépouillé de sa capsule

Enfin il faut savoir que les veinules n'adhèrent jamais au glomérule avec la même force que le vaisseau afférent, et que, dans les préparations du tissu du rein, il sera toujours beaucoup plus facile de conserver et d'observer les connexions des artérioles avec les glomérules que celles des vaisseaux efférents.

Le peloton de capillaires qui forme essentiellement le glomérule, est partout revêtu d'un épithélium pavimenteux, semblable à celui qui tapisse la capsule, continu avec lui, et par conséquent en contact par sa face libre avec la face libre de ce dernier.

Les organes sécréteurs de la substance corticale sont plongés dans un riche réseau capillaire dont les mailles polygonales enlacent étroitement les tubes uriniparcs. Ces mailles sont larges de 0,010 à 0,030 environ, et forment à travers toute la substance corticale un système homogène et continu. C'est lui qui reçoit directement le sang qui revient des glomérules [1].

Des régions les plus superficielles de ce réseau partent des veinules qui souvent entourent régulièrement les lobes de la substance corticale, et qui se réunissent dans les angles formés par ceux-ci, comme les branches d'une étoile. Ces points d'anastomose sont les origines du système veineux général de l'organe. On les appelle souvent *étoiles de Verheyn*.

Les tubes uriniparcs et les glomérules qui en dépendent, ainsi que tous les vaisseaux de la substance corticale, sont soutenus par un *stroma* de fibres lamineuses. Celles-ci sont disposées en faisceaux et mêlées de quelques fibres-cellules. Ces éléments forment ensemble une trame dont la coupe offre en général des mailles circulaires dans lesquelles sont logés les tubes uriniparcs et les glomérules.

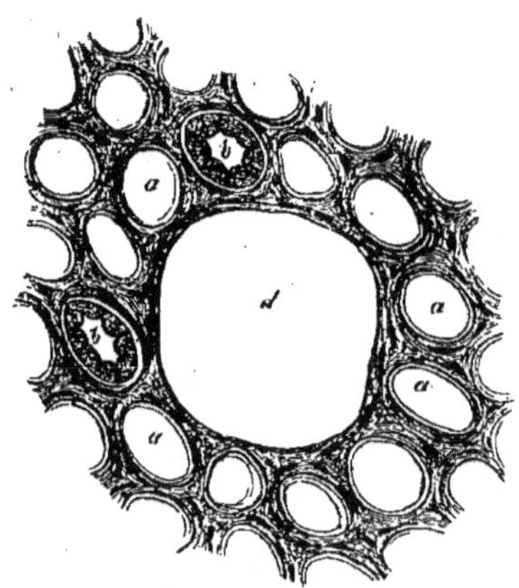

Fig. 79, d'après Kœlliker. — Grossissement de 550 diamètres. — Trame de la substance corticale; — *a, a, a*, sections de conduits sécréteurs dont il ne reste que la paroi propre; — *b, b*, mêmes conduits avec leur épithélium; — *d* cavité occupée par un glomérule de Malpighi.

Substance médullaire. Les tubes uriniparcs, après avoir suivi dans la substance corticale une direction flexueuse et s'être croisés en tous sens, pénètrent dans la *substance médullaire*, où ils changent de nom. On les appelle désormais *tubes droits*, *tubes de Bellini*. En effet, ils ne présentent plus la même structure : ils deviennent plus étroits et ils ne mesurent plus que 0,050 à 0,060 de diamètre.

La paroi propre est généralement plus épaisse, et l'épithélium, au contraire, est composé d'éléments plus petits, n'ayant environ que 0,010 à 0,014 de large sur 0,010 d'épaisseur.

[1] KŒLLIKER, *Éléments d'Histologie humaine*, p. 163.

Ces tubes droits sont disposés parallèlement; ils s'anastomosent les uns avec les autres sous un angle très-aigu, en sorte que leur nombre diminue considérablement de la base de chaque pyramide de Malpighi au sommet de sa papille. Ils deviennent aussi, en approchant de ce dernier point, beaucoup plus larges, et atteignent le diamètre considérable de 0,120 à 0,200.

Au moment de la naissance, ces tubes s'injectent, d'après Lorrain, d'une matière solide, gris-rosée, formée de phosphate de chaux mêlé parfois à de l'urate de soude.

Tous les tubes de la substance médullaire sont soutenus par une trame de tissu lamineux, et comme ils sont tous parallèles, il en résulte que si l'on pratique sur une pyramide une coupe perpendiculaire à son axe, cette coupe offre l'apparence d'un tissu aréolaire, dont les lacunes régulières sont formées par la section même des tubes droits.

La division des pyramides de Malpighi en pyramides de Ferrein, aboutissant aux différents lobules de la substance corticale, doit être beaucoup plutôt considérée comme un artifice de préparation que comme l'expression d'une division naturelle. Rien dans la structure histologique des pyramides de Malpighi ne justifie cette ancienne division plus théorique que réelle.

Les vaisseaux des pyramides de Malpighi ou de la substance médullaire sont une dépendance du réseau général de la substance corticale. Vers la base des pyramides on voit un certain nombre de capillaires s'engager directement entre les tubes droits et parallèlement à eux. Ils descendent jusqu'au voisinage de la papille, reproduisant à peu près les anastomoses des tubes droits qu'ils accompagnent et qu'ils embrassent dans un système de mailles allongées. Ces capillaires viennent former, vers la surface des papilles, un réseau très-régulier autour des orifices des tubes.

Étude. Les tubes urinifères s'isolent facilement par la dilacération du parenchyme : quand par exemple on racle avec le tranchant d'un scalpel une coupe de l'organe. La paroi propre et l'épithélium sont très-distincts lorsqu'on s'est servi du sérum du sang ou d'une solution d'albumine comme véhicule. A côté des tubes entiers et encore pleins, on trouve toujours dans la préparation ainsi faite, de nombreuses cellules isolées ou réunies en groupes, ou formant même de longs tubes continus. C'est en étudiant les pyramides qu'on rencontre surtout ce dernier accident de préparation. Il n'est pas moins fréquent de trouver des lambeaux de paroi propre, plus ou moins étendus, mais ordinairement plissés sur eux-mêmes et presque méconnaissables.

On étudiera le trajet des tubes urinifères sur de minces coupes du rein, traitées par l'alcool ou par l'acide azotique étendu et bouillant.

On pourra aussi pratiquer des tranches sur des préparations desséchées ou encore sur des préparations durcies par l'acide chromique, et rendues transparentes au moyen de l'acide acétique, enfin et simplement sur des coupes minces d'un rein très-frais ou d'un rein injecté.

Pour démontrer les connexions des vaisseaux et des capsules de Müller, M. Isaac conseille[1] d'enlever sur une coupe de substance corticale, des raclures épaisses de tissu; on les introduit avec de l'eau dans un tube à expérience et on les secoue fortement, ou bien encore on les fait bouillir dans de l'eau contenant une goutte environ d'acide sulfurique pour 30 grammes; on laisse reposer; on lave le résidu et dans celui-ci on trouve ordinairement un certain nombre de capsules de Müller se continuant d'un côté avec le tube urinipare, et encore attenant de l'autre à l'artériole qui se rend au glomérule.

Sur les reins frais, les glomérules sont le plus souvent naturellement injectés par le sang et on les reconnaît sans peine dans le champ du microscope quand on emploie un faible grossissement. On les voit encore mieux sur de minces tranches après une injection artificielle. En poussant une masse fine par les artères on réussit presque toujours. Dans ce cas, on injecte le plus souvent, en même temps, tout le réseau capillaire de la substance corticale et des pyramides.

---

[1] Voy. le *Journal de la Physiologie*, 1858, p. 577.

Altérations. La modification histologique la plus fréquente que présentent les reins, est celle-ci : Les cellules-épithéliales pavimenteuses des tubes urinipares de la portion corticale se remplissent de granulations-graisseuses qui sont parfois assez nombreuses pour les distendre et pour déformer l'épithélium par places. Telle est l'origine des granulations blanches ou jaunâtres dont la substance du rein est semée dans certaines formes d'*albuminurie*. On retrouve alors les mêmes éléments altérés dans les urines, en sorte qu'ils paraissent subir la desquammation.

M. Virchow a décrit[1] une autre altération du rein, qui aurait la propriété de modifier comme la précédente, la sécrétion urinaire, et dont le siége serait non dans l'épithélium, mais dans les parois mêmes des artérioles du parenchyme. Celles-ci se transformeraient en une masse à peu près homogène d'une substance amorphe offrant tous les caractères que nous avons assignés aux corps-amyloïdes (voy. n°s 21, 22 et 23).

VIII. — POUMONS.

203. Structure. Les poumons ont une structure qui n'est pas sans analogie avec celle des glandes ; leurs fonctions mêmes sembleraient les rattacher à ce groupe, s'il était jamais démontré qu'il y ait dans l'émission des gaz et de la vapeur d'eau, dont ils sont le siége, autre chose qu'une simple action endosmotique.

L'étude histologique du poumon, pour être plus facile à saisir, doit être divisée en deux parties : l'étude de l'arbre bronchique qui le pénètre, et celle du parenchyme pulmonaire proprement dit, qui enveloppe toutes les ramifications de ce dernier.

Les bronches offrent partout, jusqu'à leur extrémité, une structure idendique à celle de la trachée. C'est partout une

[1] *La pathologie cellulaire*, Leçon X.

muqueuse, — nous ferons plus loin l'étude de ces membranes, — au-dessous de laquelle on trouve des anneaux de cartilage-permanent (voy. n° 93). Ceux-ci deviennent de plus en plus grêles à mesure que le diamètre de la bronche diminue et ils arrivent même dans les plus fines à n'être plus représentés que par de petits noyaux larges de 0,250 à peine. Partout, jusqu'à cette extrémité même, la muqueuse reste distincte des tissus sous-jacents et parfaitement disséquable. Partout elle est munie à sa face profonde de fibres-cellules disposées circulairement et d'élastiques parallèles à l'axe des bronches. De place en place elle est traversée par les conduits excréteurs d'un certain nombre de glandes analogues à celles de la pituitaire (voy. n° 184). Enfin, elle est dans toute son étendue tapissée par un épithélium vibratile.

Mais quand, après un certain nombre de subdivisions, les bronches arrivent à n'avoir plus qu'un demi-millimètre de diamètre, la structure des parois de l'arbre aérien est tout à coup modifiée. En sorte que nous retrouvons là encore une certaine analogie du parenchyme qui nous occupe, avec les glandes; quelque chose comme cette différence constante entre l'organe qui sécrète, et les canaux par lesquels se fait l'excrétion. Le canal vecteur de l'air fait place aux organes spéciaux où va s'accomplir l'action chimique ou physique dont le poumon est le siége, et dont l'hématose est le résultat.

Aux petits organes dont les fonctions et même la disposition générale rappellent les culs-de-sac glandulaires, nous réservons exclusivement le nom de « canalicules pulmonaires » (syn. *canalicules respirateurs, dernières ramifications bronchiques, cellules bronchiques* ou *pulmonaires*). Ils font suite aux bronches tout en ayant une structure propre caractéristique, et ils continuent à se subdiviser pour se terminer enfin en culs-de-sac arrondis ou ovoïdes à peine renflés.

Ces culs-de-sac sont larges de 0,090 à 0,100 environ chez les jeunes sujets; leur longueur offre à peu près les mêmes dimensions, elle peut cependant être plus grande du double et même davantage. Ils sont aussi parfois un peu plus larges.

Les canalicules pulmonaires où s'abouchent les culs-de-sac

précédents, ont à l'époque de la naissance un diamètre de 0,050 à 0,080 environ.

La paroi membraneuse qui les forme, se laisse facilement isoler du reste de la trame de l'organe, surtout chez les individus jeunes; elle présente de place en place des plis saillants à l'intérieur de la cavité qu'elle limite, comme autant de valvules tendues perpendiculairement à sa paroi.

Les éléments qui constituent cette membrane, sont les suivants :

1° (*E. F.*) Des élastiques ;
2° (*E. A.*) Des fibres-lamineuses ;
3°   — Des capillaires ;
4°   — Des fibres-cellules ;
5°   — Des noyaux-embryoplastiques ;
6°   — Un épithélium.

Les élastiques, l'élément principal, sont réunies en faisceaux disposés circulairement, anastomosés entre eux et formant un réseau serré.

Les fibres-cellules sont peu nombreuses, beaucoup moins qu'elles ne le sont dans les plus petites ramifications bronchiques.

Les capillaires [1] comptent parmi les plus larges de l'économie, et leurs parois offrent des noyaux plus rapprochés, plus nombreux et plus petits que partout ailleurs. — Ils limitent dans les canalicules pulmonaires des mailles si étroites que l'espace qui sépare deux capillaires, est à peine égal au diamètre de ceux-ci. Ils rampent à la surface de la paroi propre elle-même, sans qu'il soit possible de constater la présence d'une membrane spéciale, d'une muqueuse dans laquelle serait contenu le réseau qu'ils forment.

Ces vaisseaux appartiennent à la petite circulation. Il faut toutefois noter que l'artère pulmonaire fournit également un réseau, mais beaucoup plus lâche, à la couche superficielle de la muqueuse des bronches, ainsi que Arnold et Adriani

---

[1] Voy. Ch. Robin, *Note sur les causes de l'indépendance de la bronchite par rapport à la pneumonie;* dans les *Mémoires de la société de biologie,* 1858, p. 95.

l'ont établi. Il n'y a que les vaisseaux des parties profondes de la tunique des bronches qui émanent des artères bronchiques.

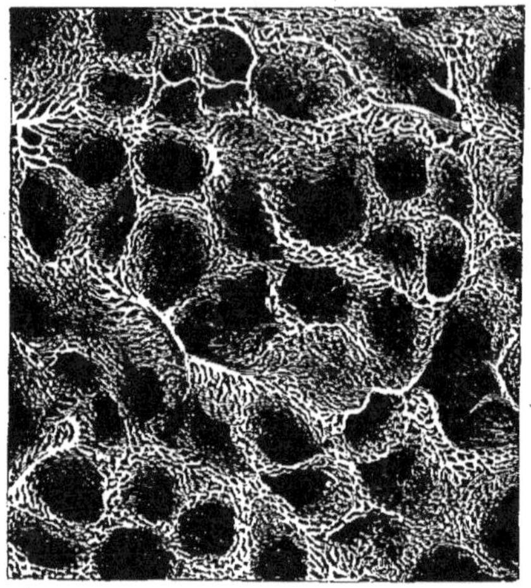

Fig. 80, d'après Kœlliker. — Grossissement de 60 diamètres. — Réseau capillaire des canalicules pulmonaires.

Les deux systèmes, l'un superficiel et l'autre profond, présentent d'ailleurs de nombreuses anastomoses.

Le réseau capillaire des canalicules pulmonaires n'est séparé de la cavité de ceux-ci que par une couche simple, par une rangée unique de cellules épithéliales pavimenteuses. Cet épithélium se continue directement avec celui des bronches qui est vibratile, et l'on trouve seulement à la limite des deux revêtements un certain nombre de cellules faisant la transition d'une variété d'épithéliums à l'autre.

Les cellules pavimenteuses qui tapissent les canalicules pulmonaires, ont de 0,010 à 0,015 de diamètre et de 0,007 à 0,009 d'épaisseur, elles présentent un gros noyau ; enfin elles renferment des granulations pâles, et souvent aussi, dans certaines circonstances pathologiques, des granulations-graisseuses. Cet épithélium ne paraît pas se renouveler, mais il arrive fréquemment, en cas de maladie surtout, de rencontrer quelques-uns de ses éléments entraînés par le mucus bronchique. — Après la mort les cellules se détachent avec une grande facilité, et on les trouve à l'état de liberté dans les canalicules pulmonaires et dans les dernières ramifications des bronches.

Nous avons vu que les parois des canalicules pulmonaires étaient essentiellement formées de faisceaux d'élastiques disposés circulairement. Ces faisceaux, outre leurs connexions immédiates, s'anastomosent encore avec ceux des canalicules voisins. Ils forment ainsi, avec des fibres-lamineuses et avec les vaisseaux capillaires qui se rendent aux canalicules pulmonaires, la trame interposée à ceux-ci.

La disposition en lobules, si nettement visible à la surface du poumon, résulte du groupement, autour de l'extrémité de chaque bronche, des canalicules pulmonaires qui en émanent, et qui forment là, tous ensemble, un petit système très-analogue aux acini des glandes et indépendants comme eux de tous les systèmes semblables environnants dont l'ensemble constitue la masse du parenchyme.

En effet, la bronche destinée à chaque lobule se continue directement au milieu de celui-ci par un canalicule pulmonaire qui en occupe le centre ou à peu près. Ce canalicule se ramifie et chaque division forme à son tour un groupe de huit à quinze canalicules plus petits, terminés en culs-de-sac arrondis, pressés, contigus, séparés seulement par l'épaisseur de leurs propres parois. — Ces groupes peuvent être réduits à trois ou quatre culs-de-sac greffés sur une subdivision du canalicule pulmonaire ou même, dans certains cas, sur le tronc principal.

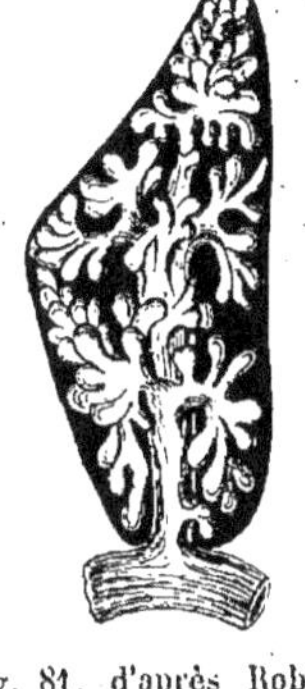

Fig. 81, d'après Robin. — Bronche portant un lobule pulmonaire; — au centre est le canalicule pulmonaire avec ses ramifications terminées en culs de-sac.

Ces groupes de divisions terminales ont généralement le fond de leur culs-de-sac tourné vers la surface du lobule. Aussi, quand ils sont distendus, donnent-ils tous ensemble à l'extrémité libre de celui-ci une configuration bombée, comme un segment de sphère. Il résulte encore de cette structure, de ce groupement des culs-de-sac aériens les uns contre les autres un accident de préparation que l'on a longtemps pris pour la traduction exacte de la structure normale de l'organe de la respiration. En effet, si l'on vient à pratiquer une coupe sur un poumon insufflé et desséché, la section d'un lobule intéressant les groupes ramifiés de canalicules pulmonaires, offre l'aspect d'une cavité munie de cloisons partielles plus ou moins inclinées, limitant ainsi des alvéoles qui semblent, en raison du retrait des tissus, s'ouvrir tous dans cette cavité centrale au lobule.

La trame du poumon contient enfin chez certains adultes et en particulier chez la plupart des vieillards, une grande proportion d'une matière noire tout à fait différente de la mélanine qui forme les granulations-pigmentaires (voy. n° 17). Le chlore, les acides minéraux et, entre autres, l'acide sulfurique concentré sont sans action sur cette matière noire. C'est en effet du charbon, qu'on trouve distribué tant à l'intérieur même des éléments du poumon qu'entre eux. Il est ordinairement à l'état de granulations extrêmement fines ; d'autres fois il forme des corpuscules irréguliers, assez gros. On rencontre le plus souvent mêlées à ces granulations minérales d'une espèce particulière, des granulations-graisseuses et des granulations calcaires[1].

Étude. Un seul point présente de sérieuses difficultés dans l'étude histologique du poumon, c'est la disposition même des canalicules pulmonaires et leur relation avec les dernières bronches. Nous venons de dire que l'étude des poumons insufflés et desséchés avait pu induire en erreur de ce côté ; il n'en est pas moins vrai que prévenu une fois sur la valeur exacte de ces préparations, on pourra en tirer un excellent profit. On fait encore usage de poumons corrodés, de poumons injectés avec quelque matière incolore telle que la cire, la térébenthine, etc... Mais il faut seulement avoir soin, avant d'injecter les bronches, d'y faire le vide, soit avec la machine pneumatique, soit avec une bonne seringue. Enfin, le mode de préparation qui semble avoir jusqu'ici donné les meilleurs résultats, est l'injection des extrémités bronchiques par un alliage fusible. Ensuite on détruit le parenchyme au moyen de quelque base énergique, et il reste un arbre métallique délicat, représentant toutes les bronches, toutes les ramifications et toutes les terminaisons de l'arbre aérien dont il est le moule exact.

204. **Altérations.** Le poumon, en dehors du tubercule, qui devra être étudié dans un paragraphe spécial, présente un grand

---

[1] Voy. Ch. Robin, *Dictionnaire de Nysten*, 1858; article *Anthracosis*.

nombre d'altérations ; nous n'en indiquerons ici que quelques-unes.

Les poumons offrent parfois le retour à l'état fœtal. Cet état peut également persister chez l'enfant.

Certaines affections déterminées en général par les maladies du cœur et désignées souvent sous le nom d'*induration pulmonaire*, sont essentiellement caractérisées, au point de vue anatomique, par l'interposition aux différents éléments du poumon, d'une matière amorphe particulière. Celle-ci contient une quantité considérable de granulations constituées par de l'hématoïdine à l'état amorphe. Ces granulations sont tantôt répandues d'une manière égale, tantôt groupées en petits amas. Il en apparaît également dans les cellules-épithéliales pavimenteuses des canalicules pulmonaires[1].

L'*anthracosis* est une accumulation trop considérable de particules de charbon qui viennent se substituer dans une certaine étendue à tous les éléments du tissu du poumon.

La *pneumonie* est une affection aussi distincte de la bronchite par son siége anatomique que par ses symptômes. C'est l'inflammation des capillaires de la petite circulation qui tapissent les canalicules pulmonaires. En d'autres termes, c'est une lésion de cette partie de l'organe où se fait spécialement l'hématose. Il apparaît en même temps dans la trame du poumon une proportion plus ou moins grande de matière amorphe granuleuse. — La *bronchite* a son siége exclusif dans les capillaires des bronches émanant de la grande circulation. Ces deux maladies tout à fait distinctes rappellent donc encore l'antagonisme pathologique si marqué de la partie sécrétant ou partie active des glandes, et de leurs organes d'excrétion.

L'*emphysème* est la distension à l'état sénile ou pathologique de l'ensemble des canalicules pulmonaires d'un même lobule. Ils forment alors une vésicule qui atteint au moins la grosseur d'une tête d'épingle, irrégulière et mamelonnée au dehors. Au dedans elle est éperonnée par les cloisons de séparation des culs-de-sac, qui ne sont pas encore totalement effacées.

---

[1] Voy. ISAMBERT et CH. ROBIN, *Mémoire sur l'induration pulmonaire ;* dans les *Mémoires de la société de biologie*, 1855, p. 5.

205. Tubercule. Nous avons rejeté l'étude du tubercule dans un paragraphe particulier parce que s'il semble raisonnable de rattacher celle-ci à l'histoire histologique du poumon, elle n'en dépend pas absolument. Comme la mamelle pour les altérations glandulaires, le poumon n'est pour le tubercule qu'un lieu d'élection. L'on sait que certaines lésions désignées sous ce nom général apparaissent aussi bien dans d'autres régions de l'économie que dans l'organe central de la respiration : c'est le cas en particulier pour le tubercule miliaire dont le siége le plus fréquent est l'arachnoïde.

Le nom de « tubercule, » comme toutes les désignations simplement basées sur une apparence extérieure, s'est trouvé par cela même appliqué autrefois à un grand nombre de lésions différentes. Nous en avons déjà signalé quelques-unes. Nous avons vu, par exemple, que le *tubercule du cerveau* n'était qu'une tumeur à myélocytes (voy. n° 109) ; — que dans les os le *tubercule infiltré* n'était qu'une suppuration diffuse du tissu médullaire, et le *tubercule enkysté* une tumeur à médullocelles (voy. n° 89) ; — dans l'épididyme, dans les trompes de Fallope on donne le même nom à des accumulations de cellules-épithéliales plus ou moins altérées ; — enfin le *tubercule anatomique* est aussi un tissu spécial qui n'offre aucune analogie avec les lésions que nous allons étudier, et dont nous parlerons à propos de la peau.

Dans le poumon même, si l'on se borne aux différences que peuvent apprécier nos sens privés de tout pouvoir amplifiant, nous trouvons à considérer quatre espèces de tubercules :

1° Le tubercule infiltré ;

2° Le tubercule crétacé ;

3° Le tubercule miliaire ;

4° Le tubercule cru.

L'existence du *tubercule infiltré* comme espèce pathologique n'est pas démontrée. Pour certains anatomistes, et entre autres pour MM. Reinhart et Virchow, la lésion connue sous ce nom ne serait le plus souvent que la production dans toute l'étendue de la trame pulmonaire, d'un pus concret analogue à celui qu'on trouve d'habitude dans d'autres organes, dans l'œil par exemple. D'autres fois le prétendu tubercule infiltré ne serait en réalité qu'un amas de tubercules miliaires plus ou moins rapprochés et plus ou moins cohérents.

Le *tubercule crétacé* est une concrétion essentiellement formée de granulations minérales. Ce sont pour la plupart des phosphates, des carbonates et des sulfates terreux. On peut trouver mêlée à ces granulations une certaine quantité de cholestérine et de charbon. — Il est loin d'être prouvé d'ailleurs que le tubercule crétacé soit un stade d'évolution ou de réparation du tubercule cru.

On rencontre le *tubercule miliaire*, qu'il vaut mieux appeler « granulation grise, » tant dans toute l'étendue du poumon, qu'à la surface des séreuses et surtout de l'arachnoïde. La double particularité que, d'une part, la production des granulations grises n'est accompagnée d'aucune altération corrélative des glandes lymphatiques avoisinantes, et que, de l'autre, le tissu nouveau qui les constitue, est vasculaire, pendant que le tubercule proprement dit ne l'est pas, avait depuis longtemps frappé les observateurs : déjà Bayle avait distingué les granulations grises comme espèce morbide spéciale, produisant la *phthisie granuleuse*. MM. Ch. Robin[1] et Bouchut[2] partagent encore cette opinion. Au contraire, avec Laennec autrefois, MM. H. Bennet, Virchow[3], Lebert[4], à l'étranger ; MM. Luys[5] et Vulpian[6], en France, regardent cette lésion comme le stade initial du développement du tubercule cru. En sorte que les deux opinions auraient ainsi un point de contact que nous allons essayer de faire ressortir.

M. Vulpian distingue dans l'analyse microscopique des granulations grises, des éléments *constants* que l'on rencontre toujours, et des éléments *accidentels* qui peuvent manquer.

Éléments constants. 1° Une matière amorphe granuleuse :

---

[1] *Comptes rendus de la société de biologie*, 1854, p. 58.
[2] *Traité pratique des maladies des nouveau-nés*, 2ᵉ édition, p. 241.
[3] *La pathologie cellulaire*, trad. par P. Picard, p. 397.
[4] *Traité d'anatomie pathologique*, t. II, p. 23.
[5] *Thèse inaugurale*, Paris, 1857.
[6] *Note sur l'anatomie pathologique des granulations grises;* dans l'*Union médicale*, xvᵉ année, n° 72, juin 1861.

des granulations qu'elle contient, les unes sont très-grosses et peuvent atteindre jusqu'à 0,003, elles sont pâlies par l'acide acétique ; d'autres, beaucoup plus petites, sont de nature graisseuse ;

2° Des noyaux de dimension variable et pouvant mesurer de 0,003 à 0,012 de diamètre ; ces noyaux ne seraient peut-être, d'après M. Vulpian, que les granulations protéiques dont nous venons de parler, agglomérées et représentant ainsi un état plus avancé de développement. Les plus petits de ces noyaux sont sphériques, les plus gros sont ovoïdes et ont parfois un ou deux nucléoles. Quelques-uns sont transparents, ils mesurent alors de 0,004 à 0,006 de diamètre. D'autres occupent le centre d'un élément de l'espèce cellule ;

3° Les éléments normaux du tissu lamineux, tels que des corps-fusiformes, des noyaux-embryoplastiques ;

4° Des capillaires.

Eléments accidentels. C'est surtout des cellules-épithéliales des parties au milieu desquelles s'est développée la granulation grise. Ces cellules sont ordinairement infiltrées de granulations-graisseuses ; et tout l'épithélium environnant présente souvent une altération analogue. D'après M. Vulpian, ce serait la présence d'un nombre considérable d'épithéliums ainsi altérés dans le tissu de certaines granulations grises, qui donnerait naissance au *tubercule miliaire épithélial* décrit par M. Küss [1], de Strasbourg, et par M. Ch. Robin [2].

La présence et même l'abondance dans les néoplasies qui nous occupent, des éléments du tissu lamineux semblent inviter à les regarder comme une hypergénèse, comme une prolifération morbide de celui-ci. Seulement cette prolifération s'arrête bientôt pour subir une métamorphose rétrograde. Les éléments dont la présence seule constituait jusqu'alors la lésion, deviennent malades à leur tour et meurent. Il y a presqu'immédiatement superfétation morbide, et M. Virchow a pu dire heureusement que la granulation grise était « une

---

[1] Voy. MASSON, *Thèse inaugurale.* Paris, 1860.
[2] Voy. *Dictionnaire de Nysten*, 1857, article *Granulation.*

production pauvre, une néoplasie misérable dès son début[1] ».

Il se fait à partir du centre vers la circonférence une véritable dégénérescence graisseuse. Des granulations-graisseuses jaunes se multiplient aussi bien dans la matière amorphe que dans les éléments figurés. En même temps la vascularité diminue et finit par disparaître entièrement. Quelques noyaux qui ont encore conservé des formes régulières, ont néanmoins subi une modification profonde : l'acide acétique, au début, les contractait légèrement et rendait leurs bords plus accentués ; actuellement il les pâlit et les dérobe presque à la vue. La matière amorphe, de son côté, se fragmente ; et ce seraient, d'après M. Vulpian, ces fragments aussi bien que les cellules et les noyaux flétris, qui constitueraient les *corpuscules du tubercule* partout où on les rencontre, tant au poumon qu'au centre de plusieurs sortes de tumeurs dégénérées, dans ce qu'on appelait déjà depuis longtemps la *substance phimatoïde*.

L'accroissement de la lésion pour arriver à former un tubercule cru de la grosseur ordinaire, ne paraît pas occasionné par l'extension d'une seule granulation grise qui croîtrait à la périphérie à mesure que le centre subirait la dégénérescence graisseuse. Cette grande dimension du tubercule cru paraît bien plutôt due à la production à l'entour d'une granulation grise déjà en cours de dégénérescence, de nouvelles néoplasies destinées à parcourir les mêmes phases.

La nécrose moléculaire de cette substance si disposée à la subir et son expulsion au dehors donne lieu aux *cavernes*. Ce sont de véritables ulcérations de la substance pulmonaire taillées au milieu des parties vives. Les *dilations bronchiques*, au contraire, sont tapissées dans toute leur étendue par l'épithélium des conduits aériens, qui a conservé tous ses caractères c'est-à-dire qui est cylindrique et muni de cils vibratiles.

IX. — GLANDES CLOSES

206. Généralités. Nous avons exposé plus haut (voy. n° 170)

----

[1] *La pathologie cellulaire*, p. 396.

le plan général des glandes closes. Nous devons dire toutefois que nous ne trouverons pas dans toutes les capillaires séparés absolument du contenu des vésicules par la paroi propre. Nous noterons avec soin les cas où le sang est ainsi directement porté au contact des épithéliums contrairement au plan général des parenchymes. C'est, au reste, le lieu de rappeler que nous avons déjà vu quelque chose d'analogue se produire dans le poumon, où le réseau capillaire des canalicules pulmonaires est immédiatement sous-jacent à l'épithélium qui les tapisse, et mieux encore dans le rein (voy. n° 202) où les vaisseaux traversent la paroi propre des tubes urinipares.

Dans les glandes closes, les produits élaborés par le travail nutritif des vésicules aux dépens des matériaux apportés par les vaisseaux afférents, — artères, veines portes ou vaisseaux lymphatiques, — sont emportés par le système veineux qui remplit ainsi les fonctions de système d'excrétion.

Les glandes closes de l'économie se divisent en six groupes :

1° La glande thyroïde[1] ;

2° Le thymus ;

3° Les glandes de Peyer ;

4° La rate ;

5° Les capsules surrénales ;

6° Les glandes lymphatiques.

207. **Glande thyroïde.** Les vésicules closes de la glande thyroïde varient de 0,100 à 0,200 ou 0,500 de diamètre. Elles sont arrondies ou un peu déprimées. Elles sont en général plus larges chez les femmes qui ont eu des enfants, que chez les hommes et les jeunes sujets. Elles augmentent de volume au moment des règles.

La paroi propre est homogène, très-peu granuleuse, mince, résistante, très-adhérente au tissu ambiant. Elle mesure environ 0,002 d'épaisseur et devient plus évidente, comme celle des autres glandes, sous l'influence des alcalis caustiques, qui la

---

[1] Nous suivrons l'usage en laissant à cette glande un nom qui est une sorte de barbarisme ; c'est *thyréoïde* qu'il faudrait dire ; voy. Robin et Littré, *Dictionnaire de Nysten*, 1857, article *Thyréoïde*.

gonflent[1]. Cette paroi est tapissée à l'extérieur par un réseau capillaire à mailles polygonales et allongées.

A l'intérieur on trouve des noyaux-épithéliaux sphériques, pâles, réguliers, finement granuleux. Ceux-ci ne forment pas toujours contre la paroi une couche continue : elle est interrompue par places dans certaines vésicules ; ou bien, par places, on voit se substituer à cet épithélium nucléaire un rang de cellules-épithéliales sphériques avec un noyau pareil à ceux qu'on trouve ordinairement. Tous ces noyaux prennent très-facilement un nucléole aussitôt qu'il y a hypertrophie des éléments glanduleux.

Les vésicules contiennent un liquide limpide, assez épais, peu visqueux. Elles renferment normalement des cellules et des noyaux sphériques semblables à ceux qui tapissent leurs parois, mais qui paraissent être nés libres, ou qui le sont devenus. On y trouve aussi des sympexions (voy. n° 20).

Les vésicules closes sont séparées par une fine trame de tissu lamineux où cheminent des veines relativement très-grosses et qui se détachent subitement, avec un diamètre considérable, des réseaux capillaires qui entourent les vésicules. Un certain nombre de vésicules closes se réunissent pour former les *lobules* de la glande, appelés aussi *granulations glandulaires*. Ils sont arrondis ou oblongs, souvent légèrement polyédriques par pression réciproque ; ils se rapprochent en certain nombre pour composer des groupes plus considérables, mais incomplétement isolés les uns des autres. Ceux-ci se réunissent à leur tour et forment les divisions principales de la glande, également séparées par une trame de tissu lamineux. Elle est seulement plus grossière et contient les vaisseaux.

Pour étudier la structure de la glande thyroïde, ce seront les sections faites sur les glandes durcies par l'alcool ou par quelque autre liqueur, qui conviendront le mieux. On peut également tirer un très-bon parti de la dissection et de la dilacération directe de l'organe frais. Les injections sont très-faciles et réussissent parfaitement chez les enfants ; ce sont les segments super-

---

[1] KOELLIKER, *Éléments d'histologie humaine*, § 184

ficiels qui présenteront les plus beaux réseaux vasculaires à la surface des vésicules closes[1].

Les altérations pathologiques de la glande thyroïde constituent la plupart des *goîtres*; elles paraissent aussi nombreuses que peu connues, comme au reste toutes les lésions histologiques qui ne tuent pas les malades et que n'enlève pas la chirurgie. Il peut d'abord y avoir hypertrophie générale : les vésicules closes se distendent pendant que le tissu lamineux augmente considérablement. Le diamètre des vésicules atteint alors parfois un degré tel que la glande paraît formée d'un tissu aréolaire, ou creusée de vastes cavités kystiques. Le contenu de ces kystes est le plus souvent consistant, gélatiniforme, jaunâtre, avec une viscosité spéciale. On y trouve aussi parfois des sympexions. Dans d'autres cas il y a simplement hypergénèse des éléments glandulaires du parenchyme, et par suite hypertrophie simple de l'organe, et non plus, comme dans le cas précédent, du tissu qui le constitue.

D'après Ecker, il y aurait aussi un *goître vasculaire*, dû non-seulement à un développement vasculaire anormal, mais encore et surtout à la dilatation anévrysmatique d'une foule de vaisseaux capillaires, mesurant en général de 0,070 à 0,090 de largeur. Ces anévrismes se rompent et déterminent ainsi des épanchements sanguins qui subissent à leur tour les altérations les plus diverses et qui laissent souvent après eux une cavité kystique. Très-fréquemment aussi Ecker a trouvé dans le goître vasculaire tous les vaisseaux capillaires incrustés de granulations calcaires. Elles se déposent dans les parois des vaisseaux, leur donnent une couleur blanchâtre, en rétrécissent peu à peu la lumière, et finissent par les oblitérer complétement.

208. **Thymus**[2]. Dans le thymus les vésicules closes sont très-larges. Elles mesurent environ de 0,500 à 0,800 de diamètre. Elles sont polyédriques par pression réciproque, mais lâchement unies les unes aux autres.

La paroi propre est homogène, finement granuleuse, fort mince et très-facile à rompre.

[1] Koelliker, *Éléments d'Histologie humaine*, § 185.
[2] Voy. Ch. Robin, *Dictionnaire de Nysten*, 1857; article *Thymus*.

La cavité est remplie d'un liquide tenant en suspension une quantité considérable de noyaux-épithéliaux sphériques, assez volumineux, mesurant de 0,007 à 0,008 de diamètre. Ils sont toujours mélangés d'un certain nombre d'épithéliums sphériques ou polyédriques, qui sont tantôt isolés, tantôt groupés en globes épidermiques (voy. n° 149) du diamètre de 0,100 environ. Le liquide des vésicules closes du thymus doit à la présence des éléments qu'il tient en suspension, une apparence grisâtre laiteuse qui se rapproche un peu de celle du pus. On ne saurait d'ailleurs confondre que superficiellement ces deux humeurs ; l'acide acétique, immédiatement, en dépit de la ressemblance extérieure des noyaux-épithéliaux du thymus avec les leucocytes, n'y fera en aucun cas apparaître rien qui ressemble aux noyaux multiples de ces derniers (voy. n° 29).

Une trame de tissu lamineux très-mince, très-vasculaire, réunit les vésicules closes en lobules et ceux-ci en lobes. Ce tissu augmente après la naissance et donne de la consistance à l'organe. Quant aux capillaires qui entourent les éléments glandulaires, ils ne forment à l'extérieur des vésicules closes aucun réseau d'apparence spéciale. Leur distribution dans le thymus est celle qu'ils affectent partout dans le tissu lamineux.

L'étude du parenchyme qui nous occupe, présente, comme celle de la plupart des glandes closes, de grandes difficultés. M. Koelliker[1] recommande avant tout les préparations cuites. On emploiera aussi avec beaucoup d'avantage des pièces durcies dans l'alcool, l'acide pyroligneux, l'acide chromique ou l'acide acétique bouillant.

Il n'est pas rare que les parois propres de plusieurs vésicules closes composant un lobule se rompent sur le vivant, en raison même de leur ténuité et de leur friabilité. Elles forment alors, au milieu du lobule, une excavation qui reste remplie du liquide normal des vésicules closes avec ses éléments caractéristiques. — Il faudra toutefois se garder de confondre ce liquide grisâtre avec du pus, qu'il n'est pas rare de trouver collecté en foyers dans le thymus des enfants atteints de syphilis héréditaire.

---

[1] *Éléments d'histologie humaine*, § 188.

209. Glandes de Peyer. Nous entendons décrire sous ce nom tous les *follicules clos* de l'intestin, qu'ils soient isolés ou qu'ils soient agminés pour former les *plaques de Peyer*. Les uns et les autres ont une structure identique et ne diffèrent que par leur rapprochement réciproque.

Chaque glande est constituée par une vésicule close unique, pyriforme, et placée dans l'épaisseur de la paroi intestinale, de telle sorte que son extrémité rétrécie regarde la surface de la muqueuse qui est toujours déprimée, amincie et lisse à ce niveau. Ces glandes mesurent de 0,400 à 2 millimètres de diamètres.

La paroi propre de la vésicule close est épaisse de 0,001 à 0,002, mais très-molle, comme dans le thymus. Seulement ici nous trouvons un exemple de l'exception remarquable que nous avons signalée en tête de l'histoire des glandes closes (voy. n° 206). Contrairement à ce que nous avons appelé le plan général des glandes, la paroi propre se laisse traverser par de fins capillaires qui viennent ainsi plonger au milieu des éléments contenus dans la cavité de la vésicule close.

Celle-ci est non pas tapissée, mais complétement remplie par un épithélium nucléaire. Dans cette masse de noyaux on peut découvrir les anses des capillaires qui se recourbent pour ressortir à travers la paroi propre.

210. Rate [1]. La rate est essentiellement composée par des masses de vésicules closes (syn. *corpuscules* ou *glandules de la rate, corpuscules de Malpighi*, etc.). Elles sont sphériques et mesurent de 0,070 à 0,100 et même 0,200 de diamètre. Elles sont donc souvent visibles à l'œil nu sous la forme de petites granulations molles et demi-transparentes à l'état naturel, grisâtres ou blanchâtres si elles ont été traitées par l'eau. Elles sont toujours difficiles à isoler.

La paroi propre est striée, finement granuleuse, épaisse, mais friable. Elle est traversée, comme celle des glandes de Peyer, par des capillaires qui pénètrent dans sa cavité.

---

[1] Voy. Ch. Robin, *Dictionnaire de Nysten*, 1857; article *Rate*.

Chaque vésicule est exactement remplie, dans les espaces qui séparent les capillaires, par les éléments suivants :

1° Des noyaux-épithéliaux sphériques, finement granuleux, mesurant de 0,006 à 0,007 de diamètre, très-analogues à ceux du thymus, et conséquemment rappelant un peu par leurs caractères extérieurs les leucocytes (voy. n°ˢ 29, et 208) ; mais ils ne donnent au contact de l'acide acétique d'autre réaction que d'offrir un aspect plus nettement granuleux.

2° Des cellules-épithéliales polyédriques de petit volume et beaucoup moins nombreuses que les noyaux.

Les vésicules closes, ainsi constituées, paraissent en rapport beaucoup moins intime avec les veines qu'avec les artères auxquelles elles restent souvent adhérentes dans les préparations.

La trame même de la rate n'est pas moins remarquable par le nombre et le volume des rameaux veineux qu'elle contient et qui servent de diverticulum au sang, que par son développement musculaire. Ces veines sont très-grosses, souvent anastomosées ; leurs parois, bien que très-minces, renferment des fibres-cellules très-nombreuses, en sorte qu'elles paraissent susceptibles de dilatations et de contractions considérables.

Tous les vaisseaux qui pénètrent dans la rate par le hile, sont accompagnés d'une certaine proportion de tissu lamineux qu'on retrouve à l'intérieur de l'organe avec beaucoup d'élastiques et surtout de fibres-cellules. La rate, d'autre part, est enveloppée par une mince couche d'un tissu analogue, et non moins riche en éléments musculaires. Ces deux systèmes que l'on pourrait appeler l'un périphérique et l'autre profond, sont reliés par un nombre considérable de *trabécules*. Ce sont des fibres blanches, brillantes, aplaties ou cylindriques, d'un diamètre qui peut varier entre 0,200 et 2 millimètres et demi. Elles naissent en foule de la face profonde de l'enveloppe fibreuse, en nombre plus restreint du tissu qui accompagne les vaisseaux ; et elles s'unissent entre elles dans l'épaisseur de l'organe, de manière à former un réseau qui en occupe toute l'étendue. C'est aux plus fins et aux plus élastiques de ces trabécules que sont appendues les vésicules closes par les artérioles qui viennent se distribuer à leur intérieur.

Quand on porte sous le microscope la pulpe obtenue par le grattage pratiqué sur une coupe de la rate, on observe un grand nombre de corps-fusiformes irréguliers, seulement formés par un mince filament accolé à un noyau-embryoplastique (voy. n° 48). Ces corps-fusiformes appartiennent au tissu lamineux de l'organe.

La rate offre un mode d'hypertrophie spécial, dans lequel on la trouve à l'œil nu formée d'une quantité considérable de petits grains pouvant atteindre le volume d'une lentille, et dont chacun représente une vésicule close. Ils sont grisâtres ou rosés, demi-transparents, faciles à isoler les uns des autres, et souvent encore appendus aux filaments élastiques du parenchyme par un mince pédicule vasculaire. Cette altération est due à la production dans chaque vésicule close d'un nombre considérable de sympexions (voy. n° 20) qui la distendent. Leurs dimensions sont très-variables; ils se compriment mutuellement et prennent en conséquence des facettes, pendant que l'épithélium normal atrophié ne se montre plus qu'en raison inverse de leur masse. La déchirure du tissu d'une rate ainsi altérée est grenue; sa coupe est d'un rouge brun, luisante, tantôt unie, tantôt granulée; exposée à l'air elle devient d'un rouge pâle. Ce tissu abandonné à lui-même, ne s'affaisse pas. — Cependant l'altération peut poursuivre son cours : l'hypertrophie des vésicules closes fait de nouveaux progrès, et elles arrivent à avoir le volume d'un petit pois. A la coupe, elles sont unies, bleuâtres et translucides. C'est ce degré avancé d'une altération d'ailleurs fréquente, que l'on a décrit sous nom d'*état cireux* de la rate.

211. Capsules surrénales. Les capsules surrénales chez l'homme se rattachent, par les détails histologiques de leur substance corticale, au groupe des glandes closes. On y rencontre, en effet, des vésicules closes très-nettement caractérisées : elles sont sphériques ou assez souvent ovoïdes, et mesurent de 0,050 à 0,070 de diamètre.

La paroi propre est mince, amorphe, finement granuleuse, difficile à isoler. Aucun vaisseau ne la traverse.

La cavité des vésicules est remplie par des noyaux-épithéliaux sphériques, larges de 0,006 à 0,007, sans nucléole. On y trouve également un grand nombre de granulations moléculaires azotées et de granulations-graisseuses.

La disposition des vésicules dans la substance corticale, où elles se trouvent exclusivement, affecte un ordre plus régulier que dans les autres glandes closes. Elles sont toutes rangées les unes au-dessus des autres, suivant des lignes dont la direction est normale à la surface de l'organe. La trame de la substance corticale où elles sont ainsi plongées, est constituée par du tissu lamineux qui occupe les espaces que laissent entre elles les séries de vésicules closes, limitant ainsi des sortes d'alvéoles prismatiques qui traversent toute la substance corticale et dont chacun loge une de ces séries. Autour de chaque vésicule close il existe un réseau capillaire appliqué sur sa paroi.

Quant à la substance médullaire ou jaune des capsules surrénales, elle paraît formée d'une trame lâche de fibres-lamineuses mélangées d'un grand nombre de vaisseaux et de nerfs. Les intervalles de cette trame sont remplis par de larges cellules polyédriques, molles, friables, contenant de 1 à 5 noyaux très-analogues à ceux des vésicules closes ; tout le corps de l'élément est parsemé d'un grand nombre de granulations que l'acide azotique attaque, que l'acide gallique dissout, mais qui se comportent à la lumière transmise comme des corps gras : elles sont jaunâtres, très-réfringentes, et ce sont elles qui donnent à la substance médullaire son apparence opaque spéciale.

Ces grandes cellules se laissent facilement écraser par la moindre pression, et alors les noyaux deviennent libres. C'est par le ramollissement de ces éléments, après la mort, que se forme la cavité centrale des capsules surrénales, qui n'est qu'une lésion cadavérique. Elle contient surtout du sang. On y trouve en outre, mélangés aux hématies, des noyaux, quelques cellules libres et les granulations dont nous avons parlé.

Dans la maladie d'Addison, dont les lésions, tant générales que locales, nous sont encore très-mal connues, il semble qu'il y ait atrophie des vésicules closes, pendant que la substance médullaire s'hypertrophie de son côté par le développement d'une trame beaucoup plus dense de tissu lamineux et par l'apparition d'une grande quantité d'une matière granuleuse, amorphe, jaunâtre, analogue à celle qui forme le corps des cellules.

L'étude de la substance corticale des capsules surrénales ne présente que peu de difficultés quand elle ne contient pas trop de matières grasses. On emploiera de préférence des coupes verticales très-fines pratiquées sur des organes frais, ou sur des pièces durcies dans l'alcool, dans l'acide chromique, puis rendues transparentes par un peu de soude étendue. La substance médullaire est généralement beaucoup plus difficile à étudier en raison de sa prompte altération et parce que les éléments qui la composent, ne présentent plus, bientôt après la mort, qu'une partie de leurs connexions normales.

212. Glandes lymphatiques[1]. Ces organes auxquels il convient de ne point laisser le nom de *ganglions*, se rattachent aussi par l'ensemble de leurs caractères histologiques au groupe des glandes closes; ils sont seulement annexés aux vaisseaux lymphatiques et empruntent à ces rapports spéciaux certaines particularités de structure qui rendent leur étude une des plus difficiles de l'histologie.

Les vésicules closes sont très-larges; elles mesurent 0,100 et même plus de diamètre; elles sont sphéroïdales, mais à contour irrégulier; leur surface est comme bosselée et chargée de petits prolongements.

La paroi propre est très-mince, homogène, molle et très-friable, très-adhérente au tissu lamineux au milieu duquel elle est plongée.

Les vésicules closes sont tapissées ou plutôt remplies d'un épithélium nucléaire sphérique; ces noyaux sont larges de 0,005 à 0,007; ils ont un contour net et foncé et présentent quelques granulations bien accentuées dans leur centre, mais sans nucléole proprement dit. On trouve normalement au milieu de cet épithélium nucléaire un certain nombre de cellules-épi-

---

[1] Voy. Ch. Robin, *Dictionnaire de Nysten*, 1857, article *Lymphatique*.

théliales polyédriques, grisâtres, finement granuleuses, de volume très-variable jusque dans la même glande. Le noyau de ces cellules est ordinairement ovoïde, au lieu d'être sphérique comme les noyaux libres. Il est aussi plus gros quelquefois du double, et se montre généralement pourvu d'un nucléole : ses dimensions deviennent telles alors qu'on ne rencontre de noyaux aussi volumineux dans aucun épithélium normal de l'économie.

Les vésicules closes sont pressées les unes contre les autres, sans ordre, séparées par une certaine quantité de tissu lamineux dans lequel se trouvent un grand nombre de corps-fibroplastiques. Il fournit également une enveloppe à la glande. Les vaisseaux sanguins qui s'y rendent, ne sont pas plus abondants que dans le tissu lamineux des autres régions de l'économie, et ne présentent aucun mode de distribution spécial.

On connaît peu les rapports des vésicules closes avec les lymphatiques. On sait seulement que ceux-ci se divisent à l'infini en pénétrant dans la glande, où leurs branches deviennent très-flexueuses. Leurs dernières ramifications sont en rapport avec la surface des vésicules closes qu'elles enlacent, et se réunissent de nouveau à l'extrémité opposée de l'organe, pour reconstituer les vaisseaux plus volumineux qui marchent vers le cœur.

Les lésions histologiques observées sur les glandes lymphatiques sont extrêmement nombreuses : la plus fréquente est l'hypertrophie simple des éléments glandulaires, et par suite, de l'organe. Les vésicules atteignent souvent, dans ce cas, 0,100 de diamètre et même plus. D'autres fois, les cellules-épithéliales polyédriques que l'on trouve à l'état normal dans les vésicules, s'hypertrophient seules et se creusent même de cavités.

Une autre lésion est l'apparition de sympexions dans les glandes lymphatiques. Ils gonflent les vésicules, qui deviennent plus irrégulières, et qui se compriment mutuellement. Quand la multiplication des sympexions est considérable, il en résulte cet état particulier que nous avons déjà trouvé dans la rate (voy. n° 210), et que l'on appelle *cireux*. La substance cireuse est demi-transparente, brillante, et a une consistance qui justifie assez bien sa dénomination. Puis la prolifération des sympexions continuant, les parois propres des vésicules closes disparaissent, ainsi que l'ont observé MM. Duplay et Robin; enfin la trame tout entière de l'organe s'atrophie avec ses vaisseaux, de sorte que tous les sympexions se touchent et ne forment bientôt plus qu'une masse unique d'un gris rosé. Ces sympexions offrent parfois des couches concentriques qui les ont fait prendre pour des corps-amyloïdes, mais ils n'en offrent aucun des caractères chimiques.

Les glandes lymphatiques qui avoisinent les bronches, contiennent parfois une grande proportion de granulations de charbon analogues à celles du poumon (voy. n°s 203 et 204); elles offrent la même distribution et sont répandues soit entre les éléments, soit dans leur substance même. Ce dépôt est ordinairement irrégulier, il n'occupe que des points plus ou moins étendus de l'organe, à l'exclusion complète des parties environnantes.

On peut encore découvrir dans les glandes lymphatiques des particules minérales provenant du monde extérieur. M. Virchow a montré[1] qu'on retrouvait fréquemment dans les glandes de l'aisselle, par exemple, une bonne partie du minium employé autrefois par un sujet, pour se faire un tatouage sur le bras. C'était, au reste, un fait bien connu des gens du peuple, que le rouge servant à cette manœuvre ne persiste pas aussi longtemps sous la peau que l'encre de Chine.

CHAPITRE XI

MEMBRANES

213. Division. Nous réunissons sous ce titre la description histologique d'un certain nombre d'organes larges, minces, re-

---

[1] Voy. *La pathologie cellulaire*, leçon IX.

présentant des sortes de toiles dont la texture est plus ou moins complexe, et que l'anatomie descriptive a depuis longtemps réunis avec plus de raison qu'on ne saurait faire en histologie, sous la dénomination commune de membranes. Nous décrirons donc ici :

1° La cornée ;

2° La choroïde et l'iris ;

3° La rétine ;

4° Les parois des artères ;

5° Celles des veines et des vaisseaux lymphatiques ;

6° Les séreuses ;

7° La peau ;

8° Les muqueuses.

1. — Cornée

214. Structure. La cornée considérée d'avant en arrière se compose de cinq couches stratifiées très-distinctes sous le rapport de leur structure : les unes sont de véritables tissus, les autres sont complétement amorphes.

La 1re est formée de cellules-épithéliales ;

— 2me — de matière amorphe ;

— 3me — d'un tissu propre ;

— 4me — de matière amorphe ;

— 5me — de cellules-épithéliales.

On voit qu'en partant de la face antérieure de la cornée ou de la face postérieure, ces différentes parties se succèdent dans le même ordre ; toutefois les deux couches de substance amorphe et les deux épithéliums diffèrent complétement l'un de l'autre et ne sont nullement la répétition, en avant et en arrière, d'un même tissu. — Aucune de ces couches n'est vasculaire.

Première couche. La surface externe de la cornée est revêtue par un épithélium qui forme de ce côté la première couche. Il n'est que la continuation directe de l'épithélium qui tapisse la conjonctive. Nous verrons plus loin que cette muqueuse, comme toutes les muqueuses d'ailleurs, est principalement formée d'une membrane propre qui porte le nom de *chorion*. Or, celui-ci cesse tout à coup au pourtour de la cornée, pendant que l'épithélium qui le recouvrait, se prolonge sur elle et revêt par conséquent toute la partie antérieure du globe oculaire.

Les cellules-épithéliales de cette couche sont disposées sur trois ou quatre rangs. Elles ont environ 0,020 à 0,030 de large et sont munies d'un noyau. Les plus externes sont régulières, hexaédriques, et ont par conséquent la forme pavimenteuse; les plus profondes sont allongées et se rapprochent plutôt des éléments que nous avons décrits sous le nom de cellules-épithéliales prismatiques.

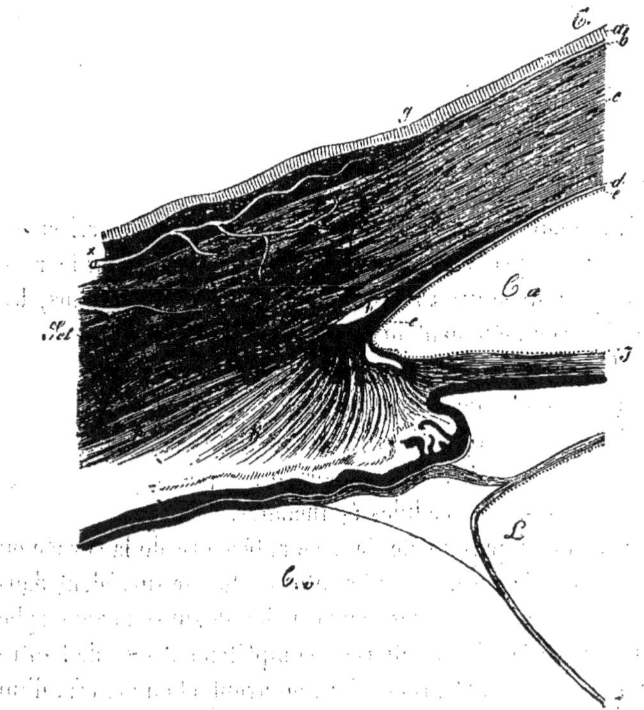

Fig. 82, d'après Bowman. — Grossissement de 12 diamètres. — Section schématique des membranes de la partie antérieure de l'œil; — S c l, sclérotique; — C v corps vitré; — L lentille du cristallin; — I iris; — a épithélium commun à la cornée et à la conjonctive; — x conjonctive se terminant en g, et montrant des vaisseaux communs à elle et à la sclérotique; — b couche de substance amorphe externe; — c couche de substance propre; — d seconde couche de substance amorphe; — e épithélium tapissant à la fois la face postérieure de la cornée et la face antérieure de l'iris.

Deuxième couche. Au-dessous de l'épithélium se trouve une couche de matière amorphe, homogène, transparente, large de

0,007 à 0,009, et très-distincte de la couche suivante de tissu propre. Cette membrane, qui est complétement anhiste chez l'adulte, ne renferme de vaisseaux que pendant une période de la vie intra-utérine : entre la septième semaine et le septième mois. — Les vaisseaux que l'on voit dans beaucoup de cas pathologiques, développés sur les bords de la cornée, appartiennent non à cette membrane mais au chorion de la muqueuse conjonctivale, qui, lui, est vasculaire, et qui empiète sur la circonférence de la cornée transparente, d'un demi-millimètre environ à l'état normal; ce sont les capillaires de ce chorion que l'on voit se recourber, non dans la cornée, mais au-devant d'elle dans une région où elle ne constitue pas encore seule la paroi externe de la chambre antérieure.

Troisième couche. La couche moyenne de la cornée est la plus épaisse et forme la presque totalité de la membrane. C'est un tissu particulier qui mérite le nom de « tissu cornéen; » celui-ci se gonfle dans l'eau bouillante, puis s'y dissout, et la dissolution a les réactions de la chondrine. Les éléments que l'on trouve dans le tissu cornéen, sont les suivants :

1° (*E. F.*) Une matière amorphe très-peu granuleuse;

2° (*E. A.*) Des fibres-lamineuses;

3° — Des noyaux-embryoplastiques;

4° — Des cytoblastions.

Les fibres-lamineuses sont réunies en faisceaux de 0,005 à 0,009 de diamètre. Ces faisceaux se continuent directement avec ceux de la sclérotique (voy. n° 76). Ils s'enchevêtrent et s'anastomosent pour former le tissu cornéen en gardant toutefois une direction parallèle aux surface de la membrane. Entre eux est la matière amorphe en grande proportion, avec des cytoblastions et des noyaux-embryoplastiques. Ceux-ci semblent parfois occuper le centre de corps-fusiformes ou de corps-fibroplastiques situées entre les faisceaux, mais qu'on ne peut isoler.

La division de la cornée en lamelles parallèles est tout artificielle et due seulement à la direction générale des faisceaux de fibres-lamineuses irrégulièrement agencés en strates grossières.

Quatrième couche. Au-dessous du tissu propre on retrouve

une nouvelle couche de substance amorphe, transparente, très-semblable pour l'aspect extérieur à la seconde. Seulement elle est plus épaisse, puisqu'elle mesure de 0,014 à 0,015. Sa substance est solide, élastique, à cassure nette ; enfin ses caractères chimiques la rapprochent beaucoup des cristalloïdes (voy. n°^{os} 163 et 164).

C'est cette couche qui forme avec la suivante ce que l'on appelle la *membrane de Descemet* à la face postérieure de la cornée.

Cinquième couche. Du côté de la chambre antérieure, comme en dehors, la cornée est revêtue d'un épithélium. Celui-ci consiste chez l'homme en une simple couche de cellules pavimenteuses régulières, larges de 0,014 à 0,020, épaisses de 0,005 à 0,007, très-finement granuleuses et offrant un noyau arrondi.

Étude. Pour étudier les différentes couches qui composent la cornée, le plus simple est de pratiquer des coupes normales à sa surface. On verra ainsi assez bien les éléments constituants du tissu propre cornéen et leur disposition réciproque. On verra également les deux couches amorphes.

La coction ou la macération dans les alcalis seront employées pour isoler la membrane de Descemet, c'est-à-dire la couche profonde de matière amorphe et l'épithélium qui y adhère.

Enfin, des sections tangentes à la surface même de l'organe permettront en général d'observer assez bien les différentes couches de l'épithélium extérieur. Ces sections devront être faites parallèlement l'une à l'autre pour donner les meilleurs résultats : l'on obtiendra ainsi des coupes extrêmement obliques qui laisseront très-bien voir la disposition et la nature des éléments qui composent cet épithélium.

Il sera toujours de la dernière importance de prendre des yeux très-frais.

Fig. 83, d'après Leydig. — Schéma d'une coupe de la cornée ; — 1 épithélium externe ; — 2 couche amorphe externe ; — 3 tissu cornéen ; — 4 et 5 couche amorphe et épithélium internes composant la membrane de Descemet.

215. Altérations. La pathologie de la cornée offre de nombreux points à étudier en raison même de la structure complexe de cette membrane.

L'épithélium externe peut subir la desquamation, c'est-à-dire tomber en partie; il se produit alors ce que l'on a appelé la *kératite ponctuée*. Quand cette lésion ne porte que sur la couche tout à fait superficielle de l'épithélium, ou même, comme cela arrive parfois, sur un certain nombre seulement des éléments de cette couche superficielle, la maladie peut n'être appréciable qu'à la loupe.

Au-dessous de l'épithélium de la cornée, on peut voir, dans certains cas de maladie, reparaître des vaisseaux, comme dans le *pannus*, dans le *ptérygion*, etc. Mais ces vaisseaux qui se continuent avec ceux de la conjonctive périphérique, sont logés dans un tissu de nouvelle formation comme eux-mêmes, et qui est venu s'ajouter aux cinq couches normales de la cornée, au-dessous de l'épithélium et au-devant de la couche antérieure de substance amorphe.

La trame de la cornée ne renfermant pas de vaisseaux, la lésion dite *inflammation de la cornée* devra tout simplement être interprétée comme une altération dans la nutrition de cet organe, laquelle peut d'ailleurs dépendre, ainsi que nous l'avons dit déjà, d'une inflammation véritable des tissus vasculaires où la cornée puise ses éléments nutritifs. On verra même dans ces circonstances se former des leucocytes au milieu de cette membrane comme dans d'autres tissus qui ne sont pas non plus vasculaires (voy. n° 30). — Si les leucocytes même apparaissent en grand nombre, ils pourront se collectionner et produire de petits abcès de la cornée.

L'*arc sénile*, l'*albugo*, le *néphélium*, le *leucoma*, etc., sont dus à un dépôt de granulations-graisseuses plus ou moins abondant dans la substance propre de la cornée. Elles sont plus grosses dans l'arc sénile; plus petites, plus rapprochées dans les autres lésions.

Bien que les *kératomes* dérivent du tissu de la cornée, ils offrent une composition histologique toute spéciale; c'est un tissu nouveau un peu jaunâtre, opalin, dans lequel on trouve comme élément fondamental des cytoblastions, puis des myéloplaxes et des noyaux-embryoplastiques. Ce tissu est aussi très-vasculaire [1].

II. — Choroïde. — Iris

216. Structure. La choroïde et l'iris offrent les plus grands rapports au point de vue histologique. On découvre dans ces deux membranes les mêmes éléments ou les mêmes parties constituantes, c'est-à-dire :

1° Des vaisseaux capillaires ;

2° Des éléments nerveux ;

3° Des éléments du tissu lamineux,

4° Des fibres-cellules ;

5° Des granulations-pigmentaires ;

6° Des épithéliums.

Les vaisseaux capillaires sont extrêmement abondants ; ils donnent naissance dans l'épaisseur de la choroïde, aux *vortex* injectés depuis longtemps et décrits dans tous les traités d'anatomie.

Dans le segment postérieur de la choroïde, tout l'espace laissé libre entre les vaisseaux et les nerfs est occupé par des éléments du tissu lamineux. Les fibres-lamineuses qu'on trouve là, sont très-semblables à celles qui constituent les tendons. Elles sont mêlées à une certaine proportion de corps-fusiformes et de corps-fibroplastiques. Comme ces derniers sont pour la plupart remplis de pigment (voy. n° 49), on les a longtemps pris pour des cellules-épithéliales jeunes, à une époque où les micrographes n'avaient pas encore appelé à leur secours les ressources précieuses des réactions chimiques.

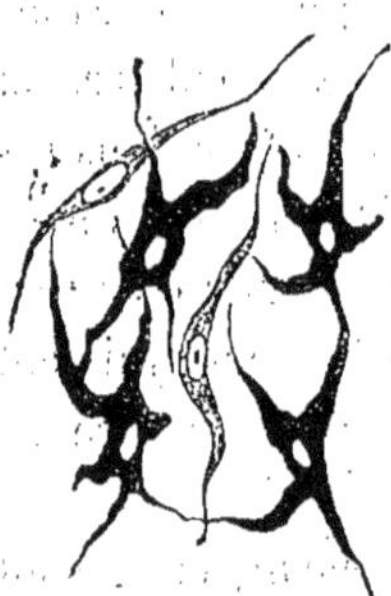

Fig. 84. — Grossissement de 550 diamètres. — Corps-fibroplastiques pleins de granulations-pigmentaires, et corps-fusiformes, provenant de la choroïde.

La région la plus externe de la choroïde, ce que l'on appelle la *lamina fusca*, ne doit sa teinte plus foncée

[1] Ch. ROBIN, Leçons, 1859.

qu'à une proportion de ces mêmes éléments plus grande que partout ailleurs. On retrouve ces corps-fibroplastiques à granulations-pigmentaires, très-nombreux également au voisinage de la couche épithéliale qui tapisse la face hyaloïdienne de la choroïde.

L'épithélium dont nous parlons, appelé aussi *couche de Ruysch*, est constitué par une seule rangée de cellules-épithéliales pavimenteuses. Elles sont légèrement aplaties; le noyau n'est pas tout à fait central, il est un peu rejeté vers la face profonde de l'élément, celle qui adhère au reste du tissu de la choroïde. Quand on regarde au microscope la couche que forment ces épithélions, ils apparaissent comme des hexagones parfaitement réguliers. Ils mesurent de 0,014 à 0,018 de diamètre et 0,009 d'épaisseur environ. Leur corps est complétement rempli de granulations-pigmentaires, à l'exception du noyau qui reste transparent et libre de tout dépôt. Ses contours, quand on examine l'élément de face, sont seulement un peu perdus au milieu des granulations qui l'environnent.

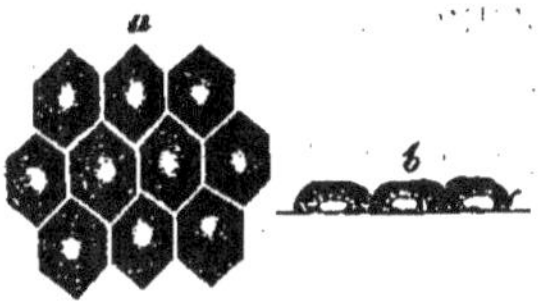

Quand on traite plusieurs cellules de la membrane de Ruysch, encore réunies, par l'acide acétique, on voit leurs contours s'accentuer vivement. Ils se manifestent par des lignes blanches extrêmement nettes, qui donnent à l'ensemble l'apparence

Fig. 85, d'après Kœlliker. — Cellules-épithéliales de la membrane de Ruysch; — *a*, vues de face; — *b*, vues de profil.

de la mosaïque la plus régulière, et qu'on ne saurait comparer à rien mieux qu'aux lignes de ciment qui séparent les différentes pièces d'un carrelage.

Chez les *albinos*, les granulations-pigmentaires n'existent ni dans les corps-fibroplastiques de la région lamineuse de la choroïde, ni dans les éléments épithéliaux de la membrane de Ruysch. Seulement on découvre au milieu des éléments de ces régions, et dans les éléments mêmes de larges gouttelettes de graisse.

Le segment antérieur de la choroïde ainsi que l'iris offrent une prédominance marquée des fibres-cellules sur tous les autres éléments. Le cercle ciliaire n'est en réalité rien autre chose qu'un muscle pâle. Dans l'iris les fibres-cellules, très-abondantes aussi, se trouvent mélangées à du tissu lamineux, à des corps-fibroplastiques pleins de pigment, à des capillaires, et enfin à des granulations-pigmentaires éparses au milieu de tous ces éléments.

La membrane de Ruysch ne se continue pas à la face antérieure de l'iris; de ce côté le diaphragme de l'œil est seulement revêtu du même épithélium que nous avons décrit comme formant la cinquième couche de la cornée (voy. n° 214), et qui se trouve tapisser ainsi la paroi tout entière de la chambre antérieure.

Les variétés de coloration de l'iris tiennent à la proportion relative des différents éléments qui le composent. Quand les granulations-pigmentaires libres ou incluses dans quelque élément font complétement défaut, l'iris ne doit sa couleur qu'au sang en circulation dans les capillaires, c'est le cas pour les albinos. — La teinte bleue est due à l'effet des régions profondes qui sont pigmentées, vues par transparence à travers le tissu à peine coloré des régions moyennes et antérieures de l'organe. — Une grande proportion de pigment répandue dans toute la trame du tissu produit les iris bruns.

217. Tissu mélanique. On voit souvent, soit à la face hyaloïdienne de la choroïde, soit en dehors de la sclérotique dans le voisinage du globe oculaire, naître des tumeurs appelées *mélaniques* et dont le tissu a les plus grands rapports de structure avec la choroïde. Toutefois, quand elles sont encore petites, leur surface présente un aspect papilliforme qui n'est pas celui de la membrane d'où elles dérivent. La couleur noire foncée de ce tissu de nouvelle formation est uniquement due à la présence d'un nombre considérable de granulations-pigmentaires ; seulement celles-ci sont plutôt répandues dans la substance amorphe qui unit les éléments figurés du tissu mélanique, que dans ces éléments mêmes, comme cela est le cas pour le pigment choroïdien.

III. — RÉTINE

218. Structure. La rétine est constituée comme la cornée (voy. n° 214) par la réunion d'un certain nombre de couches superposées, mais qui n'offrent pas toutefois entre elles un isolement aussi grand, une individualité aussi tranchée que celles de la cornée. Il existe même certains éléments, les « fibres-de-Müller », qui traversent deux ou plusieurs couches de la rétine normalement à leurs surfaces de contact et qui établissent ainsi entre elles une sorte de solidarité et d'union dont nous n'avons trouvé aucune trace dans la cornée transparente.

La rétine, considérée de dehors en dedans par rapport au globe de l'œil, c'est-à-dire en allant de la choroïde au centre de l'humeur vitrée, offre à étudier huit couches successives[1]. On les appelle :

1° La couche des bâtonnets ;

2° La couche à myélocytes externe ;

3° La couche intermédiaire ;

4° La couche à myélocytes interne ;

5° La couche granuleuse grise ;

6° La couche de cellules-nerveuses ;

7° La couche d'axes.

8° La membrane limitante.

Toutes ces couches n'ont pas la même épaisseur relative dans toute l'étendue de la rétine. Certaines d'entre elles manquent même par place. — Les trois dernières seules sont vasculaires.

1° *Couche des bâtonnets.* Cette couche appelée aussi *membrane de Jacob*, est la plus extérieure de la rétine ; elle est par conséquent en contact immédiat avec la membrane de Ruysch, c'est-à-dire avec l'épithélium qui tapisse la surface rétinienne de la choroïde.

La membrane de Jacob offre dans sa texture une particularité sans analogue dans le reste de l'économie, elle est formée par deux éléments différents, juxtaposés sur un seul rang

---

[1] Voy. Ch. Robin, *Dictionnaire de Nysten*, 1857 ; article *Rétine.*

dans un ordre régulier. Ces deux éléments sont les « bâtonnets » et les « cônes. »

Les *bâtonnets* sont de petits corps longs de 0,070 environ, minces, larges de 0,001 de diamètre, cylindriques dans la plus grande partie de leur étendue, et munis d'un renflement vers une de leurs extrémités. La substance des bâtonnets paraît transparente, homogène, à bords nets et réfractant assez fortement la lumière ; elle est molle et flexible et en même temps cassante, en sorte qu'on voit à la fois, dans le champ du microscope, des bâtonnets brisés et d'autres contournés de diverses manières.

Du côté qui regarde la choroïde, les bâtonnets sont nettement coupés perpendiculairement à leur axe. Vers l'autre extrémité, mais non à l'extrémité même, ils portent un petit renflement ovoïde large de 0,002 et long de 0,005 ; c'est sans doute un noyau. Au delà de ce noyau, on voit très-bien dans certains cas la substance du bâtonnet reparaître et former une petite pointe ; mais le plus souvent le noyau est légèrement recourbé sur l'axe de l'élément et il arrive que ce petit prolongement reste invisible parce qu'il se projette alors sur le noyau lui-même. On ne pourra l'apercevoir que quand l'axe du bâtonnet et celui de son noyau, se trouveront à la fois dans un plan parallèle au porte-objet. Dans toute autre position, le bâtonnet semblera se terminer par un noyau à peu près sphérique.

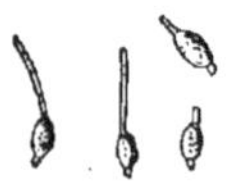

Fig. 86. — Grossissement de 250 diamètres. — Deux bâtonnets et deux cônes.

Si l'on admet notre description comme traduisant exactement la figure des bâtonnets, et qu'on la compare à celle que nous a offerte le corps des cellules-épithéliales vibratiles (voy. n° 144), abstraction faite de leurs cils, il sera difficile de ne pas rapprocher ces deux éléments anatomiques, au moins au point de vue morphologique ; encore plus si l'on considère que tous deux affectent la même disposition réciproque dans les membranes qu'ils forment.

L'analogie dont nous parlons n'existe pas toutefois sous le rapport des réactions chimiques. Les bâtonnets sont déformés et profondément attaqués par le seul contact de l'eau. L'éther, l'alcool, l'acide acétique étendu les altèrent et les rendent méconnaissables. Le même acide quand il est concentré, la plupart des acides minéraux et les alcalis caustiques les dissolvent. L'acide chromique étendu les conserve assez bien. Traités par une solution concentrée de sucre et par l'acide sulfurique, ils deviennent rouges. Traités par la potasse ou la soude étendues, ils prennent une couleur jaunâtre [1].

Les *cônes* ne nous paraissent être que des bâtonnets plus courts, et dont le noyau recouvert d'une couche qui appartient au corps de l'élément, s'est, au contraire, développé davantage, de telle sorte que l'ensemble revêt un aspect général pyriforme. La longueur des cônes égale à peu près la moitié de la longueur des bâtonnets, c'est-à-dire 0,015 à 0,030. Ils sont larges de 0,004 à 0,006 environ et légèrement granuleux.

Les cônes et les bâtonnets sont disposés de telle sorte que leurs axes sont partout normaux à la surface de la membrane qu'ils forment ainsi par juxtaposition. Les cônes, moins nombreux, sont écartés les uns des autres d'une manière à peu près uniforme et les intervalles qui les séparent, sont occupés par les bâtonnets. — Des cônes seuls constituent la membrane de Jacob au niveau de la tache jaune.

2° *Couche à myélocytes externe.* Au-dessous de la membrane de Jacob en allant vers le centre de l'œil, on trouve dans la rétine une couche formée de myélocytes (voy. n° 106), tant de la variété noyau libre que de la variété cellule. Les éléments de cette dernière variété sont toutefois moins nombreux. Les noyaux sont souvent petits et irréguliers; ils plongent dans une faible quantité de substance amorphe analogue à celle de la substance grise du cerveau.

L'épaisseur de la seconde couche de la rétine est en général de 0,050. Au niveau du pli et de la tache jaune elle est moitié moindre.

3° *Couche intermédiaire.* Cette couche est ainsi appelée parce qu'elle sépare deux régions de la rétine qui offrent la même structure. Elle est formée d'une matière amorphe finement gra-

---

[1] Koelliker, *Éléments d'Histologie humaine,* § 321.

  MEMBRANES.

nuleuse. On la voit traversée, selon une direction normale à sa surface, par un grand nombre de fibrilles, que nous étudierons plus loin sous le nom de *fibres-de-Müller*.

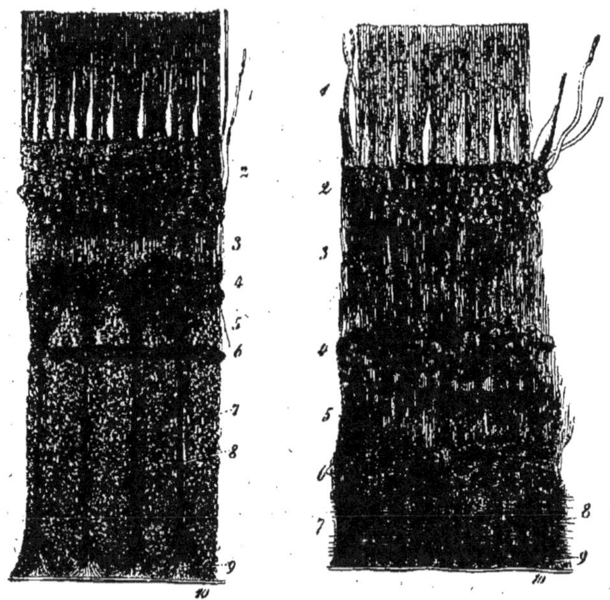

Fig. 87 et fig. 88, d'après Ecker. — Grossissement de 350 diamètres. — Deux coupes schématiques de la rétine, l'une à un centimètre environ de la papille, l'autre près d'elle; — 1, 1 couche des bâtonnets; — 2, 2 couche à myélocytes externe; — 3, 3 couche intermédiaire; — 4, 4 couche à myélocytes interne; — 5, 5 couche granuleuse grise; — 6, 6 couche de cellules-nerveuses; — 7, 7 couche des axes; — 8, 8 fibres-de-Müller; — 9, 9 leur extrémité épanouie; — 10, 10 membrane limitante.

Cette couche est presque nulle au niveau de la *fovea centralis*, mince dans la plus grande partie de la rétine, épaisse sur les bords du pli central.

4° *Couche à myélocytes interne*. Cette quatrième couche est analogue à la seconde, et contient seulement un plus grand nombre de myélocytes de la variété cellule. — Elle est mince dans la plus grande étendue de la rétine, plus considérable au niveau du pli.

5° *Couche granuleuse grise*. La cinquième couche, épaisse de 0,030 à 0,040, est constituée par une substance amorphe semblable à celle de la substance grise cérébrale. On y distingue, comme dans la couche intermédiaire, les fibres-de-Müller qui la traversent.

6° *Couche de cellules-nerveuses.* Cette couche est formée de cellules-nerveuses multipolaires, anastomosées les unes avec les autres (voy. n° 107). Leurs dimensions varient de 0,010 à 0,054 de diamètre. Ces cellules sont en partie plongées dans la substance de la couche précédente. Outre les axes qui vont de l'une à l'autre, elles en émettent encore de très-minces qui, d'une part, se prolongent jusqu'à la quatrième couche, et qui, de l'autre, sont en continuation avec les axes des tubes du nerf optique.

La couche de cellules-nerveuses ne comprend dans la plus grande partie de la rétine que deux rangées de cellules ; elle est plus épaisse aux bords du pli central ; elle manque tout à fait dans la tache jaune.

Cette zone de la rétine reçoit quelques anses vasculaires émanant des couches qu'il nous reste à étudier. Les précédentes étaient complétement dépourvues de vaisseaux.

7° *Couche des axes.* Cette couche est simplement l'expansion du nerf optique dont les éléments s'étalent en divergeant. Elle est uniquement formée chez l'homme par les axes des tubes-nerveux : l'étui de substance-médullaire qui les accompagnait (voy. n° 113), cesse tout à coup au niveau de la papille. Ces axes qui constituent ainsi seuls les éléments nerveux de la rétine, sont d'une ténuité extrême ; la plupart mesurent à peine 0,004 de diamètre, cependant quelques-uns ont 0,003 ou même 0,005. Émanés du cerveau, ils sont évidemment en continuité de substance avec les axes qui naissent des cellules-nerveuses de la sixième couche.

Cette couche de la rétine est très-vasculaire. Elle est très-épaisse dans la plus grande partie de son étendue ; mais elle n'existe pas au-devant de la tache jaune qui ne doit sa dépression qu'à son absence et à celle de la couche précédente. Les axes allant de la papille à la tache jaune, s'arrêtent en effet sur les bords de celle-ci pendant que d'autres la contournent.

8° *Membrane limitante.* Cette membrane, qui borne la rétine du côté où la lumière vient la frapper, et qui se trouve par conséquent au contact du corps vitré, est simplement une couche de substance amorphe, homogène et transparente. C'est dans son intérieur que se distribuent les troncs vasculaires de la rétine. Elle existe au-devant du point d'épanouissement des axes et se continue au delà des limites des autres couches jusqu'à la capsule du cristallin. — Elle offre, comme les cristalloïdes et comme la couche amorphe interne de la cornée, une certaine résistance aux alcalis et aux acides.

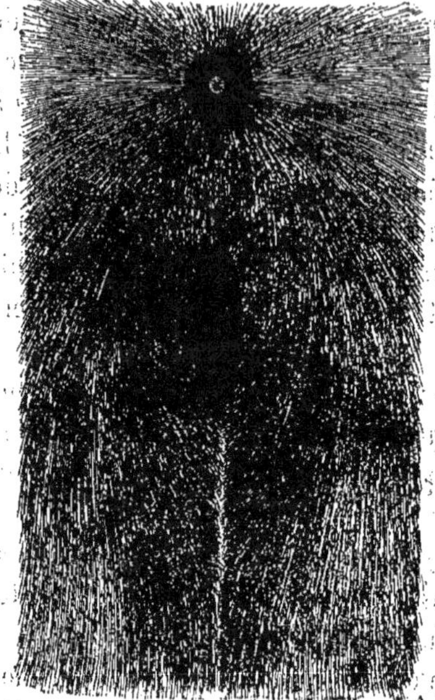

Fig. 89, d'après Kœlliker. — Figure schématique montrant le trajet des éléments nerveux de la 7ᵐᵉ couche de la rétine aux abords de la tache jaune ; — a papille ; — b tache jaune ; — d pli central ; — ccc axes.

Fibres-de-Müller. Les fibres-de-Müller sont des éléments anatomiques d'une étude extrêmement difficile, qui traversent normalement à leur surface la plupart des couches de la rétine et qui établissent entre elles un lien histologique.

L'extrémité antérieure ou interne des fibres-de-Müller paraît élargie, conique ou seulement étendue en éventail. La base du triangle ou du cône qu'elles forment ainsi, repose sur la membrane limitante. Quelquefois cette extrémité est divisée en plusieurs branches dont l'ensemble, épanoui régulièrement, reproduit la forme en cône ou en éventail dont nous venons de parler.

Dans leur trajet les fibres-de-Müller envoient des anastomoses aux axes émanés des cellules-nerveuses de la sixième couche, ou plutôt les fibres-de-Müller semblent n'être qu'une dépendance de ces cellules-nerveuses, des sortes d'axes bifurqués dont une extrémité viendrait se terminer à la membrane limitante comme nous l'avons dit, et l'autre à la couche des bâtonnets. Elles offrent, en effet, toute l'apparence et toutes les réactions des axes nerveux.

La partie qui se dirige vers la membrane de Jacob, porte un noyau et quelquefois deux au niveau de la couche à myélocytes interne, et elle vient se terminer au voisinage des cônes et des bâtonnets, soit dans les intervalles qu'ils laissent entre eux, soit au contact immédiat de l'extrémité interne d'un de ces éléments.

Les fibres-de-Müller manquent dans la *fovea centralis* et dans la tache jaune. Elles sont très-longues dans le pli central.

Étude de la rétine. Cette partie de la recherche histologique est assurément la plus difficile et la plus délicate de toutes. Il faudra toujours observer des yeux très-frais et se servir de l'humeur vitrée comme véhicule. Quelques lambeaux repliés avec art pourront donner de bonnes indications ; les coupes sont d'une difficulté extrême, même sur les rétines durcies. M. Follin recommande, pour conserver celles-ci, le mélange suivant :

Bichromate de potasse.	10
Sulfate de soude.	2
Eau.	580

219. Altérations. La pathologie de la rétine a fait de grands progrès depuis l'application de l'ophthalmoscope, seulement toutes les maladies que l'on a signalées ainsi, sont loin d'avoir été décrites histologiquement parlant ; et cela en raison même des difficultés d'étude particulières aux éléments de la rétine. Nous nous bornerons à signaler quelques lésions mieux connues que les autres.

Ce que l'on appelle les *taches pigmentaires* de la rétine ne sont souvent que des atrophies partielles de ses différentes couches, qui laissent alors apercevoir à travers leur tissu modifié la couleur foncée de la choroïde sous-jacente.

Les tumeurs dites *encéphaloïdes de la rétine* doivent être rapprochées du tissu morbide que nous avons signalé sous le nom de tubercule du cerveau (voy. n° 109). Ces tumeurs sont dues, en effet, à une hypergénèse des myélocytes de la quatrième couche. La proportion entre le nombre des noyaux et celui des cellules reste la même, mais les deux variétés d'éléments sont souvent hypertrophiées et les noyaux peuvent présenter un nucléole. Le nouveau tissu est souvent vasculaire ; il renferme parfois aussi un grand nombre de granulations de carbonate et de phosphate de chaux. Il est en général mou, gris, rougeâtre. Il se développe surtout aux dépens des couches internes de la rétine, qui s'atrophient. La membrane de Jacob résiste beaucoup plus longtemps [1].

Dans certains épaississements morbides de la rétine, fréquents auprès du pli central, les fibres-de-Müller se montrent très-hypertrophiées. C'est au niveau des couches à myélocytes que cette modification est surtout sensible ; leurs noyaux ovoïdes se multiplient alors, et prennent parfois un nucléole. En même temps leur extrémité externe se renfle en massue ; elle est quelquefois terminée par une surface à peu près plane qui correspond à plusieurs bâtonnets très-pâles et sans noyaux [2].

IV. — ARTÈRES

220. **Structure**. La membrane qui forme les parois des artères, présente à considérer quatre couches distinctes, que l'on appelle aussi *tuniques*. Seulement il faut remarquer qu'elles n'offrent pas toujours la même épaisseur relative dans tout l'arbre artériel, et encore moins une épaisseur proportionnelle à la lumière du vaisseau dont on étudie les parois. Il y a sous ce rapport des différences considérables : c'est ainsi, par exemple, que la tunique formée de tissu élastique (voy. n° 81) est relativement beaucoup plus épaisse dans les artères du diamètre de la crurale que dans l'aorte. — Ces quatre couches sont, en allant de dedans en dehors :

1° Un épithélium ;

[1] Ch. Robin, Leçons, 1859.
[2] Voy. Ch. Robin, *Dictionnaire de Nysten*, 1857 ; article *et in c.*

2° La tunique de Bichat ;

3° La tunique de tissu jaune ;

4° La tunique adventice.

1° *Épithélium*. La couche épithéliale qui tapisse l'intérieur des artères, est toujours discontinue chez l'adulte ; on n'en retrouve même que rarement les vestiges, mais elle est très-nette et très-apparente chez le fœtus et chez le nouveau-né. Les éléments qui la constituent, sont ordinairement des cellules de la variété pavimenteuse, minces, transparentes, à noyau aplati. Cet épithélium est quelquefois cylindrique dans l'aorte et dans les grosses artères ; ses éléments mesurent alors 0,020 à 0,050 de longueur.

2° *Tunique de Bichat*. Cette tunique a été décrite par Bichat dans les veines pulmonaires et dans les artères, sous le nom de *tunique commune du système vasculaire à sang rouge*. Or, on l'a retrouvée depuis dans toute l'étendue du système circulatoire. Elle paraît se continuer avec la membrane interne des vaisseaux capillaires de la deuxième variété (voy. n° 67), et par conséquent avec la paroi des capillaires, dont cette membrane n'est elle-même que la continuation.

La tunique de Bichat est épaisse de 0,100 environ. Elle est finement striée dans le sens de la longueur du vaisseau et n'est point vasculaire. Enfin, elle est insoluble dans l'acide acétique : cela permet de la distinguer du tissu lamineux ambiant, et surtout des dépôts de fibrine qui se forment parfois à sa face libre, et qui sont entièrement dissous par cet agent.

3° *Tunique de tissu jaune*. Cette tunique est la plus importante ; elle forme, à elle seule, la plus grande partie des parois artérielles ; elle est essentiellement constituée par des faisceaux d'élastiques disposés circulairement, en sorte que les mailles qu'ils dessinent, sont transversales à la direction du vaisseau. Le tissu de cette tunique se déchire facilement dans le même sens, et l'on peut ainsi, avec une certaine habitude, le dérouler en fines spirales. — Ces faisceaux sont à peu près formés en parties égales d'élastiques-ordinaires et d'élastiques-lamelleuses.

Entre ces faisceaux d'élastiques sont distribués d'autres fais-

ceaux de fibres-cellules, surtout vers la face interne du vaisseau.
Quant à la proportion dans laquelle se montrent ces deux éléments, l'un élastique et l'autre contractile, elle est extrêmement
variable : elle change avec l'âge du sujet, avec l'artère que
l'on observe ; — l'aorte contient plus de fibres-cellules chez les
jeunes sujets que dans un âge plus avancé ; — chez l'adulte,
les artères de la face et les intercostales en ont deux fois plus
que les autres vaisseaux du même ordre ; — il y en a plus, en
général, dans les artères du diamètre de la radiale que dans
celles qui ont au moins le diamètre de la crurale.

La tunique de tissu jaune n'est pas vasculaire : elle emprunte
ses matériaux nutritifs aux trames organiques voisines, et,
selon toute apparence, exclusivement à la tunique adventice.
Il est peu probable qu'aucune tunique puise dans le courant
même qu'elle enferme, les principes nécessaires à son existence.
C'est ce que semble au moins démontrer l'observation pathologique. Qu'il y ait, en effet, inflammation de la tunique externe
ou adventice, — la seule qui puisse présenter réellement cette
lésion, puisque c'est la seule vasculaire, — on verra la tunique
élastique et la tunique de Bichat devenir malades quoiqu'elles
continuent d'être baignées sans cesse par un courant de sang
normal ; elles se comporteront comme si elles étaient entièrement
soustraites à la rénovation nécessaire du fluide nourricier ; leur
nutrition ne se fera plus ; elles se ramolliront. Le même fait
se présente si dans une opération l'on n'a pas assez respecté la
tunique adventice.

4° *Tunique adventice.* Elle est constituée par du tissu lamineux
très-riche en fibres-dartoïques et très-vasculaire. Cette tunique
se continue directement avec le tissu lamineux seulement un
peu moins vasculaire au milieu duquel l'artère est plongée.

221. **Altérations.** La tunique élastique des artères présente
chez tous les vieillards une altération à peu près uniforme : elle se
remplit de granulations-graisseuses éparses ou en couche. Alors
la structure fibreuse du tissu interposé aux granulations disparaît, et il devient homogène. La paroi des artères qui ont été
le siége de cette modification, est moins résistante, beaucoup
plus friable : elle est devenue très-propre à la production des

hémorrhagies. Dans les grosses artères, le tissu ainsi altéré peut se ramollir pendant que la cholestérine se sépare des autres principes gras des granulations sous forme de cristaux.

Une lésion tout à fait différente de la précédente, est le dépôt de granulations-minérales dans la tunique élastique. Ce dépôt est parfois si abondant qu'il donne naissance à de véritables plaques calcaires. Mais c'est à tort qu'on appliquait autrefois à cette dégénérescence des parois artérielles le nom d'*ossification*. Il n'y a jamais, en aucun cas, production de substance osseuse véritable avec ses cavités caractéristiques.

Dans les anévrysmes cirsoïdes, appelés aussi *fungus hématodes artériels*, *tumeurs variqueuses artérielles*, etc., etc., on peut, en général, constater une hypertrophie manifeste de la tunique adventice et de la tunique de tissu jaune. Celle-ci contient aussi parfois une assez grande abondance de granulations-graisseuses.

Les cicatrices des artères présentent plutôt l'aspect d'un tissu lamineux très-riche en élastiques, que l'apparence ordinaire du tissu jaune des parois artérielles. On n'y trouve pas d'élastiques de la variété lamelleuse, mais seulement des fibres-dartoïques.

Sur les artères ombilicales et sur les artères liées autrefois si la ligature a porté loin d'une collatérale, on voit que le vaisseau a diminué de calibre par l'atrophie de la tunique de Bichat et de l'épithélium quand il existait, puis la tunique élastique s'est soudée avec elle-même. Dans l'artère ombilicale cette tunique persiste sous la forme d'un mince filament jaune, et on le retrouve au milieu du cordon qu'a laissé l'artère. Le tissu tendineux qui environne ce cordon, n'est que la tunique adventice de l'ancien vaisseau dont l'évolution a suivi une marche inverse, et qui s'est hypertrophiée [1].

La teinte rouge que l'on rencontre souvent à l'autopsie sur la paroi de l'aorte et des grosses artères, n'est point un état morbide, c'est une lésion cadavérique, un simple phénomène d'imbibition. L'hématosine, en abandonnant la globuline des hématies qui commencent à s'altérer (voy. n° 28), pénètre, molécule à

<hr>

[1] Voy. Ch. Robin et Ollier, *Mémoire sur quelques points de la cicatrisation en général;* dans les *Mémoires de la société de biologie*, 1858, p. 37.

molécule, la substance de la tunique de Bichat et les éléments de la tunique élastique.

V. — VEINES

222. Structure des veines. La paroi des veines, comme celle des artères, présente à étudier un certain nombre de couches superposées, mais dont aucune n'offre sur les autres la prédominance qui caractérisait dans les artères la tunique de tissu jaune; en sorte que les parois veineuses qui sont plus minces, sont loin cependant d'offrir une composition plus simple. On peut y décrire cinq couches : c'est de dedans en dehors :

1° Un épithélium;
2° La tunique de Bichat;
3° Une tunique à fibres longitudinales,
4° Une tunique à fibres circulaires;
5° La tunique adventice.

1° *Epithélium.* L'épithélium qui tapisse la paroi interne des veines, est la continuation de celui que nous avons décrit sur la paroi des artères; il offre les mêmes caractères, seulement il se désquame encore plus vite, et il est difficile de le rencontrer chez l'adulte.

2° *Tunique de Bichat.* La tunique de Bichat est moins épaisse dans les veines que dans les vaisseaux artériels (voy. n° 220); en général, elle ne mesure pas plus de 0,050 à 0,060 de diamètre. Elle est souvent adhérente à la couche suivante.

3° *Tunique à fibres longitudinales.* Cette tunique est très-mince, très-adhérente aussi à ses deux voisines, mais encore plus à la couche suivante qu'à la tunique de Bichat. Elle est formée de fibres-lamineuses, toutes dirigées parallèlement à l'axe du vaisseau. Au milieu de ces éléments sont des fibres-dartoïques sans anastomoses les unes avec les autres et disposées dans le même sens. Ce tissu est très-vasculaire et par conséquent susceptible de s'enflammer : c'est la lésion primitive de la *phlébite.*

4° *Tunique à fibres circulaires.* Cette tunique est la plus importante dans l'étude des veines : sa texture est très-complexe; elle renferme à la fois les éléments suivants :

1° Des élastiques ;

2° Des fibres-lamineuses ;

3° Des fibres-cellules ;

4° Des capillaires.

Tous ces éléments affectent une disposition générale circulaire. Les élastiques appartiennent tantôt à la variété dartoïque ; tantôt à la variété élastiques-ordinaires comme dans la plupart des veines superficielles ; — dans la veine porte ce sont des fibres-dartoïques étroites, nombreuses, en mailles serrées ; — d'autrefois ce sont des élastiques-lamelleuses largement anastomosées ; — ou même enfin une véritable lame perforée, une membrane fenêtrée (voy. n° 52), comme dans les veines de la pie-mère.

Seules les fibres-lamineuses, ainsi que les capillaires, s'entre-croisent et s'enchevêtrent en toute direction.

Les fibres-cellules, au contraire, sont régulièrement disposées en faisceaux circulaires. Cette direction est même constante, et leur abondance relative offre seule quelque variété : c'est dans les veines superficielles, dans celles de la pie-mère et de la face, dans la veine porte et dans la veine ombilicale, qu'on en trouve le plus.

5° *Tunique adventice.* La tunique adventice n'est pas toujours constituée simplement par du tissu lamineux comme celle des artères (voy. n° 220). Sur les parois des grosses veines qui se rendent au cœur, au voisinage de cet organe on trouve dans la tunique adventice, des faisceaux de fibres-cellules. Ils sont parallèles à l'axe du vaisseau, et croisent par conséquent à angle droit ceux de la couche précédente. Ils s'étendent sur la veine cave inférieure jusqu'à l'embouchure des veines hépatiques. Au voisinage immédiat de l'oreillette, on voit même un certain nombre de faisceaux striés courir sur les parois des veines caves.

Étude. L'étude des veines est beaucoup plus délicate que celle des artères, en raison de la ténuité des couches qui les constituent. La quatrième tunique surtout est difficile à détacher des autres : elle ne se laisse guère isoler que dans les grosses veines, comme la crurale ou la saphène. Quant à la tunique de Bichat, il faudra se garder de confondre avec elle une mince couche de fibrine coagulée qui tapisse quelquefois l'intérieur des veines et qui pourrait induire en erreur : l'acide acétique, qui dissout immédiatement la fibrine et qui ne saurait attaquer la tunique de Bichat, empêchera toute confusion.

223. Valvules. — Sinus. Les parois des sinus veineux et les valvules des veines ne présentent qu'une partie des tuniques qui entrent dans la formation de ces vaisseaux. — Les sinus sont constitués seulement par les trois premières couches, c'est-à-dire :

1° L'épithélium ;

2° La tunique de Bichat ;

3° La tunique à fibres longitudinales.

Les valvules sont aussi formées par l'adossement des trois mêmes tuniques. Vers leur base cependant on peut rencontrer quelques fibres circulaires qui se rattachent évidemment à la quatrième couche.

224. Tissu érectile. Le tissu érectile est essentiellement composé de veines qui y jouent le rôle d'élément fondamental. Ces veines sinueuses, contournées, anastomosées, etc., sont réunies par une trame de tissu lamineux dans lequel on rencontre, en même temps, une proportion considérable de fibres-cellules.

225. Vaisseaux lymphatiques. Le canal thoracique et la veine lymphatique ont exactement la même structure que les veines.

Les troncs lymphatiques périphériques offrent à considérer quatre tuniques qui sont, en procédant comme nous l'avons fait pour les autres vaisseaux, de dedans en dehors :

1° Un épithélium ;

2° La tunique de Bichat ;

3° Une tunique élastique ;

4° Une tunique de fibres-cellules.

La tunique épithéliale et la tunique de Bichat sont analogues à celles des autres régions du système circulatoire, et en particulier à celles des veines. L'épithélium ne se renouvelle pas et est ordinairement discontinu. Les élastiques de la troisième tunique sont étalées et anastomosées. La quatrième est formée à peu près uniquement de fibres-cellules très-abondantes.

Les réseaux d'origine des lymphatiques sont simplement constitués par le prolongement de la tunique de Bichat, à la surface de laquelle on ne trouve plus d'épithélium. C'est comme on voit, une sorte de répétition de la structure des capillaires.

VI. — SÉREUSES

226. Structure[1]. Les séreuses sont des membranes essentiellement composées d'une trame de tissu lamineux appuyée sur les organes sous-jacents et tapissée d'un épithélium pavimenteux.

Les éléments du tissu lamineux forment en général des faisceaux qui s'entre-croisent sous des angles très-nets comme dans le tissu fibreux (voy. n° 76). Des élastiques flexueuses les accompagnent, ainsi que des capillaires nombreux. Ceux-ci forment un réseau à mailles serrées, polygonales, très-nettement anguleuses.

Les cellules de l'épithélium appartiennent à la variété pavimenteuse : elles sont extrêmement pâles, minces, ont un noyau assez volumineux et se plissent avec une très-grande facilité. Cet épithélium forme une couche continue chez le fœtus, mais il tombe par places à mesure que le sujet avance en âge, et il ne se renouvelle pas, en sorte que chez l'adulte il manque quelquefois dans une étendue considérable : il n'est pas toujours facile de le rencontrer.

Cet épithélium peut aussi subir l'hypergénèse et donne alors naissance à des produits morbides qui doivent porter le nom d'*épithélioma* et qui sont parfois pédiculés. Le tissu en est grisâtre, mou, friable ou pâteux. Les éléments qui le composent, peuvent offrir tous les modes d'altération que nous avons signalés en traitant de la pathologie propre des épithéliums (voy. n° 149); ils empruntent seulement à leur peu d'épaisseur et à leur transparence, des singularités d'aspect toutes particulières.

---

[1] Voy. Ch. Robin, *Dictionnaire de Nysten*, 1857, articles *Séreux, Synoviale*.

Synoviales. Le tissu des synoviales s'éloigne assez peu du plan général des séreuses ; il est seulement plus dense et moins souple. Ces membranes sont aussi moins vasculaires et renferment moins d'élastiques dans leur trame. L'épithélium disparaît de bonne heure chez les enfants, au moins par places, et ne se retrouve qu'en petite quantité chez l'adulte.

Les synoviales adhèrent intimement aux tissus fibreux qu'elles tapissent. Nous avons eu déjà l'occasion de dire qu'elles ne passaient pas au-dessus des cartilages articulaires, dont la substance est librement baignée par la synovie (voy. n° 95). Elles s'arrêtent en effet au pourtour des surfaces cartilagineuses et n'empiétent sur elles, avec leurs vaisseaux en anses, que de quelques millimètres. Mais la membrane s'enfonce parfois profondément entre les faisceaux des capsules ou des gaînes fibreuses. C'est à ces dépressions tout à fait accidentelles, et où l'épithélium se conserve, que l'on a donné le nom de *follicules synoviaux* : ils n'ont rien de la structure glandulaire. — Il en est de même des prétendues *glandes de Havers*, qui ne sont formées que de tissu adipeux recouvert par l'épithélium de la synoviale. — Les franges que l'on trouve aussi parfois dans les articulations, ne sont que des replis de la membrane tout entière accolée à elle-même, et dans lesquels les capillaires viennent décrire au bord même de la frange, d'élégants festons.

Endocarde. L'endocarde est une membrane séreuse que sa structure histologique rapproche au moins autant des parois du reste du système vasculaire que du groupe d'organes auquel nous en rattachons l'histoire.

L'endocarde envisagé comme nous avons fait pour les parois des vaisseaux, offre de dedans en dehors :

1° Un épithélium qui n'est que la continuation de celui que nous avons décrit dans les artères (voy. n° 220) et dans les veines (voy. n° 222) : il disparaît aussi en partie avec l'âge ;

2° La tunique de Bichat (voy. n° 220), que l'on retrouve là avec ses caractères propres ;

3° Au-dessous d'elle, une couche de tissu lamineux très-vasculaire, à l'inverse de la précédente qui ne l'est pas. Aussi cette couche est-elle seule susceptible de présenter une inflammation véritable, c'est l'*endocardite*.

VII. — Peau

227. Division. La peau offre à considérer deux régions très-distinctes : le *derme*, plus profond, et l'*épiderme*. A elle se trouve en même temps annexé un grand nombre de tissus produits ou même d'organes complexes dont l'histoire a déjà pris place dans les pages qui précèdent, et qu'il nous suffira de nommer ; ainsi, les poils avec leurs follicules, les ongles, les corpuscules de Meissner, les glandes sébacées, les glandes de la sueur, du cérumen, etc.

228. Derme. La description générale du derme est un chapitre trop connu de l'anatomie humaine pour que nous nous y arrêtions. Rappelons seulement que son épaisseur peut varier de 2 ou 3 millimètres à 0,280. Ce minimum se rencontre dans le conduit auditif externe, aux lèvres et au gland. — Les éléments essentiels qui entrent dans la composition du derme sont les suivants :

1° Des fibres-lamineuses ;
2° Des élastiques ;
3° Une matière amorphe ;
4° Des capillaires ;
5° Des éléments nerveux.

Les fibres-lamineuses sont réunies en gros faisceaux comparables à ceux du périoste. Entre eux serpente un grand nombre d'élastiques de la variété dartoïque ; elles sont ramifiées, anastomosées, très-également réparties, et forment un réseau à larges mailles régulières.

La substance amorphe entre pour une proportion considérable dans la composition du derme. Elle en forme presque à elle seule la région la plus externe. C'est cette matière amorphe tenace et résistante, ce sont ces faisceaux de fibres-lamineuses, réunis en masse dense et solide, qui distinguent le derme du tissu lamineux sous-cutané.

Pour faciliter l'étude du derme, on peut le considérer comme étant formé de deux couches superposées. Nous laisserons à l'une, la plus profonde, le nom de « derme proprement dit », et nous appellerons la plus externe « couche papillaire ». C'est là d'ailleurs une division tout artificielle, et ces deux régions, très-distinctes dans leurs zones extrêmes, arrivent à se confondre et passent insensiblement de l'une à l'autre.

Le *derme proprement dit* est formé surtout par le tissu lamineux très-dense dont nous avons parlé. Il s'y joint en même temps d'innombrables faisceaux de fibres-cellules, qui forment en réalité autant de petits muscles distincts. Ils sont surtout abondants au visage. Nous avons dit déjà (voy. n° 56) que c'est à leur action qu'il faut attribuer l'effilement du nez, le facies hippocratique. C'est encore de l'harmonie plus ou moins troublée de leurs contractions réciproques que résultent ces changements si marqués et si journaliers dans la physionomie des femmes en particulier.

Dans la paroi abdominale, d'après M. Virchow, le nombre des fibres-cellules s'accroîtrait pendant la grossesse. Enfin, à l'extrémité de chaque follicule pileux s'attache un petit muscle pâle formé d'un faisceau unique de fibres-cellules. Celui-ci va par son autre extrémité prendre insertion à la face profonde du derme, et il doit tendre, par une double action, d'une part à faire saillir le poil à la surface de la peau, et de l'autre à le redresser. La *chair de poule* n'a pas d'autre origine (voy. n° 56).

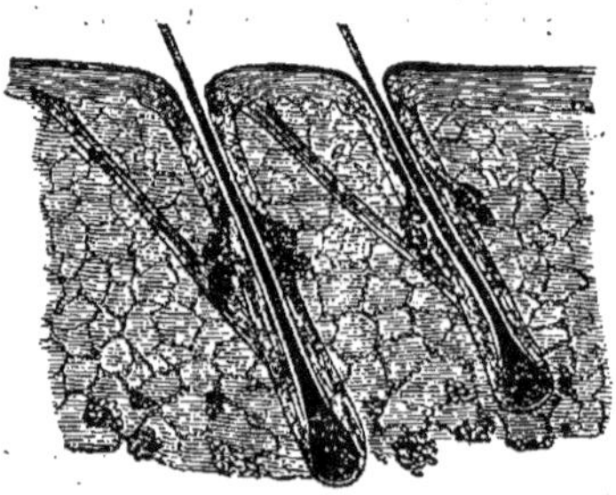

Fig. 90, d'après Kœlliker. — Grossissement de 10 diamètres. — Figure schématique montrant la disposition des muscles lisses qui s'insèrent aux follicules pileux.

Au-dessus du derme proprement dit s'étend ce que nous avons appellé la *couche papillaire*. Cette région, épaisse de 0,020 à 0,030, est presque entièrement constituée par la matière amorphe du derme. On y trouve seulement çà et là quelques rares prolongements des fibres-lamineuses de la couche sous-jacente, ou même quelques minces élastiques, avec des noyaux-embryoplastiques et quelquefois des cytoblastions.

La surface libre de cette couche de substance amorphe présente une quantité considérable de petites éminences appelées *papilles*. Elles sont en général arrondies, ont une extrémité mousse et plongent au milieu de l'épiderme. — Au point de vue de leur conformation, on peut les diviser en « papilles simples » et en « papilles composées ».

Les *papilles simples* sont régulièrement coniques ou arrondies, renflées ou non à leur sommet. Elles ont des dimensions très-variables. Les plus petites mesurent de 0,035 à 0,055 de hauteur; elles se trouvent au visage, en particulier aux paupières, aux joues, au menton. Elles peuvent même manquer complétement et être remplacées par un réseau de petites crêtes très-basses à la surface du derme. Les papilles les plus longues sont celles de la paume de la main, de la plante du pied, du mamelon, qui mesurent de 0,075 à 0,112; enfin celles des extrémités antérieures et postérieures de la matrice de l'ongle, qui atteignent jusqu'à 0,160 ou 0,325 de long.

La largeur des papilles simples, prise à leur base, égale le plus souvent leur hauteur, ou se trouve être un peu moindre : quelquefois les papilles ont alors un aspect verruqueux. Cela se voit au scrotum, au prépuce, à la racine du pénis. Dans les papilles les plus longues, la largeur égale environ le tiers ou la moitié de la hauteur[1].

Les *papilles composées* offrent une base plus ou moins large, portant plusieurs saillies dont chacune est semblable aux papilles simples. On les rencontre à la paume des mains, à la plante des pieds, à la face antérieure des doigts, etc., etc.

La distribution des papilles ne paraît être soumise à aucune règle sur la plus grande partie de la surface du corps. Mais partout où se montrent ces lignes contournées si manifestes à la face antérieure des doigts, elles offrent une disposition exactement correspondante. Chacune de ces éminences linéaires visibles au pied ou à la main renferme deux rangées parallèles de papilles.

---

[1] Kœlliker, *Éléments d'Histologie humaine*, § 57.

Sous l'ongle, les papilles sont aussi en séries régulières, mais toutes rectilignes et suivant l'axe des doigts. C'est entre ces séries que s'enfoncent les crêtes que laisse voir l'ongle à sa face profonde (voy. n° 151).

Là où les papilles n'affectent pas de disposition spéciale, elles sont tantôt très-rapprochées comme sur le pénis et sur le mamelon, tantôt, au contraire, très-écartées, comme sur les membres, au scrotum, au cou.

Au point de vue de leur constitution propre, elles peuvent être divisées en deux groupes très-distincts :

1° Les papilles nerveuses ;

2° Les papilles vasculaires.

Les *papilles nerveuses* sont simples ou composées. Elles contiennent toujours un corpuscule de Meissner (voy. n° 129) logé en général vers leur sommet. Ces papilles ne reçoivent jamais de vaisseaux, ou n'offrent au plus qu'une anse vasculaire à leur base ; elles sont seulement traversées par les tubes qui se rendent au corpuscule de Meissner. — Les papilles nerveuses se rencontrent à la main, au pied et au bord rouge des lèvres. Elles sont relativement très-rares, et dans ces régions on n'en trouve environ qu'une sur six papilles, ou même sur trente, selon le lieu d'observation.

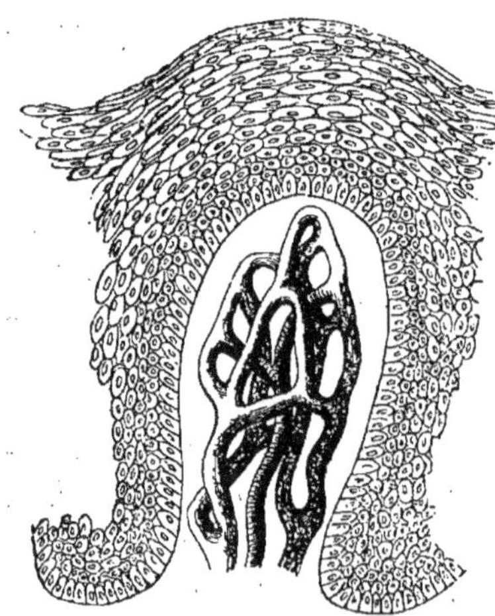

Fig. 91, d'après Kœlliker. — Grossissement de 350 diamètres. — Figure schématique représentant une papille vasculaire recouverte de son épithélium, chez l'enfant.

Les *papilles vasculaires* sont en très-grande majorité. Elles se rencontrent seules dans les lieux où les papilles à corpuscule de Meissner n'existent pas. Elles renferment généralement une, deux, trois anses vasculaires, ou même davantage dans les grandes papilles de la matrice des ongles. Ces vaisseaux émergent du réseau capillaire très-dense de la région profonde du derme et y retournent. Leur disposition dans la substance de la papille est in-variable : ils en occu-pent exclusivement la partie centrale, tous parallèles et ac-colés les uns aux autres.

La sensibilité de la peau n'est nullement en raison directe du nombre des corpu-scules de Meissner qu'on y rencontre; la matrice de l'ongle est pourtant extrê-

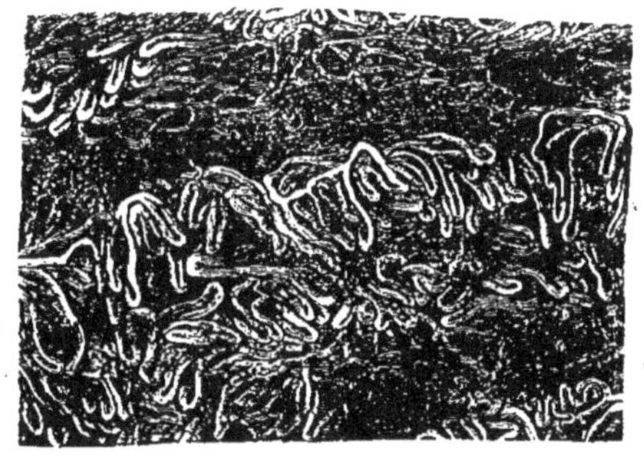

Fig. 92, d'après Berres. — Injection des capillaires de la peau à la face palmaire de la main. On distingue les anses que forment les vaisseaux dans les papilles, et le réseau capillaire profond d'où ils émanent. L'injection a gardé une disposition générale qui montre celle des papilles ac-collées sur deux rangs pour former une crête dermique.

mement sensible, et n'en possède pas. M. Kœlliker croit, au reste, que les papilles vasculaires reçoivent aussi des tubes-ner-veux, mais qu'ils s'y terminent simplement (voy. n° 127) et sans présenter aucun renflement de leur périnèvre.

229. **Épiderme.** L'épiderme est une couche de tissu épi-thélial qui comble l'intervalle des papilles du derme et qui dé-passe leur sommet pour engendrer ainsi la surface à peu près lisse et unie qui limite le corps humain dans l'espace. L'é-piderme s'adapte exactement à toutes les anfractuosités et à toutes les éminences du derme dont sa face profonde est l'em-preinte fidèle. Il reproduit toutefois au dehors les crêtes der-miques de la paume de la main et de la plante du pied. — L'é-piderme est formé de deux couches superposées, assez nette-ment limitées et qui diffèrent l'une de l'autre par leurs ca-ractères morphologiques aussi bien que par leurs caractères chimiques. Elles offrent aussi dans leur épaisseur proportion-nelle de grandes variétés d'un point à un autre de l'économie. La plus profonde porte le nom de « couche de Malpighi », la plus externe s'appelle la « cuticule ou couche cornée ».

La *couche de Malpighi* est constituée par plusieurs rangs de cellules-épithéliales. On trouve d'abord au contact immédiat du derme une rangée unique de cellules régulières juxtaposées. C'est une mince couche qui monte sur les papilles, redescend dans leurs interstices et s'arrête circulairement autour de l'orifice des glandes et des follicules. Les cellules-épithéliales qui la composent, sont un peu allongées, se rapprochant à la fois de la variété cylindrique et de la variété pavimenteuse. Leur longueur est de 0,007 à 0,013, leur largeur de 0,005 à 0,006 . Sur toute la surface du corps chez le nègre, sur les points colorés de la peau chez le blanc, à l'aréole du mamelon, au scrotum, etc., ces cellules-épithéliales sont remplies de granulations-pigmentaires.

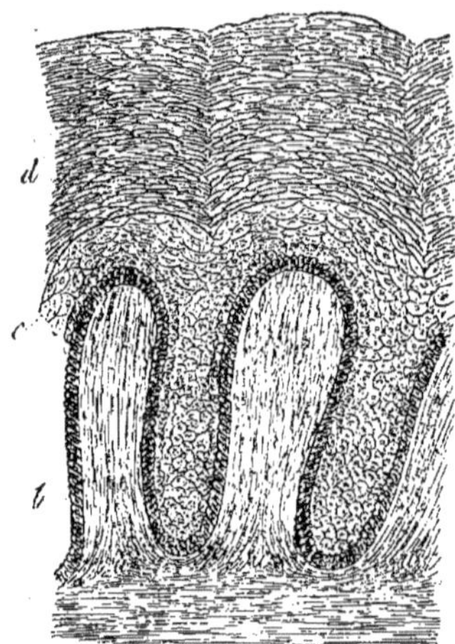

Fig. 95, d'après Kœllike·. — Grossissement de 250 diamètres. — Section schématique de la peau de la cuisse, chez le nègre; — *aa* papilles; — *b* zone profonde de la couche de Malpighi; — *c* zone superficielle de la même; — *d* couche cornée.

Au-dessus de cette couche il en existe une autre plus épaisse et formée de plusieurs rangs de cellules peu distinctes. Elles sont plus volumineuses et plus aplaties que les précédentes; elles ont aussi toutes un noyau et renferment une certaine quantité de granulations colorées. Celles-ci peuvent être grisâtres ou brunes, ou même tout à fait semblables aux granulations-pigmentaires de la rangée profonde, comme cela se voit chez certains sujets à peau très-colorée, et chez le nègre.

Il peut arriver que tous les éléments de la couche de Malpighi, les plus profonds comme les plus extérieurs, ne soient pas nettement limités et nettement séparables; en d'autres termes, que la segmentation soit incomplète ou même n'existe pas. On décrirait alors cette région de l'épiderme comme formée d'un épithélium nucléaire, à noyaux plongés dans une substance amorphe plus ou moins chargée de granulations-pigmentaires.

Si l'on imagine une coupe de la peau parallèle à sa surface, et faite dans de telles conditions qu'elle intéresse les papilles du derme vers le milieu de leur hauteur, on concevra que la tranche profonde offre l'aspect d'un réseau. La portion de la couche pigmentée qui s'enfonce entre les papilles, dessinera ce réseau, et la section même des papilles, dont la substance est claire et transparente, figurera les mailles. Telle est l'origine du nom de *réseau de Malpighi*, propre tout au plus à désigner une préparation anatomique spéciale.

La *couche cornée* forme la zone externe et demi-transparente de l'épiderme. Sa face profonde est onduleuse et se moule sur les irrégularités de la couche de Malpighi, qui ne sont elles-mêmes, comme nous l'avons vu, que la traduction affaiblie des irrégularités de la surface du derme. Elle passe au-dessus du sommet des papilles et s'enfonce plus ou moins dans les vallons qui les séparent.

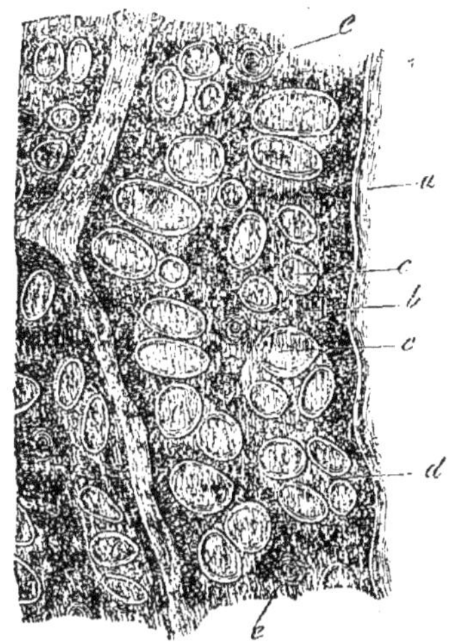

Fig. 94, d'après Kœlliker. — Grossissement de 60 diamètres. — Section horizontale intéressant les papilles de plusieurs portions de crêtes dermiques, pour montrer le réseau de Malpighi ; — *aa* couche cornée de l'épiderme dans l'intervalle des crêtes où elle s'enfonce assez pour être intéressée ; — *b* couche de Malpighi ; — *ce* orifice des glandes sudoripares.

Cette disposition est surtout marquée dans les régions pourvues de papilles très-développées recouvertes elles-mêmes d'une couche de Malpighi peu épaisse, comme à la paume de la main et à la plante du pied : la couche cornée pénètre entre ces papilles jusqu'au milieu de leur hauteur. Quand elles sont petites, au contraire, la couche cornée ne descend presque pas dans leurs intervalles entièrement comblés par la couche de Malpighi [1].

La couche cornée est formée de cellules-épithéliales lamelleuses superposées et très-adhérentes. Elles sont minces, généralement sans noyaux. Leurs dimensions varient entre 0,018 et 0,036 : elles sont généralement un peu plus considérables dans les couches externes que dans les couches profondes.

Au-dessous de la substance unguéale on retrouve les diffé-

---

[1] Kœlliker, *Éléments d'Histologie humaine*, § 46.

rentes couches de l'épiderme avec leurs caractères propres : la profonde est composée de cellules à noyaux, l'externe de cellules-épithéliales lamelleuses sans noyaux, mais moins sèches et moins cornées que celles de la surface de la peau. — Chez l'embryon, toutes les couches épidermiques passent au-devant des orifices des glandes ou des follicules du derme.

230. **Étude** [1]. Pour étudier la peau, on se servira avec avantage de sections verticales et horizontales faites sur des préparations fraîches, sèches ou cuites ; on les humectera avec un liquide indifférent ou avec divers réactifs, tels que l'acide nitrique et les alcalis. La macération, la cuisson, et quand l'épiderme n'est pas épais, l'action de l'acide acétique ou de la potasse facilitent singulièrement la séparation de grands lambeaux d'épiderme, et permettent ainsi d'étudier directement sa face profonde aussi bien que les papilles de la surface du derme.

Sur des sections horizontales de peau fraîche, faites dans les conditions que nous avons indiquées pour préparer le réseau de Malpighi, rien n'est plus facile que de déterminer l'écartement et le nombre des papilles.

On recherchera les nerfs sur des coupes verticales ou sur de petits lambeaux que l'on aura traités par l'acide acétique ou par la potasse caustique. Un autre mode opératoire consiste à rendre la peau translucide par la coction, et à la laisser quelques heures dans l'essence de térébenthine, jusqu'à ce que les nerfs soient devenus blancs et brillants. On pratique ensuite des tranches verticales très-minces.

On isole facilement les faisceaux de fibres-cellules dans le dartos, plus difficilement au pénis et dans l'aréole où il faut déjà une certaine habitude pour les trouver à l'œil nu. Ceux des follicules pileux se voient parfois très-bien quand on étudie ces organes, et surtout si l'on s'est servi d'acide acétique pour rendre transparentes les parties voisines. Nous n'avons pas besoin de répéter que, dans ce cas, le faisceau de fibres-cellules est seulement accusé par les noyaux des éléments qui le composent (voy. n° 55). Dans les lambeaux de peau soumis à l'ébu-

---

[1] Voy. Kœlliker, *Éléments d'Histologie humaine*, § 51.

llition on voit aussi très-bien sur des coupes verticales les faisceaux de fibres-cellules qui embrassent les glandes sébacées.

La couche de Malpighi doit être également étudiée sur des tranches verticales de peau fraîche, que l'on traite au besoin par l'acide acétique ou par la potasse étendues ; les éléments de la couche cornée seront recherchés sur des coupes traitées par les alcalis. Toutefois la simple macération dans l'eau suffit déjà pour dissocier les éléments de ces différentes régions, qu'un certain exercice apprend à reconnaître même sur les pièces fraîches.

234. Développement. L'épithélium qui recouvre le corps de l'embryon, dérive directement, par métamorphose, des cellules-embryonnaires qui limitaient le vitellus. C'est-à-dire que, pendant que les feuillets internes du blastoderme se liquéfient pour former le blastème où apparaîtront par genèse spontanée les éléments anatomiques primitifs des tissus fondamentaux (voy. n°s 43 et 60), pendant ce temps, le feuillet le plus externe persiste, et ce sont ses éléments modifiés qui forment l'épithélium du jeune animal.

Vers le deuxième mois, les cellules qui constituent ce revêtement, sont larges, d'aspect pavimenteux, avec un noyau de 0,010 à 0,012 de diamètre. Mais à cette époque ou vers le commencement du troisième mois, ce noyau est le siège d'une évolution particulière[1]. Après

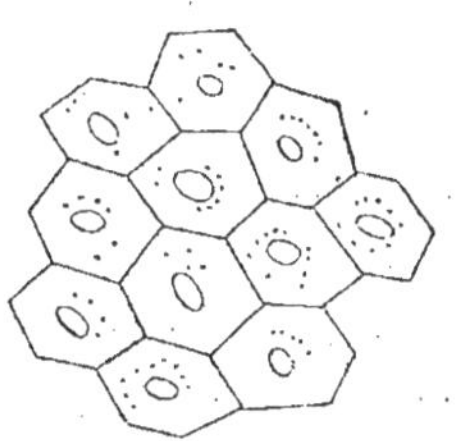

Fig. 95, d'après Kœlliker. — Grossissement de 550 diamètres. — Épithélium d'un embryon de deux mois.

avoir augmenté de volume, il commence à faire saillie à la surface de la cellule. En même temps qu'il devient ainsi libre dans une partie de son étendue, ce noyau s'arrondit, grandit rapidement et atteint 0,020 ou 0,025 de diamètre. Il recouvre alors en grande partie le corps de la cellule au-dessus de laquelle il proémine, et arrive presque à toucher les noyaux voisins.

On peut constater à ce moment que la partie du noyau adhérente à la cellule, se rétrécit de plus en plus, et forme un pédicule qui, vers le cinquième ou le sixième mois, n'est plus con-

---

[1] Voy. Ch. Robin, *Note sur une particularité du développement des cellules épidermiques superficielles ;* dans le *Journal de la Physiologie,* 1861, p. 228.

22

stitué que par une sorte de filament extrêmement court et grêle. Enfin vers le septième mois, par suite de son amincissement graduel, les noyaux se détachent et tombent spontanément. De sorte que les premiers éléments qui aient limité l'organisme, se trouvent ainsi, par un procédé tout particulier, ramenés au type des cellules-épithéliales lamelleuses sans noyau, qui continueront de le limiter tant qu'il existera.

Plus tard en effet, à mesure que les épithélions s'élèvent des parties profondes de la couche de Malpighi pour venir former en se métamorphosant, la cuticule, on voit ces cellules perdre peu à peu leurs noyaux; seulement, ils disparaissent alors par résorption, molécule à molécule.

232. **Pathologie.** L'histoire complète des altérations des éléments de la peau formerait assurément le chapitre le plus long et le plus varié d'un traité d'histologie pathologique. Nous devons nous borner ici à signaler quelques faits épars entre les plus saillants et les mieux connus.

Dans la production des cicatrices on voit à la surface des bourgeons charnus, dont nous avons plus haut donné la description (voy. n° 75), se former quelques cellules-épithéliales, et bientôt elles l'emportent sur la production des leucocytes, dont cette surface n'a pas cessé d'être le siége. Ces cellules forment une pellicule mince et blanchâtre qui se continue avec l'épiderme de la peau environnante. En même temps les bourgeons charnus s'affaissent; la matière amorphe, qui en avait été jusque-là l'élément fondamental, disparaît en partie; les fibres lamineuses qu'elle séparait, se rapprochent. Tout ce travail se continue encore après que la pellicule épidermique a recouvert la surface entière de la partie dénudée, pendant que dans la profondeur apparaissent des élastiques et quelquefois des éléments nerveux.

Les papilles de la peau sont susceptibles de s'hypertrophier, surtout dans certaines régions. Les prétendues *glandes de Tyson* ne sont pas autre chose qu'une saillie du derme et de ses papilles avec épaississement de l'épiderme correspondant. Celui-ci peut contenir ou non des globes épidermiques (voy. n° 149).

Beaucoup d'altérations de la peau, comme les *plaques mu-queuses*, les *condylômes*, le *molluscum*, les *gommes*, l'*induration* des chancres, etc., sont caractérisées par l'hypergénèse d'un élément toujours accessoire à l'état normal, et qui devient, dans ce cas, fondamental. Ce sont les cytoblastions.

Les tumeurs gommeuses, entre autres, offrent la composition suivante :

1° (*E. F.*), Des cytoblastions ;
2° (*E. A.*) Une matière amorphe ;
3°   —   Des noyaux-embryoplastiques ;
4°   —   Des corps-fusiformes ;
5°   —   Des corps-fibroplastiques ;
6°   —   Des fibres-lamineuses ;
7°   —   Des granulations-graisseuses ;
8°   —   Des capillaires.

Les cytoblastions sont plongés dans la matière amorphe et constituent à eux seuls la masse dominante du tissu. Les noyaux-embryoplastiques se montrent plus fréquemment que les éléments qui en dérivent, tels que corps-fusiformes, corps-fibroplastiques, etc. Enfin c'est aux granulations-graisseuses, quand elles sont abondantes, que le tissu emprunte l'aspect blanchâtre ou jaunâtre qu'il a quelquefois.

La même description peut s'appliquer au *chalazion*. Il y a seulement dans cette néoplasie moins de matière amorphe, plus de corps-fusiformes, plus de noyaux-embryoplastiques et plus de capillaires.

L'*exanthème variolique* est caractérisé par les phases suivantes : à la place où doit apparaître une pustule, on remarque d'abord une hypertrophie des papilles ; la couche de Malpighi augmente en même temps de volume, elle s'hypertrophie en forme de disque ombiliqué et soulève partout la cuticule. Bientôt les épithélions les plus profonds se ramollissent, et ce travail morbide aboutit à la production, au voisinage du derme, de petites cavernes qui se remplissent de pus. Celles-ci grandissant arrivent à ne plus former qu'une vaste lacune tenant la place du disque primitif, mais intéressant aussi les papilles et la partie supérieure du derme. Et, comme celui-ci ne se régénère pas, il y a cicatrice durable, ce qui n'aurait pas lieu si l'épiderme était seul atteint [1].

Quand on applique sur la peau un corps très-chaud ou une substance vésicante, il se forme au-dessous de la cuticule, au-dessus de la couche de Malpighi, une exsudation considérable qui sépare les deux régions de l'épiderme. Des épanchements purulents, que l'on appelle improprement *sous*-épidermiques, peuvent aussi prendre naissance dans la même zone. Alors on trouve mêlée aux leucocytes une proportion considérable de cellules-épithéliales lamelleuses provenant de la face profonde de la cuticule et libres dans le sérum.

Les *durillons*, les *cors*, etc., etc., sont des hypertrophies simples de la couche cornée de l'épiderme. Tantôt elles se développent seulement à l'extérieur, tantôt elles se propagent en même temps vers les parties profondes et peuvent ainsi s'enfoncer jusqu'aux capsules articulaires et même jusqu'aux tendons. Au niveau de ces productions pathologiques les papilles du derme sont souvent très-hypertrophiées [2].

Le *pityriasis* est la désquammation incessante et l'incessante reproduction de la couche cornée.

Nous n'avons réellement pas à nous occuper ici autrement que pour mémoire des affections — tant de la peau que des muqueuses — connues sous les différents noms de *cancroïde*, d'*épithélioma*. Ce sont des lésions en tout analogues à celles dont la mamelle est le siége. Les cellules de l'épiderme subissent dans ce cas l'hypergénèse et l'hypertrophie escortées de toutes les variétés de leur pathologie propre (voy. n° 149), absolument comme les cellules des culs-de-sac mammaires ; le derme et les parties sous-jacentes s'atrophient comme la paroi propre des culs-de-sac et comme la trame lamineuse de la mamelle ; il y a envahissement de proche en proche à la partie profonde ; il y a ulcération à la surface par suite de troubles survenus dans la nutrition de la néoplasie ; il y a nécrose des éléments qui la forment, etc., etc. ; tout le cortége, en un mot, des

---

[1] Charcot, Leçons, 1859.

[2] Voy. von Bærensprung. *Beitraege zur Anatomie und Pathologie der menschlichen Haut.*

altérations si fréquentes partout où l'on rencontre un élément épithélial, et dont nous avons indiqué les principaux types à propos du parenchyme mammaire, où ces lésions sont le plus communes, mais où elles n'ont, comme nous l'avons remarqué, rien de spécifique.

La coloration de la peau dans la *maladie d'Addison*, dans la *cachexie bronzée* qu'il en faut distinguer, dans les *taches mélaniques*, etc., etc., a pour cause une accumulation plus ou moins considérable de granulations-pigmentaires dans les parties profondes de l'épiderme. L'*albinisme partiel* au contraire, est dû à l'absence locale du pigment normal dans la couche de Malpighi.

Les *taches de rousseur*, le *hâle* paraissent produits par l'apparition sous certaines influences météorologiques, de granulations roussâtres de nature assez mal définie, dans la région moyenne de l'épiderme et même dans la couche cornée.

VIII. — MUQUEUSES

235. Division. Les muqueuses sont des membranes caractérisées en général par la mollesse de leur surface. De plus, celle-ci est ordinairement imprégnée d'un fluide grisâtre, visqueux, filant, auquel elles ont emprunté leur nom. Le *mucus* contient toujours, outre les principes immédiats qui le composent essentiellement, un certain nombre d'éléments figurés ; les uns naissent à la surface de la muqueuse, comme les leucocytes, les autres sont des cellules-épithéliales provenant de cette surface même.

Chaque muqueuse mériterait une description spéciale. On peut cependant les diviser en deux groupes très-distincts par tous leurs caractères, selon la nature de l'épithélium qui les tapisse :

1° Les muqueuses à épithélium pavimenteux ;

2° Les muqueuses à épithélium prismatique.

La muqueuse de la vessie, dont l'épithélium est mixte, ainsi que nous l'avons dit déjà (voy n° 150), ne rentre dans aucune de ces deux variétés et devrait en réalité former une classe à part.

On peut cependant la rapprocher plutôt du premier groupe[1].

234. Muqueuses à épithélium pavimenteux. Les muqueuses qui appartiennent à cette classe, sont celles du vagin et du museau de tanche, — du prépuce et du gland, — des cavités buccales et pharyngiennes, — de l'œsophage, — et de la conjonctive.

La structure des muqueuses à épithélium pavimenteux offre de grands rapports avec celle de la peau. Toutes ont un chorion ou trame lamineuse aussi riche que le derme lui-même en élastiques minces, ramifiées, anastomosées et formant un réseau à larges mailles. On y trouve aussi quelques rares éléments fibroplastiques et parfois des cytoblastions. Ce chorion peut être plus vasculaire que le derme : c'est le cas au pharynx et dans l'urèthre. Son épaisseur varie et sa surface est pourvue de papilles.

Toutes ces papilles sont vasculaires : à la langue seulement quelques-unes sont munies de corpuscules de Meissner (voy. n° 129); elles sont en général longues et étroites, le plus souvent composées; et les vaisseaux, comme à la peau, en occupent la partie centrale. Tantôt l'épithélium qui recouvre ces papilles, comble leurs interstices, et forme au-dessus d'elles une surface lisse, comme à la voûte du palais et à la surface interne des joues; tantôt la couche épithéliale ne remplit qu'en partie les vallées qui séparent les papilles, et les laisse ainsi faire une certaine saillie.

Le chorion de ces muqueuses ne loge aucune glande, il est simplement traversé comme le derme par les canaux excréteurs d'un certain nombre d'organes sécréteurs placés au-dessous de lui. Il résulte de là que les granulations de la *conjonctivite* ne sont rien moins que *glanduleuses*. C'est une épithète impropre à désigner de simples amas d'éléments fibroplastiques mélangés d'un nombre plus ou moins grand de capillaires.

235. Muqueuses à épithélium prismatique. Les muqueuses qui rentrent dans ce groupe, sont celles de l'utérus et des trompes; — du tube intestinal depuis le cardia jusqu'à l'anus; — des voies biliaires; — des joues; — des fosses nasales; —

---

[1] Voy. Ch. Robin, *Dictionnaire de Nysten*, 1858, article *Muqueuse*.

de la trachée ; — des bronches ; — et des trompes d'Eustache.

Ces muqueuses ont en général un chorion peu riche en élastiques. Les fibres-lamineuses sont moins serrées, moins denses que dans le groupe précédent ; il en est de même des faisceaux qu'elles forment.

Les fibres-cellules sont distribuées dans l'épaisseur même de la membrane et non au-dessous d'elle, comme à la peau et comme dans les muqueuses de la classe précédente. On y trouve aussi quelques éléments fibroplastiques et une certaine proportion de matière amorphe. — La plupart de ces muqueuses sont lisses. Celle qui s'étend du pylore à la valvule iléocœcale offre seule une surface chargée de villosités.

Les *villosités* comme les papilles sont une dépendance du chorion de la muqueuse et font au-dessus de lui une saillie plus ou moins marquée. Elles sont constituées par de la matière amorphe dans laquelle s'engagent quelques fibres-lamineuses.

Elles sont plus ou moins vasculaires suivant leur volume, mais la distribution des vaisseaux n'est plus la même que dans les papilles (voy. n° 228). L'artériole, ou les artérioles de la villosité en occupent seules le centre. De ces vaisseaux partent de petites branches qui viennent former à sa surface même un réseau capillaire très-serré, immédiatement au-dessous de l'épithélium qui la tapisse. Puis tous ces capillaires se réunissent en un nombre de veinules ordinairement double de celui des artérioles. — On remarquera que les canalicules pulmonaires nous ont offert une distribution vasculaire qui n'est pas sans analogie avec celle que nous décrivons en ce moment (voy. n° 205).

Le centre de chaque villosité est aussi le point d'origine d'un vaisseau lymphatique : il naît de la réunion de deux ou trois ramifications borgnes qui se perdent au milieu du réseau sanguin de la villosité, mais sans jamais arriver jusqu'à la périphérie de celle-ci. Ces culs-de-sac sont peu réguliers, variqueux, à parois très-minces, se confondant avec la substance amorphe dans laquelle ils sont plongés.

Les muqueuses de ce groupe sans villosités ne sont pas moins riches en vaisseaux sanguins, et les capillaires offrent aussi cette particularité de former à leur surface un réseau immédiatement recouvert par l'épithélium.

Un autre caractère du chorion de toutes ces muqueuses est de loger le plus souvent dans son épaisseur un nombre prodigieux de follicules simples (voy. n° 170) dont les dimensions mesurent en général l'épaisseur même de la membrane. Quand il existe des villosités, c'est au fond des petites vallées qui les séparent, que s'ouvrent les follicules.

L'épithélium de ces muqueuses est mince et formé d'un seul rang de cellules cylindriques ou pavimenteuses ; quelquefois il se compose de deux ou trois rangées de cellules superposées. — Il revêt toutes les saillies du chorion, plis ou villosités, mais il ne comble pas leurs intervalles, et garde partout la même épaisseur. En d'autres termes, il traduit mathématiquement à l'extérieur toutes les inégalités de la surface qu'il recouvre.

256. Étude. L'étude des muqueuses présente quelquefois de sérieuses difficultés. Pour l'intestin, l'épithélium ne peut se voir que sur des pièces très-fraîches, car les cellules se désagrégent avec la plus grande facilité. On aperçoit très-bien les villosités sur des tranches verticales assez minces, faites avec des ciseaux fins, ou encore sur un lambeau de muqueuse éclairé à la lumière directe et observé avec un faible grossissement. — Pour les vaisseaux, il faudra des pièces injectées ou des préparations entièrement fraîches, dans lesquelles les capillaires seront encore remplis par les hématies. — On doit rechercher les follicules sur des lambeaux de muqueuse durcis dans l'alcool absolu, dans l'acide pyroligneux ou dans l'acide chromique. On peut encore faire bouillir ces lambeaux dans l'acide acétique étendu, puis on les imbibe de gomme et on les laisse sécher. Il est alors aisé de tailler sur ces pièces des lamelles très-minces que l'on rend transparentes au besoin avec un peu de soude. — Les glandes de Lieberkühn s'isolent en général avec la plus grande facilité[1].

[1] Koelliker, *Éléments d'Histologie humaine*, § 161.

CHAPITRE XII
SYSTÈME REPRODUCTEUR

237. Division. Nous décrirons dans ce chapitre les paren-chymes au sein desquels apparaissent les éléments spéciaux qui doivent contribuer à la formation d'un être nouveau semblable à ceux dont il émane. Ces parenchymes sont l'ovaire et le testi-cule. Nous y joindrons l'histoire des transformations histologi-ques de la muqueuse utérine pendant que le produit se déve-loppe à son contact, et enfin l'étude des annexes du fœtus, c'est-à-dire des chorions et du placenta, qui ne font, à la vérité, nullement partie du système reproducteur puisqu'ils appartien-nent exclusivement à l'enfant, mais qu'on peut rapprocher sans trop d'effort de l'histoire de la muqueuse utérine, à laquelle ils s'unissent intimement.

I. — OVAIRE

238. Stroma. L'ovaire se compose d'un tissu propre dans lequel se trouvent des cavités closes appelées vésicules de Graaf ou encore *ovisacs*. Celles-ci contiennent à leur tour l'ovule. Nous aurons à mentionner, avant de faire l'histoire de ces dernières parties, certains éléments anatomiques qu'on ne trouve que dans les vésicules de Graaf et que nous désignerons sous le nom de « cellules-de-l'ovisac. »

Quant au tissu propre de l'ovaire ou *stroma*, il est formé des éléments suivants :

1° Des fibres-lamineuses ;
2° Des corps-fusiformes et des corps-fibroplastiques ;
3° Une matière amorphe finement granuleuse ;
4° Des capillaires.

La composition de ce tissu montre qu'il se rattache à la grande famille des tissus de fibres-lamineuses. Il est environné de toutes parts d'une enveloppe continue de tissu lamineux propre, re-couverte à son tour par le péritoine.

239. Cellules-de-l'ovisac [1]**.** On doit réserver ce nom à des éléments particuliers que l'on trouve dans la paroi des vésicules de Graaf ou ovisacs.

Les cellules-de-l'ovisac présentent, comme tous les éléments de la même catégorie, deux variétés :

1° La variété cellule ;

2° La variété noyau libre.

Le volume et la forme des éléments de la variété cellule offrent de grandes différences : tantôt ces cellules sont petites et sphériques, avec un diamètre de 0,009 à 0,012 ; tantôt elles atteignent 0,014 à 0,018, et sont alors généralement polyédriques, à angles mousses et arrondis. D'autres enfin sont aussi polyédriques, mais allongées et mesurant de 0,020 à 0,025. Toutes sont friables, transparentes, généralement grisâtres et d'aspect finement granuleux.

Il est rare que les cellules-de-l'ovisac soient dépourvues de noyau. Celui-ci est ordinairement placé au centre de l'élément, plus rarement vers la circonférence. Il est ovoïde, par exception sphérique ; il a 0,009 à 0,011 de diamètre ; ses contours sont nets ; sa substance — contrairement à la règle habituelle — est plus transparente et moins granuleuse que celle de la cellule. La plupart du temps, il y a un nucléole large de 0,001 environ, à circonférence foncée, à centre peu brillant.

L'eau n'attaque pas les cellules-de-l'ovisac et ne détermine pas de mouvement brownien dans leur intérieur, ce qui permet d'apprécier leur densité (voy. n° 19). L'acide acétique gonfle un peu le corps, en dissout les granulations et le rend transparent ; il resserre, au contraire, le noyau, dont le contour devient plus foncé et un peu moins régulier qu'à l'état normal ; il dissout le nucléole.

Dans les corps jaunes, qui sont en grande partie formés par des cellules-de-l'ovisac, il est facile de voir ces éléments naître par genèse spontanée. D'abord c'est un noyau ovoïde, pâle, transparent, sans nucléole, qui se manifeste. Presque aussitôt

---

[1] Voy. Ch. Robin, *Mémoire sur les modifications de la muqueuse utérine*, dans les *Mémoires de l'Académie de médecine*, 1861.

apparaît, molécule à molécule, une petite masse de substance organisée qui entoure complétement ce noyau, ou même qui, dans certains cas, ne fait que l'envelopper en partie. C'est le premier rudiment du corps de la cellule.

Quelques particularités de la pathologie propre de ces éléments seront étudiées en même temps que les corps jaunes, dont le tissu emprunte ses caractères dominants aux cellules-de-l'o-visac plus ou moins altérées qu'il contient.

240. **Vésicules de Graaf.** Les vésicules de Graaf se composent d'une tunique vésiculeuse ou sorte de membrane propre adhérant directement par sa face externe au stroma. Cette tunique est formée par les éléments suivants :

1° Des fibres-lamineuses et des corps-fusiformes.

2° Quelques noyaux-embryoplastiques ;

3° Une matière amorphe ;

4° Des cellules-de-l'ovisac ,

5° Des capillaires.

Les fibres lamineuses sont en couches ou en nappes entre-croisées les unes au-dessus des autres, mais dans chacune desquelles les fibres elles-mêmes sont parallèles, peu onduleuses, très-peu serrées et facile à isoler par la dilacération.

La matière amorphe est transparente, finement granuleuse, friable ; elle est d'autant plus abondante que les fibres-lamineuses le sont moins.

Au milieu de cette matière amorphe et des éléments du tissu lamineux qu'elle soutient, sont plongées les cellules-de-l'ovisac accompagnées ou non d'un certain nombre de noyaux libres. Elles sont, ainsi que la matière amorphe, en proportion inverse du nombre des fibres-lamineuses. Leur contour est masqué par les autres éléments et difficile à voir ; il faut quelque attention pour les découvrir.

Les mailles des capillaires qui rampent au milieu de ce tissu, ont environ trois ou quatre fois le diamètre des vaisseaux qui les forment.

Cette tunique est tapissée à l'intérieur par un épithélium nucléaire sphérique, mêlé d'un nombre plus ou moins grand de cellules également sphériques et mesurant à peine 0,007 à 0,009 de diamètre.

Dans les premiers temps de l'apparition des vésicules de Graaf, cet épithélium les remplit entièrement et l'ovule est au centre de la masse qu'il forme. Plus tard, un liquide s'interpose aux noyaux, distend la vésicule, et comme les noyaux ne se multiplient pas dans la même proportion, il en résulte que bientôt ils ne comblent plus la cavité de l'ovisac. Une couche d'épithélium nucléaire demeure adhérente à la paroi qu'elle tapisse — on l'appelle *membrane granuleuse* — pendant qu'une autre portion de l'épithélium continue d'entourer l'ovule et forme la *couche proligère*. Enfin des traînées de noyaux s'étendent au travers du liquide, depuis la masse périovulaire jusqu'à la membrane granuleuse.

Dans le cas d'hémorrhagie intra-vésiculaire hors des époques menstruelles, la tunique de la vésicule, distendue par le sang, se modifie de diverses manières. C'est ainsi que les fibres-lamineuses deviennent l'élément fondamental, pendant que, de leur côté, les cellules-de-l'ovisac diminuent ou même disparaissent tout à fait.

Les taches jaunes que l'on trouve souvent alors sur les parois de la cavité, sont dues au dépôt dans la matière amorphe qui a persisté, d'un grand nombre de granulations-graisseuses. On y voit aussi, généralement, des grains d'hématosine en quantité considérable, tantôt épars au milieu des granulations-graisseuses, tantôt réunis en traînées ou en amas.

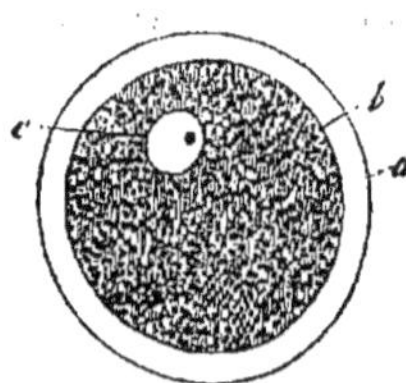

Fig. 96, d'après Koelliker. — Grossissement de 250 diamètres. — Ovule; — *a* membrane vitelline; — *b* vitellus; — *c* vésicule germinative.

241. **Ovule.** L'ovule est un petit corps sphérique, qui présente un diamètre de 0,100 à 0,200. Il est limité à l'extérieur par une enveloppe appelée « membrane vitelline.». Celle-ci est hyaline, transparente, élastique, homogène, amorphe. Elle mesure de 0,009 à 0,010 d'épaisseur, et, dans le champ du microscope, elle forme autour du vitellus une sorte d'anneau clair qui a reçu les noms de *zone transparente*, de *zona pellucida*.

A l'intérieur de la membrane vitelline, le *vitellus*, qui est en

contact avec elle, forme une masse cohérente, granulée, transparente et visqueuse.

La *vésicule-germinative* est un élément anatomique clair,
large de 0,050. Avec un peu de soin, on parvient à l'expulser
de l'ovule. — Elle porte sur un point de sa paroi un noyau large
de 0,007; c'est lui qu'on appelle *tache germinative*.

242. Corps jaunes. Après la rupture de l'ovisac, ses parois
se gonflent et atteignent un millimètre d'épaisseur environ : c'est
le corps-jaune ou *oariule* qui commence son évolution. On découvre en effet que la matière amorphe y est devenue beaucoup
plus abondante, et qu'elle renferme une quantité considérable
de granulations-graisseuses et de gouttes d'huile : toutes choses
qui contribuent à rendre plus difficile l'étude histologique de
ces parties. La gêne est encore augmentée par la congestion
des capillaires, qui donne à l'intérieur de la vésicule la coloration rouge qu'on lui connaît pendant les premiers jours après
l'ovulation. D'autres fois elle est foncée et brunâtre; on trouve
alors une grande proportion d'hématosine répandue dans son
tissu.

On peut constater toutefois, que déjà de bonne heure les
cellules-de-l'ovisac se sont considérablement multipliées par
genèse spontanée, comme nous l'avons indiqué (voy. n° 239).
Beaucoup de ces cellules sont petites, avec un noyau propor-
tionné à leur masse, ovoïde, clair, offrant lui-même un petit
nucléole. D'autres cellules-de-l'ovisac ont conservé leurs dimensions. Mais la plupart ont augmenté de volume; elles sont
devenues plus foncées, plus granuleuses; leur noyau atteint jusqu'à 0,012 ou 0,015 de long, et comme il ne devient pas plus
granuleux en même temps que la cellule, il finit par se détacher
en clair sur sa masse. — Le nucléole suit le développement du
noyau.

Peu à peu toutes les cellules-de-l'ovisac contenues dans l'oariule en cours de formation subissent, comme la matière amorphe au sein de laquelle elles sont plongées, la dégénérescence
graisseuse. Chez certains sujets les granulations qui les emplis-
sent, sont très-fines et arrondies; chez d'autres, elles ont de
0,002 à 0,004 de diamètre avec la forme polyédrique; chez

d'autres encore, elles sont arrondies, mais de volume inégal. — Tantôt ces granulations-graisseuses masquent le noyau, tantôt elles le laissent en évidence.

A une époque plus avancée du développement de l'oariule, certaines cellules-de-l'ovisac se montrent pleines de granulations d'hématosine, de cristaux d'hæmatoïdine, ou même parfois de granules particuliers, larges de 0,002 à 0,005, et qu'on retrouve libres au milieu de la matière amorphe ambiante.

C'est à cette extension de la dégénérescence graisseuse à toutes les parties composantes de l'oariule, c'est à la couleur qui en résulte quand celle-ci n'est pas masquée par l'hématosine ou par l'hæmatoïdine, que les corps jaunes doivent leur nom.

Plus tard, l'oariule s'atrophie, mais le tissu, généralement grisâtre, qui la forme alors, est simplement constitué par une trame de fibres-lamineuses avec quelques corps-fusiformes ; le tout empâté dans une substance amorphe finement granuleuse. Les granulations-graisseuses libres sont devenues rares. Enfin les cellules-de-l'ovisac qu'on retrouve encore, ont diminué de volume ; leurs granulations-graisseuses semblent devenues plus nombreuses, mais elles sont simplement plus rapprochées. Peu à peu ces cellules se montrent encore plus irrégulières : leur contour devient dentelé ; leur noyau comme plissé et flétri ; elles diminuent toujours jusqu'à ne plus former qu'un corpuscule irrégulier, et finissent par disparaître complétement.

243. **Kystes des ovaires.** Les kystes des ovaires sont généralement considérés comme des hypertrophies simples des vésicules de Graaf. Tantôt leur paroi est lisse, tantôt ils sont tapissés par un épithélium qui est ordinairement pavimenteux.

Il peut aussi arriver que ces parois présentent une structure absolument analogue à celle de la peau avec ses papilles vasculaires, son épiderme, ses glandes sudoripares, et ses poils implantés dans des follicules munis de leurs glandes sébacées.

Il n'est nullement prouvé que ces tissus nouveaux qui apparaissent dans l'ovaire, soient les vestiges d'un être imparfaitement développé ; qu'ils soient, en un mot, un produit *engendré.* Tout porte à croire, au contraire, que cette peau, ces poils, ces glandes sont autant de néoplasies hétérotopiques (voy. n° 64);

et qu'il faut les rapprocher, par exemple, des poils que l'on trouve quelquefois dans les organes urinaires ou dans les méninges. On est seulement en droit d'affirmer que c'est l'ovaire qui offre les exemples les plus manifestes et les plus fréquents de ce genre de lésion.

Le contenu des kystes varie au moins autant que la nature de leurs parois. Il est souvent gélatineux, visqueux. Il peut être transparent ou non. Dans ce dernier cas il doit en général son opacité à des granulations-graisseuses.

On peut encore trouver dans la matière amorphe que renferment ordinairement les kystes :

1° Des noyaux-épithéliaux ;

2° Des cellules-épithéliales sphériques ou pavimenteuses, ordinairement remplies de granulations-graisseuses ;

3° Des sympexions ;

4° Des poils libres, tombés, selon toute apparence, de follicules ayant existé dans la paroi ;

5° Des dents, parfois au nombre de plusieurs centaines ; et ce n'est pas là un des arguments les moins sérieux en faveur de la théorie qui considère les tissus produits des kystes ovariques comme de simples exemples d'hétérotopie.

II. — Muqueuse utérine

244. Cellules-de-la-muqueuse-utérine[1]. On trouve dans la trame même de la muqueuse utérine, à l'état de vacuité, un certain nombre d'éléments de l'espèce cellule, qui ont reçu le nom de cellules-de-la-muqueuse-utérine. Leur diamètre est en général de 0,010 à 0,018 ; leur forme est sphérique, ovoïde ou un peu polyédrique, à angles mousses ; elles sont uniformément remplies de fines granulations attaquables par l'acide acétique.

Leurs noyaux sont ovoïdes, à contour régulier, longs de 0,008 à 0,010 et larges de 0,006 à 0,007 ; ils sont plus rarement sphériques ; ils sont uniformément parsemés de très-fines gra-

---

[1] Voy. Ch. Robin, *Mémoire sur les modifications de la muqueuse utérine ;* dans les *Mémoires de l'Académie de médecine,* 1861.

nulations grisâtres peu nombreuses, et plusieurs d'entre eux ont un petit nucléole sphérique brillant. L'acide acétique pâlit ces noyaux, mais laisse leurs contours très-nets.

On rencontre aussi à l'état libre dans la trame de la muqueuse utérine des noyaux semblables mêlés aux éléments de la variété cellule.

Quand les cellules-de-la-muqueuse-utérine se multiplient, ce qui a lieu dès les premières semaines de la grossesse, on en trouve à la fois de plus petites et de beaucoup plus grandes. Les premières sont ovoïdes ou sphériques, larges de 0,010 à 0,015; les secondes sont irrégulières et mesurent jusqu'à 0,030 de diamètre.

Du troisième au quatrième mois, les cellules-de-la-muqueuse-utérine croissent encore en volume, et atteignent les dimensions qu'elles conserveront toujours, pendant que la forme de la plupart d'entre elles se modifie d'une manière très-notable. Elles deviennent en général fusiformes, tout en restant très-renflées dans leur milieu; quelques-unes ne se prolongent en pointe que d'un seul côté; d'autres sont polyédriques, irrégulières. Parmi elles, il en est qui peuvent atteindre même 0,100 de long, tout en n'ayant que 0,012 à 0,020 de large. — Toutes sont assez résistantes, grisâtres, demi-transparentes, à contour bien distinct.

Dans beaucoup de ces cellules on voit éparses des granulations jaunes au centre, foncées à la périphérie et de plus insolubles dans l'acide acétique. Elles augmentent de nombre et de volume à mesure que l'élément grandit, et peuvent atteindre jusqu'à 0,004 et même 0,005 de large; elles sont uniformément répandues dans le corps de la cellule, ou bien distribuées en groupes ou en séries linéaires.

En même temps que les cellules, les noyaux se sont accrus en diamètre, ils sont devenus larges de 0,007 à 0,010 et longs de 0,014 à 0,020; ils sont aussi plus clairs, plus transparents, plus brillants; quelques-uns même ont perdu complétement leurs granulations. — Le nucléole est jaune et brillant au centre, foncé et noirâtre à la périphérie : il mesure fréquemment 0,001 ou 0,002 de diamètre.

245. Tissu de la muqueuse utérine. La muqueuse du corps de l'utérus à l'état de vacuité renferme les éléments suivants :

1° (*E. F.*) Des noyaux-embryoplastiques ;

2° (*E. A.*) Des éléments du tissu lamineux ;

3°   —   Des cellules-de-la-muqueuse-utérine ;

4°   —   Une matière amorphe finement granuleuse ;

5°   —   Des capillaires ;

6°   —   Des follicules particuliers (voy. n° 172) ;

7°   —   Un épithélium.

Les noyaux-embryoplastiques forment la masse dominante du tissu interposé aux follicules. Leur nombre est tel qu'ils se touchent presque.

La matière amorphe contient, outre les granulations grisâtres dont elle est semée, un certain nombre d'autres granulations arrondies, régulières, atteignant rarement 0,001 de diamètre, à contour foncé, à centre brillant et jaunâtre.

Dans cette matière amorphe se trouvent les éléments du tissu lamineux : fibres-lamineuses, corps-fusiformes et corps-fibroplastiques. Les fibres-lamineuses sont isolées, éparses, rarement réunies en faisceaux ou en nappes. Les corps-fibroplastiques sont surtout abondants. — C'est au milieu de tous ces éléments qu'on trouve aussi les cellules-de-la-muqueuse-utérine.

Pendant la gestation, en même temps que les follicules de la muqueuse utérine subissent les modifications que nous avons indiquées en parlant d'eux (voy. n° 172) ; en même temps que les cellules-de-la-muqueuse-utérine se multiplient et s'hypertrophient comme nous venons de le dire (voy. n° 244), l'épithélium prismatique qui tapisse la cavité utérine, subit une évolution parallèle et dont l'étude n'est pas moins intéressante au point de vue de l'histoire des modifications que peut présenter un seul et même élément.

Cet épithélium passe graduellement pendant la grossesse, de la forme prismatique à l'état pavimenteux [1].

Les cellules prismatiques sont rejetées peu à peu, soit par

---

[1] Voy. Ch. Robin, *Mémoire sur quelques points de l'anatomie et de la physiologie de la muqueuse et de l'épithélium utérins*, etc.; dans le *Journal de la physiologie*, t. I, p. 46. — Janvier 1858.

petits lambeaux, soit une à une. Les cellules pavimenteuses qui leur succèdent, mesurent 0,012 à 0,018 de diamètre. Elles sont régulièrement polyédriques et pleines de granulations jaunâtres et foncées. Les plus grosses de ces cellules ont un noyau sphérique ou à peine ovoïde, large de 0,007 environ, finement granuleux, ordinairement sans nucléole. Quelques-unes manquent de noyau et n'offrent à leur intérieur qu'une masse de granulations-graisseuses jaunâtres.

Toutes sont régulièrement disposées et forment un épithélium pavimenteux des plus élégants. On les retrouve également dans le mucus utérin, seulement alors — qu'elles aient ou non un noyau — elles sont devenues sphériques, plus grosses et plus granuleuses encore.

Tel est l'état ordinaire de l'épithélium utérin entre la sixième et la huitième semaine de la gestation. On trouve aussi des places où l'épithélium primitif est tombé, et n'a pas été remplacé.

Vers la dixième semaine, par places également, on découvre au milieu de ces cellules pavimenteuses, d'autres épithélions beaucoup plus volumineux. Ils sont minces, pâles, aplatis, longs de 0,040 à 0,090, mais toujours irréguliers, se prolongeant parfois en pointe d'un côté, ou même de plusieurs à la fois. On ne découvre dans le corps de ces éléments qu'un petit nombre de granulations éparses, irrégulièrement distribuées. — Leur noyau est aussi plus volumineux que celui des cellules pavimenteuses environnantes ; il est toujours ovoïde, finement granuleux.

Vers le huitième mois, ces cellules pâles, dans les parties de la caduque qui sont restées libres, ont encore grandi ; elles sont devenues tantôt régulièrement polyédriques, tantôt allongées, avec deux noyaux ovoïdes ou sphériques de 0,012 à 0,015 de diamètre. Ces noyaux ont ordinairement un ou deux nucléoles jaunâtres, brillants. — Parmi ces cellules il en est qui ont une forme prismatique nettement accusée, avec une extrémité libre régulière et coupée carrément, pendant que l'autre extrémité, que l'on peut appeler profonde ou adhérente, est renflée et plus volumineuse que le reste de l'élément. — Par places enfin, on ne trouve que des noyaux libres analogues à ceux de ces cellules et plongés dans une matière amorphe très-granuleuse à granulations très-fines.

A l'époque où la caduque utérine et la caduque réfléchie se soudent par accolement, il arrive que tous ces éléments épithéliaux, naguère superficiels, se trouvent inclus au centre de la membrane unique qui résulte de l'union des deux caduques. Il n'est pas difficile de les retrouver là, seulement ils ont encore fait un pas dans cette voie de transformations successives dont ils offrent le curieux exemple. Ils sont isolés au milieu des autres éléments ou groupés sur certains points et réunis en lamelles plus ou moins étendues. Ils ont continué de s'hypertrophier et de se déformer plus encore. Quelques-uns mesurent jusqu'à 0,100 de long et même davantage, de manière à être visibles à l'œil nu. Ils sont en général épais de 0,008 à 0,012, et larges de 0,010 à 0,040.

M. Ch. Robin a insisté sur ces métamorphoses « pour qu'on « puisse, comme il le dit lui-même, se rendre un compte exact « des limites entre lesquelles sont susceptibles de varier certains « éléments anatomiques, selon les conditions normales ou pa- « thologiques dans lesquelles ils se trouvent placés, et pouvoir « juger par là celles qu'ils offrent quelquefois dans les produits « morbides, où, jusqu'à présent, elles n'ont pas été bien ap- « préciées. »

Toutes les variétés de forme peuvent en effet se rencontrer dans ces cellules altérées : les unes sont sphériques, d'autres ramifiées, bifurquées, fusiformes, etc..., etc... Quelques-unes contiennent deux ou trois noyaux ; la plupart n'en possèdent qu'un, mais remarquablement volumineux, à centre clair, brillant, peu granuleux, à contour net, régulier ; il atteint ordinairement 0,012 à 0,018 de long, sur 0,006 à 0,010 de large. Chaque noyau renferme un ou deux nucléoles gros de 0,001 à 0,002, à centre brillant, à teinte ambrée, à contour net, foncé, noirâtre.

« Ces noyaux libres, continue M. Ch. Robin, sont manifes- « tement semblables ou très-analogues à ceux qui ont été décrits « et figurés sous les noms de noyaux *cancéreux*, *carcinoma-*

« *teux*, etc..., et recevraient sans doute ce nom de ceux qui les
« verraient sans avoir suivi les phases des modifications décrites
« plus haut. Pourtant ici elles sont normales, mais leurs ana-
« logues se voient sur les épithéliums de beaucoup d'autres or-
« ganes dans diverses circonstances morbides. — C'est pour
« avoir jugé des dispositions anatomiques de cet ordre, avant
« d'avoir suivi les diverses phases de l'évolution normale et
« pathologique des éléments anatomiques, que les détermina-
« tions de tant de tissus morbides demandent à être réformées. »

Quand la caduque, qui doit être entraînée avec le chorion, a
subi les différentes phases d'altération que nous venons d'indiquer, on voit sa vascularité diminuer et disparaître peu à
peu, pendant qu'au-dessous d'elle prend naissance la nouvelle
muqueuse qui la repousse au dehors et qui doit la remplacer.
— Cette modification dans la vascularité de la caduque ne s'applique naturellement pas à la caduque utéroplacentaire, dont
nous aurons à parler en décrivant le placenta.

III. — ANNEXES DU FŒTUS

246. Chorions[1]. — Depuis longtemps les anatomistes ont décrit à part trois apparences successives du chorion sous les noms
de premier, deuxième et troisième chorion. L'histologie est
venue confirmer encore cette division, et montrer des différences profondes entre chacune de ces variétés, en même temps
qu'elle enseignait comment se fait la transition de l'une de ces
apparences à l'autre.

Premier chorion. Celui-ci est simplement constitué par la
membrane vitelline (voy. n° 241); elle s'est seulement re-
couverte d'expansions, mais sa structure intime n'a pas changé :
elle continue d'être anhiste.

Deuxième chorion. Le deuxième chorion est exclusivement
formé par une couche de cellules-embryonnaires provenant de
a segmentation du vitellus et composant naguère le deuxième

---

[1] Voy. Ch. ROBIN, *Dictionnaire de Nysten*, 1858; articles *Placenta, Môle, Chorion;* — *Recherches sur les villosités du chorion et du placenta ;* dans les *Mémoires de la Société de biologie*, 1854, p. 63.

feuillet externe du blastoderme. Ces cellules sont toutes polyédriques, juxtaposées, et ont toutes un noyau.

Seul ce tissu épithélial représente le deuxième chorion, qui n'est donc pas vasculaire. Çà et là il émet de petites expansions qui s'enfoncent tout autour de l'œuf dans la muqueuse utérine environnante et qui portent le nom de *villosités*. Il est important de noter qu'elles sont creuses.

Le deuxième chorion se développe de dedans en dehors en repoussant le premier chorion; celui-ci s'atrophie et disparaît.

Troisième chorion. Le troisième chorion est constitué en partie par une membrane de substance spéciale qui le limite extérieurement, et qu'on peut appeler *substance choriale*. Elle est homogène, amorphe, résistante, grisâtre, rarement un peu striée ou fibroïde par places; l'acide acétique la rend transparente. Elle est parsemée de noyaux plus ou moins écartés les uns des autres, pâles, ovoïdes, longs de 0,008 à 0,010, et larges de 0,005 à 0,006. Entre eux règne une quantité considérable de fines granulations : la plupart sont grisâtres, et de nature protéique; quelques-unes sont graisseuses.

La substance choriale est, partout où on la rencontre, dépourvue de vaisseaux et ne se laisse en aucun cas traverser par eux.

On arrive à voir, quand on étudie son mode de genèse, qu'elle dérive directement du deuxième chorion. Vers la quatrième semaine en effet les cellules qui constituaient ce dernier, ont perdu leurs limites, elles se sont confondues et ont ainsi donné naissance à une substance amorphe au milieu de laquelle leurs noyaux seuls persistent.

Les villosités qui existaient déjà dans le deuxième chorion, se multiplient considérablement et présentent alors différentes variétés ou modifications qu'il est important de connaître.

1° Quelques-unes sont appelées à former le *placenta;* nous en étudierons le développement dans le prochain paragraphe.

2° D'autres sont creuses et vides, ou bien elles n'ont pas de cavité centrale. Ces deux sortes de villosités, uniquement formées de substance choriale, ne deviennent par conséquent jamais vasculaires. Leur tissu offre seulement, dans la plupart des cas, une abondance considérable de granulations-graisseuses.

5° D'autres villosités, que l'on peut regarder comme représentant l'état normal, et qui sont en rapport avec toute la portion de caduque réfléchie, sont remplies par du tissu lamineux et par les anses vasculaires qui l'accompagnent naturellement. — Ce tissu lamineux avec ses vaisseaux n'est qu'une dépendance de l'allantoïde qui s'est développée à l'intérieur du second chorion, poussant une anse vasculaire dans chaque villosité pendant que celle-ci passe de la structure cellulaire à l'état amorphe.

En même temps, cette villosité, que nous appellerons normale, se ramifie plus ou moins, mais sans que sa constitution soit pour cela modifiée ; elle continue de présenter une enveloppe de substance choriale, à l'intérieur de laquelle circulent des vaisseaux plongés dans une trame de tissu lamineux.

Vers la sixième semaine, quand la caduque réfléchie a cessé d'être vasculaire, les villosités choriales qui s'enfonçaient dans sa trame, subissent de leur côté une modification analogue : leur vascularité disparaît et leur substance n'embrasse plus qu'un tissu lamineux dépourvu de capillaires. En d'autres termes, toutes les villosités, à l'exception de celles qui doivent donner naissance au placenta, subissent à cette époque une évolution rétrograde qui a reçu le nom « d'oblitération lamineuse ». — Dès que les vaisseaux d'une villosité se sont retirés, la substance choriale qui en dessine le contour, se remplit de granulations-graisseuses.

Altérations. Il peut arriver qu'aucune des villosités du second chorion ne reçoive de vaisseaux par suite d'une destruction précoce de l'embryon, laquelle entraîne naturellement celle de l'allantoïde. Il peut se faire alors que la membrane de substance choriale continue de grandir en empruntant aux tissus ambiants les matériaux qui sont nécessaires à son développement. Dans ce cas, il se forme de place en place sur les villosités et sur leurs ramifications, des vésicules pleines d'une sérosité claire, sphériques, sans communication les unes avec les autres. C'est cette lésion spéciale du chorion qui a reçu les noms de *môles hydatiques, hydatiformes,* etc.

247. Placenta[1]. Le placenta est un organe transitoire du fœtus, qui présente à étudier, quand celui-ci se détache de la mère, trois parties très-distinctes au point de vue histologique, et qui sont :

1° La portion adhérente de la caduque ;

2° Les cotylédons ;

3° L'amnios.

Portion adhérente de la caduque. M. Ch. Robin a montré que le placenta, en tombant, entraînait avec lui une portion de la caduque. C'est la membrane grisâtre que l'on observe à la surface utérine du placenta, et qui s'enfonce entre les cotylédons en acquérant plus d'épaisseur. Elle se continue d'ailleurs visiblement avec la portion de la caduque qui adhère au chorion. — Ce tissu grisâtre renferme :

1° Une matière amorphe ;

2° Des granulations moléculaires de différente nature ;

3° Des cellules ayant subi une hypertrophie considérable, et présentant les altérations les plus diverses, au point de rappeler toutes les variétés connues et décrites de cellules cancéreuses, c'est-à-dire toutes les altérations dont nous avons fait le tableau en décrivant la pathologie propre des éléments épithéliaux (voy. n° 149). Il suffit de racler avec la lame d'un scalpel la surface d'un placenta frais, et de porter sous le microscope la pulpe ainsi obtenue, pour y découvrir, en cherchant un peu, des *plaques à noyaux multiples*, des *cellules mères*, des *cellules*

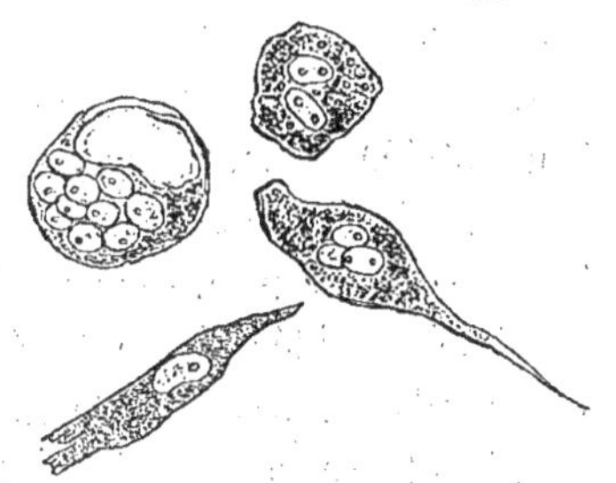

Fig. 97. — Grossissement de 250 diamètres. — Épithéliums offrant différents modes d'altération, provenant de la surface utérine du placenta.

[1] Voy. Ch. Robin, *Recherches sur les modifications graduelles des villosités du chorion et du placenta ;* dans les *Mémoires de la société de biologie.* 1854, p. 75. — *Mémoire pour servir à l'histoire anatomique et pathologique de la membrane muqueuse utérine, de son mucus, et des œufs ou mieux glandes de Naboth ; Société philomatique,* 18 mars 1848. *Archives générales de médecine,* 4e série, t. XVIII P. 201. Paris, in-8°. — *Mémoire sur quelques points de l'anatomie et de la physiologie de la muqueuse utérine ;* dans le *Journal de la physiologie,* t. I, p. 46, janvier 1858.

en raquette, des *cellules excavées*, etc., etc., tous éléments prétendus du cancer. Ces épithélions si profondément altérés ne sont pourtant que des éléments normaux, des cellules-de-la-muqueuse-utérine qui ont subi physiologiquement, au sein d'un tissu normal, des modifications que les autres éléments du même ordre ne présentent d'ordinaire dans l'économie que sous une influence pathologique.

Cotylédons. Nous venons de voir que c'était la caduque hypertrophiée qui s'interposait aux cotylédons. Chacun de ceux-ci forme un tout complet, un organe vasculaire spécial sans anastomose avec les cotylédons voisins, en sorte que chaque cotylédon est exclusivement alimenté par le sang des vaisseaux ombilicaux qui traversent son pédicule.

On se fera une idée assez nette de la structure intime d'un cotylédon par la comparaison suivante : on peut supposer un tronc d'où émanent des rameaux qui se divisent et se subdivisent à mesure qu'ils s'éloignent de la souche commune. Si tous ces rameaux étaient divergents, on aurait une figure arborescente ; qu'on se les imagine repliés sur eux-mêmes, enchevêtrés, pelotonnés, on aura quelque chose d'assez semblable à un cotylédon placentaire.

L'histoire du développement des cotylédons explique très-bien cette structure. Chacun d'eux n'est qu'une simple villosité choriale considérablement développée, mais qui toutefois n'a rien perdu de ses caractères histologiques. Les vaisseaux de la villosité se sont seulement ramifiés à l'infini, en se contournant sur eux-mêmes, comme ils auraient pu faire dans un espace insuffisant. Leurs anses vasculaires sont restées partout enveloppées de tissu lamineux recouvert lui-même, comme dans le troisième chorion, d'une mince couche de substance choriale (voy. n° 246). Celle-ci de son côté a gardé ses caractères habituels, c'est-à-dire que les vaisseaux ne la traversent pas plus que dans les premières semaines de la vie, et qu'elle isole de la manière la plus absolue tous les rameaux de l'arbre vasculaire d'un cotylédon, même les plus petits, même ceux qui ne contiennent qu'une anse capillaire. De là cette indépendance de la circulation des cotylédons, leurs vaisseaux demeurant aussi efficacement séparés que le sont deux capillaires allantoïdiens à l'intérieur de deux villosités choriales. Chaque cotylédon n'est que le signe persistant de l'indépendance de celles-ci et les représente arrivées à leur summum de développement.

Au milieu des villosités qui donnent ainsi naissance au placenta, il s'en trouve toujours quelques-unes, comme sur le reste du chorion, qui ne logeant pas de vaisseaux, n'ont pu devenir des cotylédons. On les reconnaît très-bien : en général elles sont courtes, ovoïdes, rarement allongées ou cylindriques. Le plus souvent elles sont appendues au tronc ou aux branches principales d'un cotylédon par un étroit pédicule. Leur substance est remplie de granulations grisâtres, fines, très-rapprochées les unes des autres ; on y distingue aussi les noyaux habituels de la substance choriale.

Amnios. La membrane amnios n'est rien qu'un épithélium mince et diaphane.

Développement. A l'endroit où doit se développer le placenta, les villosités du troisième chorion remplies par les vaisseaux allantoïdiens continuent de croître, se ramifiant et poussant toujours de nouvelles branches dans chacune desquelles apparaît aussitôt une anse capillaire.

Au commencement ces divisions sont peu enchevêtrées et presque parallèles ; elles se laissent facilement isoler ; si l'on vient à plonger l'ensemble dans l'eau, elles forment, mollement suspendues, une arborisation aussi élégante que délicate ; c'est le *placenta frondosum*. Toutes ces ramifications d'une même villosité s'allongent, se multiplient, s'enchevêtrent et constituent en dernière analyse un cotylédon, pendant que la muqueuse utérine hypertrophiée s'insinue entre lui et ses voisins.

Pathologie. Il existe une altération spéciale du placenta, qui a été tour à tour décrite sous les différents noms d'*induration*, — d'*encéphaloïde*, — de *dégénérescence squirrheuse, cancéreuse, tuberculeuse, graisseuse* (Barnes), — de *calcification* ou d'*ossification* du placenta.

M. Ch. Robin a montré que l'altération désignée par tous ces noms n'est que l'apparition dans les cotylédons (ou villosités placentaires) des phénomènes normaux qui caractérisent l'évolution des villosités choriales proprement dites, celles-là mêmes qui plongent dans la caduque réfléchie et qui s'atrophient quand elle cesse d'être vasculaire (voy. n° 246).

Le véritable nom de la lésion placentaire serait donc le même que nous avons employé pour désigner ce qui se passait dans le chorion ; ce serait une *oblitération lamineuse*. — Les fibres-lamineuses sont disposées parallèlement à l'axe des ramifications ; elles sont fortement serrées, adhérentes l'une à l'autre, et très-adhérentes aussi à la face interne de la gaîne de substance choriale qui les enveloppe. Chaque ramification ne constitue donc plus qu'un cordon plein et résistant, non vasculaire. — La couche de substance choriale est généralement plus mince qu'à l'état normal et laisse voir moins de noyaux ; elle est devenue en même temps très-granuleuse. De ces granulations, les unes sont grisâtres, et selon toute apparence, de nature protéique ; les autres sont des granulations-graisseuses.

L'oblitération lamineuse peut être à son tour compliquée par la production dans l'intérieur du tissu malade de matières grasses sous différentes formes, en particulier sous celle de gouttelettes, mais ce n'est là qu'un épiphénomène, une complication fréquente mais non constante de la lésion. Il en est de même de l'apparition de grains calcaires au voisinage des villosités oblitérées.

Ces grains sont irréguliers, polyédriques ; ils varient considérablement de volume : les uns n'ont que quelques centièmes de millimètre de diamètre, d'autres atteignent plusieurs millimètres. Ils sont constitués par des carbonates et des phosphates de chaux et de magnésie. Ils se produisent toujours en dehors de la substance choriale à laquelle ils ne font qu'adhérer ; ils peuvent être confluents et former alors des concrétions plus ou moins volumineuses, quelquefois disposées en plaques à la face adhérente du placenta et dans l'interstice des cotylédons.

La lésion que nous venons de décrire, avec toutes ses complications, peut ne siéger que sur une portion d'un cotylédon. Il arrive parfois que les villosités voisines du pédicule et le pédicule lui-même sont atteints, pendant que les ramifications extrêmes ne présentent que l'oblitération lamineuse proprement dite, et restent simplement affaissées sur elles-mêmes.

IV. — TESTICULE.

248. Tissu du testicule [1]. Le testicule est un parenchyme qui au point de vue de ses caractères purement histologiques, n'est pas sans offrir quelque analogie avec le rein : comme le rein, il est essentiellement formé de canalicules à l'intérieur desquels s'opère la secrétion dont l'organe est le siége.

Comme le rein, le testicule est enveloppé par une membrane de tissu fibreux, l'*albuginée*, seulement le tissu de celle-ci est extrêmement dense et serré. — Elle envoie à travers l'organe, des prolongements membraneux qui divisent l'intérieur de la coque fibreuse qu'elle forme, en plusieurs loges, et comme toutes ces cloisons partent du même point, il en résulte que toutes ces loges sont pyramidales. — Le corps d'Highmore n'est qu'un renflement de l'albuginée, auquel aboutissent tous ces diaphragmes membraneux.

La substance même du testicule, distribuée entre les cloisons, se compose d'un certain nombre de lobules à peu près fusiformes, mais qui ne sont pas partout complétement distincts les uns des autres. On en compte d'ordinaire cent à cent cinquante environ, et chacun est composé par la réunion d'un à trois canaux secréteurs : ceux-ci ont reçu le nom de *canalicules spermatiques* ou *séminifères*.

Ces canaux peuvent avoir d'après Lauth jusqu'à 25 centimètres de long ; ils ont 0,150 à 0,250 de largeur ; ils se subdivisent fréquemment, se pelotonnent, décrivent de nombreuses flexuosités et s'anastomosent aussi entre eux dans un même lobule, de manière à former un réseau à très-larges mailles s'il était étalé. Ils ont leur terminaison soit au centre même du lobule, soit près de sa superficie, et finissent en anse ou en cul-de-sac.

---

[1] Voy. Ch. Robin, *Dictionnaire de Nysten*, 1857 ; article *Testicule*. — Koelliker, *Éléments d'Histologie humaine*, §§ 201 et 202.

Les canalicules séminifères d'un même lobule, bien qu'unis entre eux par du tissu lamineux et par des vaisseaux, peuvent cependant avec un peu de soin être isolés dans une grande partie ou même dans la totalité de leur étendue.

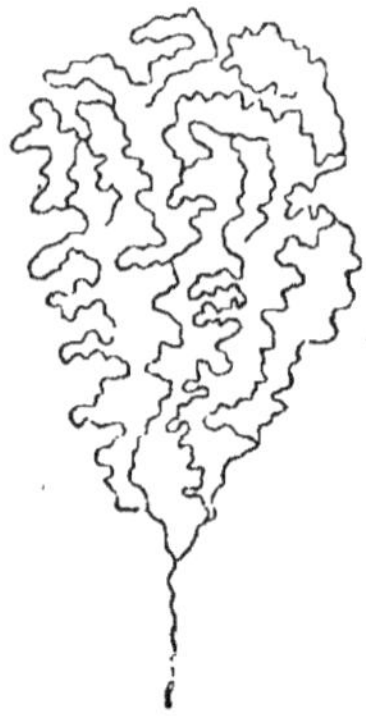

Leur paroi propre est dense, extensible, très-élastique; elle a en moyenne 0,010 d'épaisseur; sa substance est finement granuleuse et finement striée à stries longitudinales, onduleuses.

A sa face interne la paroi propre est tapissée par une couche épaisse de cellules-épithéliales sphériques, ou plus souvent polyédriques par pression réciproque et même assez irrégulières. Ces cellules ont un noyau tantôt granuleux, tantôt pâle, sphérique ou ovale, à bords nets; il est généralement gros et possède un nucléole souvent volumineux. Ce noyau est fréquemment masqué par une grande quantité de granulations-graisseuses d'un jaune-brun foncé, qui sont répandues dans tout le corps de l'élément, et qui ôtent toute transparence à l'épithélium des canalicules séminifères et par suite aux tubes eux-mêmes. — Ces cellules se dissolvent immédiatement au contact de l'acide sulfurique.

Fig. 98, d'après Kœlliker. — Figure schématique représentant le trajet d'un canalicule séminifère.

Les capillaires n'offrent rien de spécial dans leurs rapports avec les canaux sécréteurs du testicule.

Vers la petite extrémité de chaque lobule, au voisinage du corps d'Highmore, les canalicules spermatiques deviennent plus rectilignes; ils prennent le nom de *vaisseaux droits*. Ceux-ci pénètrent — soit isolément, soit après s'être réunis avec les autres canalicules d'un même lobule — dans la base du corps d'Highmore, où ils forment ce que Haller appelait le *réseau testiculaire*.

Celui-ci est composé de canaux larges de 0,340 à 0,400, mais dont la paroi propre est devenue si ténue qu'elle est à peine dissécable. Ils traversent l'albuginée pour se jeter dans l'épididyme; là ils se rétrécissent au point de n'avoir plus que 0,250 à 0,300 de largeur, et décrivent de nouvelles circonvolutions. En même temps la paroi propre, qui avait presque disparu dans le trajet à travers le corps d'Highmore, se montre de nouveau avec tous ses caractères ; seulement elle est repoussée par places en forme de saillies extérieures ou de bosselures coniques, comme autant d'alvéoles ouverts dans la cavité du tube. Celui-ci plonge dans un tissu lamineux très-riche en capillaires et ordinairement accompagné de quelques vésicules-adipeuses isolées ou réunies en petits groupes.

L'épithélium qui tapisse en cet endroit les canaux excréteurs du sperme, se détache facilement ; il est souvent expulsé en masse, et l'on retrouve sur les bords des cylindres qu'il forme, les saillies et les éminences correspondant à ces enfoncements de la paroi. — Les cellules sont irrégulièrement pavimenteuses. On trouve quelquefois en leur place une matière amorphe qui n'est pas encore segmentée et qui présente une masse de granulations-graisseuses brunâtres.

Le canal déférent dans la partie qui forme la queue de l'épididyme, est tapissé par un épithélium prismatique. Les cellules sont parfois très-longues, et leur noyaux ovoïdes souvent volumineux.

Genèse. On voit vers le deuxième mois de la vie embryonnaire, le testicule naître par genèse spontanée d'un amas de noyaux-épithéliaux, disposés dès leur apparition en traînées flexueuses, et qui sont les premiers rudiments des canalicules spermatiques. — Quant à l'organe qui relie un peu plus tard le testicule au canal inguinal et aux os du pubis, il est formé au centre par un tissu lamineux mou, transparent, gélatineux, lâche et très-vasculaire ; la trame de ce cordon, auquel il faut seul réserver le nom de *gubernaculum testis*, renferme aussi quelques fibres-cellules.

A son tour le gubernaculum testis est environné d'un muscle à faisceaux striés, ayant tous les caractères d'un muscle volontaire : c'est le *musculus testis*, très-distinct de l'organe précédent.

Altérations. D'après M. Ch. Robin [1], les sarcocèles se-

---

[1] *Recherches sur le sarcocèle du testicule ;* dans les *Mémoires de la Société de biologie.* 1856, p. 167.

raient, dans la grande majorité des cas, des lésions de l'épididyme. De la périphérie au centre de la tumeur, on voit ordinairement les cellules qui tapissent à l'état normal les canaux
efférents, apparaître plus volumineuses ; leurs noyaux sont
également plus gros et peuvent avoir jusqu'à trois ou quatre
nucléoles. — Cette néoplasie a un tendance marquée à la dégénérescence phimatoïde (voy. n° 205), alors la vascularité disparaît peu à peu du centre à la périphérie, pendant que les éléments, ainsi soustraits à l'influence du courant sanguin s'infil-
trent souvent de principes gras. — On trouve encore dans la
même région d'autres tumeurs où les globes épidermiques
(voy. n° 149) sont très-abondants.

Toutes ces affections siégeant, comme nous l'avons dit, à
l'épididyme, il arrive qu'on retrouve ordinairement le tissu
propre du testicule à la surface de la tumeur, étalé, comprimé, mais néanmoins encore très-reconnaissable par ses caractères histologiques. Les cellules-épithéliales des canalicules
spermatiques sont seulement plus pâles, parce qu'elles ne renferment plus de granulations-graisseuses comme à l'état normal. — Une modification identique se remarque dans les tes-
ticules qui n'ont pas franchi l'anneau inguinal en se développant.

249. **Zoospermes.** Les zoospermes sont des corps organisés
que l'on rencontre dans le testicule et dans les organes adja-
cents, et qui sont doués d'un mouvement ondulatoire particulier. Certains anatomistes les regardent comme de simples éléments du corps humain. Pour les autres, ce sont de véritables
animaux avec une vie propre, et susceptibles de conserver leur
activité et leurs mouvements dans différents milieux : aussi
bien dans les liquides des organes femelles que dans ceux des
organes mâles [1].

Selon le point de vue auquel se sont placés les observateurs,

[1] Voy. F. A. Pouchet, *Théorie positive de l'ovulation spontanée.* — De Quatre-
fages, *Recherches sur la vitalité des spermatozoïdes ;* dans les *Annales des sciences
naturelles,* 3ᵉ série, vol. xix. — Koelliker, *Éléments d'Histologie humaine,*
§ 202. — A. Donné, *Nouvelles expériences sur les animalcules spermatiques.*
— E. Godard, *Études sur la monorchidie et la cryptorchidie chez l'homme.*
Paris, 1857.

ces corps ont été nommés par les uns *spermatozoaires* ou *zoospermes*[1], par les autres *spermatozoïdes*.

Mon père et Godard en France, Ehrenberg et Czermac en Allemagne, ont adopté la première manière de voir : nous dirons plus loin les raisons qui nous semblent militer en sa faveur. M. Ch. Robin et la plupart des anatomistes allemands défendent la seconde opinion.

Chez l'homme, les zoospermes ont une partie plus large et un peu aplatie qu'on nomme *tête*, *corps* ou *disque*, et un appendice filiforme appelé *queue*. Leur longueur totale est de 0,050 ; la tête seule mesure environ 0,005 de long, elle est un peu moins large et enfin elle a 0,001 à 0,002 d'épaisseur, car elle est aplatie dans un sens, soit de haut en bas.

La figure ci-contre reproduit trois aspects très-différents que nous ont offert les zoospermes étudiés avec le jeu de lentilles n° 7 du microscope de MM. Nachet à la lumière du jour. — Ces apparences, dont l'une, la seconde, est toujours beaucoup plus rare que les deux autres, dépend exclusivement de la position que prend le zoosperme par rapport à l'observateur.

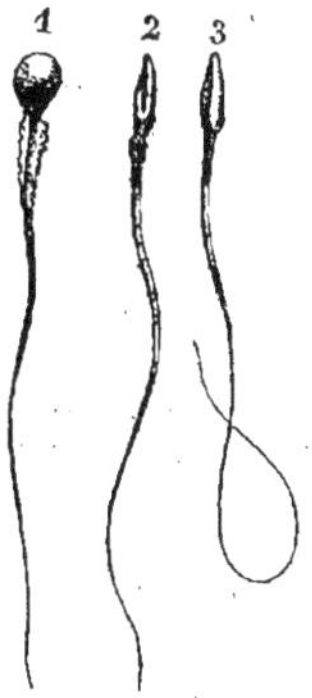

Voici, d'après ces données, comment nous pensons qu'on peut décrire ces êtres : Le corps est discoïde, aplati verticalement ; une des faces est un peu bombée, l'autre est excavée, mais seulement en avant. Il n'est symétri-

Fig. 99. — Grossissement de 750 diamètres. — Zoospermes.

que de chaque côté de la ligne médiane que quand on le regarde perpendiculairement à ces faces. Vu ainsi, il est transparent à la partie antérieure, un peu plus foncé en arrière, ce qui vient encore à l'appui de la forme que nous lui attribuons.

L'appendice filiforme n'est pas exactement implanté sur le bord de la tête ; son point d'origine est légèrement reporté vers la face encavée du disque, un peu à la manière du manche d'une cuiller.

---

[1] *Zoosperme* est un mot assez mal fait, dont la forme brève et l'usage déjà ancien peuvent seuls justifier l'emploi : c'est *spermatozoaires* qu'il faudrait dire.

Il semble qu'on distingue une sorte d'articulation qui unirait les deux parties du zoosperme et au-delà de laquelle la queue se renfle un peu. Ses contours ne sont pas non plus vers son origine aussi nets qu'à son extrémité effilée ; elle paraît environné au voisinage de la tête, d'une membrane flottante, d'une sorte de frange irrégulière ; et il n'est pas impossible que cette particularité contribue seule à donner à son point de jonction l'apparence d'un étranglement articulaire. Celui-ci n'est visible, en tous cas, que quand le zoosperme se montre de profil.

La queue mesure à l'origine moins de 0,001 de diamètre et va s'amincissant progressivement jusqu'à son extrémité : c'est assurément, de toutes les parties de l'organisme humain et même de tout le monde microscopique, un des objets les plus ténus qu'il soit donné à l'homme de contempler. Le diamètre de l'extrémité de la queue d'un zoosperme doit être regardé comme pratiquement incommensurable avec les meilleurs appareils micrométriques.

Godard, qui avait pu observer le sperme éjaculé de près de trois cents individus, a décrit deux espèces de zoospermes. Sur cinq sujets il a rencontré une seconde variété caractérisée par une tête très-petite, mais parfaitement formée, la queue n'offrant d'ailleurs rien de spécial. Les individus de cette variété lui ont paru doués de mouvements extrêmement vifs et rapides, en sorte que l'œil avait peine à les suivre dans le champ du microscope. Leurs mouvements persistaient aussi un temps assez long après que ceux de la variété commune avaient cessé.

Mon père a décrit chez les zoospermes une sorte d'enveloppe entièrement diaphane, recouvrant le corps et l'origine de la queue. Elle ne serait d'ailleurs visible que quand on observe le sperme à la lumière artificielle et avec les plus forts grossissements. C'est aux débris de cette enveloppe sur la queue qu'il faudrait, selon lui, rapporter cette apparence vague et frangée, ces contours mal définis dont nous avons parlé.

Il entre probablement dans la constitution chimique des zoospermes une très-grande proportion de matières minérales. Ceci semble résulter au moins de la résistance de ces corps à la décomposition. M. Donné les a vus après trois mois dans de l'urine pourrie, et Valentin prétend même qu'ils résistent indéfiniment à la putréfaction. On les retrouve toujours sur le linge ou sur les porte-objet qui ont servi à les examiner. Ils sont alors desséchés, et les contours de la tête n'offrent plus la même netteté. Mais la queue, entre les deux ménisques de matières accumulées contre elle par l'évaporation, réfracte très-fortement la lumière, et il devient facile ainsi d'apprécier sa véritable longueur mesurée par une ligne obscure qui ne saurait échapper à l'observation même la plus superficielle.

En dehors du rôle, — parfaitement inconnu, — que jouent les zoospermes dans la fécondation; en dehors de l'excitation qu'ils portent au vitellus émis par la femelle, la physiologie propre de ces êtres présente encore à d'autres points de vue le plus vif intérêt. Nous voulons parler de leurs mouvements produits par une ondulation totale du zoosperme, dont la tête se déjette alternativement à droite, puis à gauche, en même temps qu'en avant.

La rapidité avec laquelle les zoospermes se meuvent, est évaluée à 0,060 par seconde, c'est-à-dire qu'ils avancent dans l'espace, en une seconde, d'une quantité à peu près égale à leur propre longueur. La force de projection développée par ce mouvement ondulatoire est assez puissante, non-seulement pour déplacer l'individu au sein d'un liquide aussi consistant que son milieu naturel, mais même pour lui faire écarter des cristaux beaucoup plus gros que lui, formés par évaporation dans le sperme, et qu'il heurte dans sa course.

Ces mouvements se prolongent un jour et quelquefois deux après la mort du sujet. L'eau et la plupart des dissolutions minérales très-étendues les arrêtent. Les zoospermes se replient alors sur eux-mêmes, de manière à former une anse ou une sorte d'anneau; mais ils ne sont pas morts ainsi, et une solution concentrée d'un sel alcalin, une solution de sucre ou d'albumine à un certain degré, peuvent faire reparaître leurs mouvements, et même de la manière la plus intense. — Les alcalis, mis tout d'abord en contact avec les zoospermes, excitent un instant leurs mouvements, qui toutefois disparaissent bientôt pour ne plus revenir. — L'urine les tue ainsi que les acides. — L'acide sulfurique les rend extrêmement pâles, les gonfle, mais ne les dissout pas immédiatement comme il fait des cellules-épithéliales des canalicules séminifères (voy. n° 248).

Étude. Pour étudier les zoospermes il suffit de placer une goutte de sperme sur le porte-objet et d'observer avec un grossissement assez fort, mais il est important de ne prendre que le sperme éjaculé, ou le contenu des vésicules séminales d'un sujet vigoureux, enlevé sur le cadavre quelques heures seulement après la mort.

D'abord les mouvements des zoospermes sont très-vifs et l'observation difficile. Mais bientôt le liquide se condense par évaporation; on en a la preuve en voyant des cristaux phosphatiques se précipiter dans le champ du microscope. Le véhicule naturel des zoospermes, devenu ainsi de plus en plus visqueux, gêne sans doute leurs mouvements, qui se ralentissent, et l'on peut alors les suivre dans un même individu avec plus d'aisance et plus de continuité.

Genèse [1]. Les zoospermes dérivent d'éléments particuliers que l'on rencontre dans le liquide des canalicules spermatiques, et auxquels M. Ch. Robin a donné le nom d' « ovules mâles ».

Les *ovules-mâles* (syn. *cellules-mères*, Godard) sont des vésicules sphériques, à contenu granuleux, mesurant de 0,020 à 0,030 de diamètre. Ces ovules sont stériles ou féconds.

Les féconds sont ceux dont le contenu ou *vitellus mâle,* selon l'expression de M. Ch. Robin, se sectionne en un certain nombre de cellules appelées par lui « cellules embryonnaires mâles » (syn. *cellules filles*, Godard). Celles-ci sont parfaitement sphériques, plus granuleuses et plus denses que n'était le contenu de l'ovule-mâle dont elles dérivent. Elles mesurent 0,010 à 013 de diamètre.

Les *cellules-embryonnaires-mâles* peuvent rester contenues au nombre de deux ou trois dans l'ovule-mâle, ou bien elles deviennent libres au milieu du liquide ambiant. Dans l'un et dans l'autre cas, elles sont à même de poursuivre individuellement

---

[1] Voy. Ch. Robin, *Dictionnaire de Nysten,* 1858 ; article *Sperme.*

leur développement propre. Mais il arrive aussi parfois qu'elles restent dans cet état primitif, ou en d'autres termes, qu'elles avortent. On les retrouve alors dans le liquide ambiant, peu granuleuses et sans noyau.

Quand le développement des cellules-embryonnaires-mâles n'est point enrayé, on voit leurs granulations devenir encore plus denses sur un point de leur périphérie. Cet agrégat, décrit en Allemagne comme un noyau, est le premier rudiment de la tête du zoosperme. Celle-ci, à mesure qu'elle se forme, revêt des contours plus nets, et l'on aperçoit enfin le zoosperme enroulé et immobile à l'intérieur de la cellule-embryonnaire-mâle. Puis celle-ci se détruit, et le zoosperme devient tout à fait libre si la cellule où il s'est formé, nageait elle-même librement dans le liquide des canalicules séminifères ; il devient libre seulement à l'intérieur d'un ovule-mâle, si la cellule où il s'est formé, est demeurée enfermée dans celui-ci. Alors les trois ou quatre zoospermes éclos à l'intérieur du même ovule-mâle, restent encore immobiles, recourbés sur eux-mêmes, disposés parallèlement, les têtes ensemble et les queues en faisceau, jusqu'au moment où les parois de l'ovule-mâle se détruisent à leur tour et laissent son produit en liberté.

Milieux. Il résulte de tout ce qui précède, que le liquide des canalicules spermatiques, — qu'il faut se garder de confondre avec le sperme éjaculé dont il ne constitue qu'une partie, — contient chez l'homme en âge de se reproduire :

1° Des cellules-épithéliales ;

2° Des gouttelettes de graisse ;

3° Des ovules-mâles ;

4° Des cellules-embryonnaires-mâles ;

5° Des zoospermes.

Le sperme éjaculé, au contraire, résulte du mélange et de la réaction réciproque de six liquides différents, qui sont :

1° La sécrétion testiculaire versée par le canal déférent, et dont nous venons d'étudier la composition ;

2° Le liquide fourni par les follicules de la région supérieure des canaux déférents (voy. n° 174) ;

3° La sécrétion propre des parois des vésicules séminales ;

4° Le liquide prostatique (voy. n° 199) ;

5° Le liquide des glandes de Méry (voy. n° 192) ;

6° Le mucus du canal de l'urèthre sécrété par les glandes de Littre (voy. n° 189).

Nature. On a pu voir que les zoospermes différaient presque autant des autres éléments anatomiques que de tous les animaux connus, et cela à la fois par leur constitution propre et par leur mode de genèse. Aussi la question de leur nature réelle devait-elle être et a-t-elle été controversée ; aussi de part et d'autre a-t-on fait valoir des raisons qui ne sont pas sans valeur.

Pour les anatomistes qui voient dans les zoospermes de simples éléments anatomiques, les mouvements de l'appendice caudal seraient comparables à celui des cils vibratiles (voy. n° 144). Il est vrai, d'ailleurs, que ces deux mouvements peuvent également reparaître sous l'influence d'une solution alcaline, après avoir cessé quelque temps.

L'autre école fait valoir, à l'appui de son opinion, la ressemblance très-grande de l'allure des zoospermes avec celle d'un certain nombre d'animaux microscopiques. Une anomalie observée par Godard, et qui consiste dans la présence de deux têtes sur une seule queue, rappelle aussi un phénomène tératologique fréquent dans le monde des infusions. Pour notre part, nous pensons qu'il suffit d'avoir comparé le mouvement d'un zoosperme à celui de certains microzoaires pour y reconnaître, à n'en pas douter, tous les caractères d'un mouvement volontaire.

Il nous a même toujours semblé que M. Ch. Robin, — en rejetant les expressions vagues de *cellules mères* et de *cellules filles* pour désigner les éléments flottants du liquide des canalicules spermatiques, en appliquant à ceux-ci avec raison et d'après des analogies manifestes, les noms significatifs d'ovules-mâles et de cellules-embryonnaires-mâles, — avait développé un argument tiré de la genèse des zoospermes et qui ne manquait pas de valeur en faveur de leur animalité. C'est, toutefois, le lieu de rappeler cette loi que nous avons déjà souvent énoncée, à savoir qu'en histologie des procédés identiques ne supposent pas toujours des résultats comparables. Mais il doit sembler au moins naturel d'admettre que, de part et d'autre, chez le mâle et chez la femelle le même élément, l'*ovule*, donne par le même procédé, la *segmentation*, naissance à un élément comparable, la *cellule-embryonnaire* qui, à son tour, contribue à former de part et d'autre deux êtres tout naturellement comparables, c'est-à-dire deux *animaux*.

Une considération d'un autre ordre est la suivante. Si l'on se reporte à la forme *type* de tous les éléments que nous avons passés en revue, sphériques, ovoïdes, cylindriques, tubulaires, discoïdes, prismatiques, lamelleux, fusiformes, polyédriques, étoilés, etc., on verra que toutes les parcelles du corps humain, à l'exception des cellules-épithéliales cylindriques et des zoospermes, sont toutes symétriques autour d'un point. Ce caractère, disons-le en passant, est aussi celui de l'animal même à la période initiale de son évolution, et celui des organismes placés tout au bas de l'échelle des êtres. — Les cellules-épithéliales cylindriques, dont il importe de rapprocher les cellules vibratiles, qu'on peut considérer comme leur summum de développement, font exception à la règle que nous venons de poser; elles sont symétriques autour d'un axe comme les animaux articulés, et on ne peut nier, en même temps, qu'elles ne se rapprochent de l'animalité par ce mouvement ciliaire autogène dont elles sont le siége. — Pour les zoospermes, on en connaît, tels que ceux du lapin par exemple, — et c'est aussi le cas pour ceux de l'homme, si la description que nous en donnons, est exacte, — qui sont symétriques non pas autour d'un point ou d'un axe, mais bien de chaque côté d'un plan médian. C'est encore un degré de plus, et ce caractère suffit peut-être seul pour établir leur animalité.

Mais pour les partisans de l'animalité, il importe de suivre jusqu'au bout les conséquences de leur hypothèse, et d'accepter les déductions qui en découlent. Dans ce cas le zoosperme ne doit pas être considéré comme une sorte de parasite dérivant de notre organisme; il faut voir en lui un représentant virtuel de l'animal entier, comme le vitellus non fécondé en est un autre. L'émission de l'œuf devient une sorte d'endogénèse, la production du sperme quelque chose comme une phase de génération alternante, et la génération sexuelle n'est plus qu'une combinaison de ces deux modes de prolifération plus simples, puisque chacun ne suppose que la préexistence immédiate d'un seul individu mâle ou femelle.

FIN

TABLE DES MATIÈRES

CHAPITRE VI

SQUELETTE

CHAPITRE VII

SYSTÈME NERVEUX

CHAPITRE VIII

MUSCLES

CHAPITRE IX

PRODUITS

CHAPITRE XI

MEMBRANES

CHAPITRE XII

SYSTÈME REPRODUCTEUR

FIN DE LA TABLE DES MATIÈRES.